全国中医药行业高等教育"十四五"规划教材

全国高等中医药院校规划教材（第十一版）

方 剂 学

（新世纪第三版）

（供中药学、中药制药等专业用）

主 编 贾 波 许二平

中国中医药出版社

·北 京·

图书在版编目（CIP）数据

方剂学 / 贾波，许二平主编 . —3 版 . —北京：
中国中医药出版社，2021.6（2024.4 重印）
全国中医药行业高等教育"十四五"规划教材
ISBN 978-7-5132-6800-4

Ⅰ . ①方… Ⅱ . ①贾… ②许… Ⅲ . ①方剂学—中医
学院—教材 Ⅳ . ① R289

中国版本图书馆 CIP 数据核字（2021）第 052080 号

融合出版数字化资源服务说明

全国中医药行业高等教育"十四五"规划教材为融合教材，各教材相关数字化资源（电子教材、PPT 课件、视频、复习思考题等）在全国中医药行业教育云平台"医开讲"发布。

资源访问说明

扫描右方二维码下载"医开讲 APP"或到"医开讲网站"（网址：www.e-lesson.cn）注册登录，输入封底"序列号"进行账号绑定后即可访问相关数字化资源（注意：序列号只可绑定一个账号，为避免不必要的损失，请您刮开序列号立即进行账号绑定激活）。

资源下载说明

本书有配套 PPT 课件，供教师下载使用，请到"医开讲网站"（网址：www.e-lesson.cn）认证教师身份后，搜索书名进入具体图书页面实现下载。

中国中医药出版社出版

北京经济技术开发区科创十三街 31 号院二区 8 号楼
邮政编码　100176
传真　010-64405721
河北品睿印刷有限公司印刷
各地新华书店经销

开本 889 × 1194　1/16　印张 15.25　字数 397 千字
2021 年 6 月第 3 版　2024 年 4 月第 4 次印刷
书号　ISBN 978-7-5132-6800-4

定价　58.00 元

网址　www.cptcm.com

服 务 热 线　010-64405510　　微信服务号　zgzyycbs
购 书 热 线　010-89535836　　微商城网址　https://kdt.im/LIdUGr
维 权 打 假　010-64405753　　天猫旗舰店网址　https://zgzyycbs.tmall.com

如有印装质量问题请与本社出版部联系（010-64405510）

全国中医药行业高等教育"十四五"规划教材
全国高等中医药院校规划教材(第十一版)

《方剂学》
编 委 会

匡海学（黑龙江中医药大学教授、教育部高等学校中药学类专业教学指导委员会主任委员）

吕志平（南方医科大学教授、全国名中医）

吕晓东（辽宁中医药大学党委书记）

朱卫丰（江西中医药大学校长）

朱兆云（云南中医药大学教授、中国工程院院士）

刘　良（广州中医药大学教授、中国工程院院士）

刘松林（湖北中医药大学校长）

刘叔文（南方医科大学副校长）

刘清泉（首都医科大学附属北京中医医院院长）

李可建（山东中医药大学校长）

李灿东（福建中医药大学校长）

杨　柱（贵州中医药大学党委书记）

杨晓航（陕西中医药大学校长）

肖　伟（南京中医药大学教授、中国工程院院士）

吴以岭（河北中医药大学名誉校长、中国工程院院士）

余曙光（成都中医药大学校长）

谷晓红（北京中医药大学教授、教育部高等学校中医学类专业教学指导委员会主任委员）

冷向阳（长春中医药大学校长）

张忠德（广东省中医院院长）

陆付耳（华中科技大学同济医学院教授）

阿吉艾克拜尔·艾萨（新疆医科大学校长）

陈　忠（浙江中医药大学校长）

陈凯先（中国科学院上海药物研究所研究员、中国科学院院士）

陈香美（解放军总医院教授、中国工程院院士）

易刚强（湖南中医药大学校长）

季　光（上海中医药大学校长）

周建军（重庆中医药学院院长）

赵继荣（甘肃中医药大学校长）

郝慧琴（山西中医药大学党委书记）

胡　刚（江苏省政协副主席、南京中医药大学教授）

侯卫伟（中国中医药出版社有限公司董事长）

姚　春（广西中医药大学校长）

徐安龙（北京中医药大学校长、教育部高等学校中西医结合类专业教学指导委员会主任委员）

高秀梅（天津中医药大学校长）

高维娟（河北中医药大学校长）

郭宏伟（黑龙江中医药大学校长）

唐志书（中国中医科学院副院长、研究生院院长）

彭代银（安徽中医药大学校长）

董竞成（复旦大学中西医结合研究院院长）

韩晶岩（北京大学医学部基础医学院中西医结合教研室主任）

程海波（南京中医药大学校长）

鲁海文（内蒙古医科大学副校长）

翟理祥（广东药科大学校长）

秘书长（兼）

陆建伟（国家中医药管理局人事教育司司长）

侯卫伟（中国中医药出版社有限公司董事长）

办公室主任

周景玉（国家中医药管理局人事教育司副司长）

李秀明（中国中医药出版社有限公司总编辑）

办公室成员

陈令轩（国家中医药管理局人事教育司综合协调处处长）

李占永（中国中医药出版社有限公司副总编辑）

张峘宇（中国中医药出版社有限公司副总经理）

芮立新（中国中医药出版社有限公司副总编辑）

沈承玲（中国中医药出版社有限公司教材中心主任）

编审专家组

全国中医药行业高等教育"十四五"规划教材
全国高等中医药院校规划教材（第十一版）

组　长

余艳红（国家卫生健康委员会党组成员，国家中医药管理局党组书记、局长）

副组长

张伯礼（天津中医药大学教授、中国工程院院士、国医大师）

秦怀金（国家中医药管理局副局长、党组成员）

组　员

陆建伟（国家中医药管理局人事教育司司长）

严世芸（上海中医药大学教授、国医大师）

吴勉华（南京中医药大学教授）

匡海学（黑龙江中医药大学教授）

刘红宁（江西中医药大学教授）

翟双庆（北京中医药大学教授）

胡鸿毅（上海中医药大学教授）

余曙光（成都中医药大学教授）

周桂桐（天津中医药大学教授）

石　岩（辽宁中医药大学教授）

黄必胜（湖北中医药大学教授）

前　言

　　为全面贯彻《中共中央 国务院关于促进中医药传承创新发展的意见》和全国中医药大会精神，落实《国务院办公厅关于加快医学教育创新发展的指导意见》《教育部 国家卫生健康委 国家中医药管理局关于深化医教协同进一步推动中医药教育改革与高质量发展的实施意见》，紧密对接新医科建设对中医药教育改革的新要求和中医药传承创新发展对人才培养的新需求，国家中医药管理局教材办公室（以下简称"教材办"）、中国中医药出版社在国家中医药管理局领导下，在教育部高等学校中医学类、中药学类、中西医结合类专业教学指导委员会及全国中医药行业高等教育规划教材专家指导委员会指导下，对全国中医药行业高等教育"十三五"规划教材进行综合评价，研究制定《全国中医药行业高等教育"十四五"规划教材建设方案》，并全面组织实施。鉴于全国中医药行业主管部门主持编写的全国高等中医药院校规划教材目前已出版十版，为体现其系统性和传承性，本套教材称为第十一版。

　　本套教材建设，坚持问题导向、目标导向、需求导向，结合"十三五"规划教材综合评价中发现的问题和收集的意见建议，对教材建设知识体系、结构安排等进行系统整体优化，进一步加强顶层设计和组织管理，坚持立德树人根本任务，力求构建适应中医药教育教学改革需求的教材体系，更好地服务院校人才培养和学科专业建设，促进中医药教育创新发展。

　　本套教材建设过程中，教材办聘请中医学、中药学、针灸推拿学三个专业的权威专家组成编审专家组，参与主编确定，提出指导意见，审查编写质量。特别是对核心示范教材建设加强了组织管理，成立了专门评价专家组，全程指导教材建设，确保教材质量。

　　本套教材具有以下特点：

　　1.坚持立德树人，融入课程思政内容

　　将党的二十大精神进教材，把立德树人贯穿教材建设全过程、各方面，体现课程思政建设新要求，发挥中医药文化育人优势，促进中医药人文教育与专业教育有机融合，指导学生树立正确世界观、人生观、价值观，帮助学生立大志、明大德、成大才、担大任，坚定信念信心，努力成为堪当民族复兴重任的时代新人。

　　2.优化知识结构，强化中医思维培养

　　在"十三五"规划教材知识架构基础上，进一步整合优化学科知识结构体系，减少不同学科教材间相同知识内容交叉重复，增强教材知识结构的系统性、完整性。强化中医思维培养，突出中医思维在教材编写中的主导作用，注重中医经典内容编写，在《内经》《伤寒论》等经典课程中更加突出重点，同时更加强化经典与临床的融合，增强中医经典的临床运用，帮助学生筑牢中医经典基础，逐步形成中医思维。

3.突出"三基五性"，注重内容严谨准确

坚持"以本为本"，更加突出教材的"三基五性"，即基本知识、基本理论、基本技能，思想性、科学性、先进性、启发性、适用性。注重名词术语统一，概念准确，表述科学严谨，知识点结合完备，内容精炼完整。教材编写综合考虑学科的分化、交叉，既充分体现不同学科自身特点，又注意各学科之间的有机衔接；注重理论与临床实践结合，与医师规范化培训、医师资格考试接轨。

4.强化精品意识，建设行业示范教材

遴选行业权威专家，吸纳一线优秀教师，组建经验丰富、专业精湛、治学严谨、作风扎实的高水平编写团队，将精品意识和质量意识贯穿教材建设始终，严格编审把关，确保教材编写质量。特别是对32门核心示范教材建设，更加强调知识体系架构建设，紧密结合国家精品课程、一流学科、一流专业建设，提高编写标准和要求，着力推出一批高质量的核心示范教材。

5.加强数字化建设，丰富拓展教材内容

为适应新型出版业态，充分借助现代信息技术，在纸质教材基础上，强化数字化教材开发建设，对全国中医药行业教育云平台"医开讲"进行了升级改造，融入了更多更实用的数字化教学素材，如精品视频、复习思考题、AR/VR等，对纸质教材内容进行拓展和延伸，更好地服务教师线上教学和学生线下自主学习，满足中医药教育教学需要。

本套教材的建设，凝聚了全国中医药行业高等教育工作者的集体智慧，体现了中医药行业齐心协力、求真务实、精益求精的工作作风，谨此向有关单位和个人致以衷心的感谢！

尽管所有组织者与编写者竭尽心智，精益求精，本套教材仍有进一步提升空间，敬请广大师生提出宝贵意见和建议，以便不断修订完善。

国家中医药管理局教材办公室

中国中医药出版社有限公司

2023年6月

编写说明

　　方剂学不仅是中医学，也是中药学各专业必修的基础课程。本教材是在全国中医药行业高等教育"十三五"规划教材、全国高等中医药院校规划教材《方剂学》的基础上修订而成，主要适用于中药学、中药制药等专业本科教学。

　　与其他本科《方剂学》教材比较，其特色有以下几点：①理论充实：在总论将治法与方剂分别概述，方剂概述从配伍、组方结构、剂量、剂型、用法、组成变化及分类七方面简述，强化学生对治法及方剂理论的认识。②精选方剂：基于教学时数的减缩，且学生须掌握一定数量方剂，教材以"必须""实用""够用"为度，依据中药学专业教学大纲和国家执业药师资格考试大纲精选方剂。③总结组方思路：为让学生熟悉类方的基本配伍规律，节概述专设"组方思路"，以达到提纲挈领目的。④以表归类附方：本书附方的组成、功效、主治采用表格归类，既一目了然，又便于学习。其主要包括两方面：一为正方（多为基础方）的衍化方剂，如六味地黄丸附方；二为功效相似的中成药，如桑菊饮附方。⑤突出专业培养目标：增设现代制剂、药理研究，收录OTC中成药；为启迪思维，拓展视野，培养学生创新能力，编写了新药研制提要及研制方举例。研制方举例主要选取以正方及相关附方组成为主进行加减，或师正方（附方）治法而创的新中成药。

　　本教材与第十版相比，在方剂学发展史中介绍了中医治疗瘟疫的代表性著作，增加了气血双补剂、阴阳双补剂、治燥剂。全书各论按治法分为解表、泻下、和解、清热、温里、补益等16章，"证析"与"方解"适当增加了中医经典及基础理论内容，研制方举例纳入治疗新型冠状病毒肺炎的"三方"和"二药"，增加了思政元素。

　　尚需说明，本教材古方之组成药物皆实录原著，中成药及研制方的组成据《中华人民共和国药典》（简称《中国药典》）、《中华人民共和国卫生部药品标准》（简称《中国卫生部药品标准》）、《国家药品监督管理局国家药品标准》（简称《国家药品标准》）及临床诊疗方案等辑入。鉴于古方因时代及医家用药习惯有异，部分方剂组成药物名称与2020版《中国药典》有别，对方解中的药名初步规范如下：①古方所载犀角，根据国发（1993）39号、卫药发（1993）59号文，属禁用之列，以水牛角替代。②古方之芍药方解按白芍阐述，个别方剂如犀角地黄汤，据病机及后世运用按赤芍分析，在组成项用括号标注。③药物名称未明确者如贝母，或古今药名差异较大者如葳蕤（玉竹）、诃黎勒（诃子）等，皆在组成项用括号标注，方解药名从括号内药名。④组成中的药名与《中国药典》有异，但已成共识或不会造成歧义者，方解用与之尽量一致的通用名。

　　本书绪言、上篇第三章方剂概述由贾波、刘兴隆编写，第一章方剂学发展简史，第二章治法概述由韩彬编写，古今药量参考及下篇第十九章消食剂由许二平、曹珊编写，下篇第四章解表剂由许霞、毕珺辉编写，第五章泻下剂由翟华强编写，第六章和解剂由张智华编写，第七章清热剂由周静、罗成宇、戴水平编写，第八章温里剂由钱月慧编写，第九章补益剂由周志焕、于彩娜、李卫民编写，第十章固涩剂由于斌、于彩娜编写，第十一章安神剂由于华芸编写，第十二章开窍剂由赵海梅编写，第十三章理气剂由马艳苗编写，第十四章理血剂由赵文昌、王虎平编写，第十五章治风剂由宋歌编写，第十六章治燥剂由施旭光编写，第十七章祛湿剂由张卫华、张胜编写，第十八章祛痰剂由王迎寒编写，附录一由曹珊编写。全书统稿由贾波负责、刘兴隆协助。

本教材数字化工作由毕珺辉负责，编委会成员参与相关章节的数字化内容，数字化统稿由许二平负责、曹珊协助。

成都中医药大学及河南中医药大学教务处、基础医学院对教材的编撰提供了支持，在此深表感谢。

为进一步提高本教材的编写质量，有利于教学，我们殷切希望各中医药院校同仁与读者提出宝贵意见，以便再版时修订与完善。

《方剂学》编委会
2021 年 4 月

目 录

扫一扫，查阅
本书数字资源

附　录

绪　言

　　方剂，是在辨证审因，确定治法之后，依据组方基本结构，选择合适药物，酌定用量、剂型及用法，配伍而成。

　　"方剂"一词，始见于《梁书·陆襄传》，书云："襄母尝卒患心痛，医方须三升粟浆……忽有老人诣门货浆，量如方剂。"考"方剂"之义，"方"既有医方、药方、处方的含义，如《论衡·定贤》云："譬犹医之治病也，有方……方施而药行。"又有规定、规矩的意义，如《孟子·离娄上》云："不以规矩，不能成方圆。""剂"，《说文解字》言"齐也"，有整齐、整合、排列之意，表明一定的规定性、有序性；此外，"剂"还有调配、调和之意。《礼记·少仪》云："凡齐，执之以右，居之以左。"郑玄注："齐，谓食羹酱饮有齐和者也。"《后汉书·刘梁传》亦云："和如羹焉，酸苦以剂其味。"可见，方剂是按一定的"规矩"和方法将药物组合而成。

　　方剂学是研究治法与方剂理论及其临床运用的一门基础应用学科，是理、法、方、药的重要组成部分。方剂学的任务是通过一定数量方剂的讲授，引导学生掌握组方原理和类方配伍规律，培养学生分析、运用方剂及临证组方、研制新方的能力。

　　学习方剂应掌握一定数量的基础方、代表方及常用方。基础方是指起源较早，组方精炼，后世在此基础上衍化出系列附方的方剂；代表方是指反映历代具有较大学术影响的流派、名家的学术特点的名方，以及体现类方组方思路的方剂；常用方是指组方配伍全面，疗效确凿，临床习用的方剂。学习时应重点熟记方剂的组成、功效和主治，深刻理解其配伍规律、组方原理及常用配伍技巧，举一反三，触类旁通。背诵一定数量的方剂歌诀是学好方剂的基本功。对组成和功效、主治近似的方剂，应注意比较，掌握其配伍特点与变化，这样才能执简驭繁、事半功倍。

上篇
总 论

扫一扫，查阅本章数字资源，含PPT、音视频、图片等

早在原始社会，我们的祖先就已发现药物治病的功效。最初只是使用单味药，经过世代日积月累的口尝身受，渐渐涉及药物的配合运用，《左传》以鞠芎、曲麦治河鱼腹疾，即是早期配伍用药的记载。经长期的医疗实践，认识到几味药物配合应用，其效果优于单味药物的使用，从而逐渐形成了方剂。

先秦、两汉时期 《五十二病方》是1973年在长沙马王堆汉墓出土的帛书之一，为现存最早的方书，原书未见书名，因其目录之末载有"凡五十二（病）"，且将所载283首方剂分列于五十二类疾病之下，整理者据此而定其名。诸方用药242种，其中有一些药物未被《神农本草经》收录。方剂的用法，有内服与外用，内服有丸、汤、饮、散，但除丸剂之外，只有制备方法，而无剂型名称；外用有敷、浴、蒸、熨。此外，还有炮制和用量方面的若干要求和规定。

成书于春秋战国时期的《黄帝内经》载方13首，剂型有汤、丸、散、丹、膏、酒之分，其对治则与治法的总结，对方剂分类方法及组方结构等理论的阐述，为方剂学的形成与发展奠定了理论基础。

东汉张仲景著《伤寒杂病论》，载方314首，大多有理有法，配伍严谨，疗效确切，古今大量著名方剂，或由其化裁而成，或师其法而制，被后人尊为"方书之祖"。仲景在制剂方面，尤有发明，其桂屑着舌下方、蜜煎导、蛇床子散，以及大建中汤之水煎去滓后纳入饴糖、大乌头煎之取煎液入蜜再煎，实为后世舌下含化剂、肛门栓剂、阴道栓剂和糖浆剂的肇始。对剂型的选择，如十枣汤中因甘遂的逐水成分为非水溶性物质，而以之为散，用枣汤送服；麻子仁丸因作润肠缓下之用，主药麻子仁富含脂肪油，并辅用蜜制成丸剂，皆为因证、因药而灵活决定剂型的典范。该书创造性地融理、法、方、药于一体，且剂型丰富，煎服有法，为方剂学的形成与发展奠定了临床基础。

晋唐时期 东晋葛洪所著《肘后备急方》计有药方1060首，其中内服方714首，外用方346首。所辑之药方及用法，葛氏"已试而后录之"，如用青蒿一握取汁服，以治疟疾，为现代青蒿素的研制提供了宝贵的经验。因其用药力求"单行径易，约而已验；篱陌之间，顾眄皆药"，如葱豉汤、黄连解毒汤等，"简、便、廉、效"是该书的显著特点。

唐代孙思邈著《备急千金要方》和《千金翼方》各30卷，前者合方、论5300余首，后者合方、论、法2900余首。其书以病证类方，涉及内、外、妇、儿等科，同时专列"食治"方，并收录了若干保健、美容方剂，为后世补虚弱、抗衰老，留下了许多珍贵的方剂和经验。王焘编辑的《外台秘要》载方6800余首，其特点有三：一是以张仲景方为主干，集选当时伤寒方之大成，整理并保存了一大批唐代及其以前的医方，如《小品方》《刘涓子鬼遗方》《深师方》《崔氏方》《集验方》等，清徐大椿称王氏"纂集自汉以来诸方，汇萃成书，而历代之方，于焉大备……唐

以前之方，赖此书以存，其功亦不可泯"。二是重视传染病防治方剂的记述，收载众多民间单方、验方。三是编排体例以先论后方形式，即每一门之中，先列各书中关于此病病因病机之论述，后乃陈方，理法方药贯穿其中，井然有序，多为后世方剂著作所效法。

宋元时期　宋元时期所著方书，有广博的典籍，也有简要的论著。《太平圣惠方》《圣济总录》为政府组织编辑的方书，前者载方 16834 首，后者已近 2 万首。许叔微《普济本事方》、陈言《三因极一病证方论》、严用和《济生方》等，又为个人撰著的小型方书。钱乙的《小儿药证直诀》、陈自明的《妇人大全良方》已是典型的专科著作，对儿科、妇科的形成有着极其深远的影响。

《太平惠民和剂局方》载方虽仅有 788 首，除去引用宋以前百余首医方，其他绝大多数可认为是当时医家方剂运用经验之精华，具有强烈的时方气息和特征，众多方剂声名卓著，疗效十分突出，在方剂学发展历史上占有重要的地位，对后世方剂学的发展有着重要的启迪和引导作用。该书因系北宋政府官办药局将其所藏医方经校订编纂而成，使大量成方制剂的生产规范化，成为我国历史上第一部由政府组织编制的成药药典。

金人成无己之《伤寒明理论》首次依据君、臣、佐、使理论分析了《伤寒论》中 20 首方剂的组方原理，开后世方论之先河，拓展了方剂学理论研究领域。

金元时期，名家辈出。刘完素擅用寒凉，著《黄帝素问宣明论方》；张从正擅长攻下，著《儒门事亲》；李杲是补土之宗，著《脾胃论》；朱震亨是滋阴之祖，著《丹溪心法》。这些医家将其学术思想融入其著作之中，不仅对治法多有建树，而且为汗、吐、下、消、清、补诸法的形成奠定了基础；其所创方剂，每多新意，自成风格，亦为方剂学发展做出了贡献。

明清时期　这一时期，整个方剂学，既有卷帙浩繁、载方数量空前的官修巨制，又有集约的袖珍良方，且在医方义理、方剂分类及治法的探讨等方面，皆进入了一个新的阶段，理、法、方、药日臻成熟。

明代朱橚编纂的《普济方》载方 61739 首，自古之方，无不赅备，是我国现存古籍中载方最多的方书。施沛立足于追溯诸方的衍化源流，所著《祖剂》载方 788 首，对研究类方配伍规律及变化特点影响较大。清代吴仪洛著《成方切用》，收方 1180 余首，其选方切于实用，文字通俗流畅，流传较广。张秉成著《成方便读》，选录古今成方 290 余首，辑成歌诀，配以注释，便于初学者习诵。

探析制方理论是此时期的特点之一。明代吴昆的《医方考》，选方 700 余首，"考其方药，考其见证，考其名义，考其事迹，考其变通，考其得失，考其所以然之故"，是历史上第一部方论的专著。它如罗东逸《古今名医方论》、王子接《绛雪园古方选注》等皆为方论性著作。清·徐大椿的《医学源流论》在方剂配伍理论、组方原理、方药服用方法、古今方药剂量考证等方面亦做了大量工作，对方剂学理论的提高作出了不少贡献。

方剂分类在明清时期已具模型。张介宾《景岳全书》中的"八阵"、程钟龄《医学心悟》的"八法"是以治法（功效）分类方剂的范例，施沛《祖剂》是以主方归类方剂的代表，张璐《张氏医通》为以病证分类方剂的代表作。汪昂《医方集解》以治法、病因并结合专科用方为特色，分补养、发表、涌吐、攻里、祛风、祛寒、清暑、利湿、润燥、泻火等 21 类，首开综合分类方剂的先例。

治法在明清有较大发展。《景岳全书》重视虚证，对补法的形成贡献良多。程钟龄《医学心悟》提出汗、吐、下、和、温、清、消、补八法，进一步完善了治疗大法。雷少逸《时病论》所载之方，不以方名而以治法名之，给学者提示方即是法，法即是方。

明清时期正值瘟疫病流行，期间温病学派兴起，填补了中医学诊治外感热病的治法与方剂的空白。叶天士著《温热论》，创立了卫气营血辨证的辨证方法，根据感病不同阶段提出了"辛凉解表""透热转气""凉血散血"等法。吴鞠通《温病条辨》继叶氏之后，据其治法创制银翘散、清营汤、犀角地黄汤等方剂。值得一提的是，吴又可写成首部瘟疫学专著《温疫论》，创"戾气"学说，倡瘟疫与伤寒分野，强调分阶段施治，并创制达原饮、三消饮等名方。杨栗山《伤寒瘟疫条辨》载"升降散"、余霖《疫疹一得》创"清瘟败毒饮"等，均在疫病治疗中发挥了巨大作用，是明清两代方剂学发展的又一成就。

该时期涌现出一些新颖而灵验的方剂，如明·陈实功《外科正宗》所载之消风散、玉真散，清·王清任《医林改错》创制的血府逐瘀汤、补阳还五汤等多首活血化瘀方剂，备受后世推崇并在临床中广泛使用。

近现代时期 近代以来，特别是新中国成立以后，方剂学发展更加迅速。六十多年来，对一大批古代的重要方书进行了校刊、出版、影印，为古方和方剂学史的研究提供了极大的方便。重新编辑方书辞典及其他方剂工具书中，以南京中医药大学主编的《中医方剂大辞典》最具代表性。此书共11册，收录历代方剂96592首，汇集了古今方剂学研究的成果，内容浩瀚，考订严谨，填补了自明初《普济方》问世以来缺少大型方书的空白，达到了较高的水平。随着近半个世纪以来中医药高等教育的不断发展，医药院校不同层次、不同专业使用的方剂学教材、教学参考书更是不断更新；同时，有关治则、治法及组方原理、配伍规律和复方效用的研究，既有文献的整理、临床的观察，又有大量现代实验探索。中药药剂学的分化，使中成药在生产工艺、剂型改进、药效与药理、毒理、质量标准和临床应用等方面都取得了举世瞩目的进步。随着中医学的全面发展，方剂学的独特优势将会进一步得到发挥，并为人类的健康作出新的贡献。

治法概述

理、法、方、药一线贯通，紧密关联，是中医学体系的重要特点，其运用于临床即为辨证论治。所谓"证"，是机体在疾病发生、发展过程的某一阶段出现的若干症状和体征的概括，反映了其病因、病位、病性、病势之病变机理，即病机。辨证的目的在于捕捉病机，论治的关键在于确立治法。治法在辨证和遣药组方之间起着承上启下的重要作用，因此，了解治法的内涵，理解治法与病机、治法与方剂的关系，是学习和运用方剂不可缺少的基础。

第一节　治法的含义

治法的形成，以《黄帝内经》肇端，经历代发展，逐渐完善，其包括治疗原则、治疗大法、具体治法三个层次的治法体系，不同层次的治法其内涵不同。

治疗原则　即治疗疾病的总体原则。它是在整体观和辨证论治精神指导下制定的施治纲领，对立法、处方、用药具有普遍指导意义。如治病求本、调整阴阳、扶正祛邪、标本兼顾、三因制宜等。

治疗大法　是指具有一定概括性的、针对某一类病机共性所确立的治法，如表证用汗法、寒证用温法、热证用清法、虚证用补法、实证用泻法等。本章中"常用治法"所讨论的"八法"即属此类。

具体治法　是在辨清证候，审明病因、病机之后，有针对性地采取的治疗方法。各论中每一具体方剂的"功效"即体现了该方的具体治法。在临床运用中，只有准确地把握具体治法，才能保证对具体病证的治疗有较强的针对性。

第二节　治法与病机的关系

治法是针对病机拟定的治疗方案，二者之间的对应关系被称为"法随证立"。治法与病机间的相关程度是决定疗效的重要因素，故而创制方剂强调配伍用药与治法、病机的环环相扣，运用成方及中成药亦须符合此原则。

病机是根据各种辨证方法确定的。中医学常用的辨证方法有病因辨证、八纲辨证、气血津液辨证、脏腑辨证等。不同的辨证方法，病机表述内涵不同，针对病机产生相应的治法亦有差异，如依据病因辨证有外感风邪、外感寒邪、外受暑邪等病机，其治法为疏风、散寒、祛暑；依据气血津液辨证有气滞、血瘀、湿停等病机，治法为行气、活血、祛湿；依据脏腑辨证有热邪蕴肺、中焦虚寒等病机，治法则为清泻肺热、温中祛寒。

由于一种辨证方法得出的病机结论不具体，临床诊治疾病通常是几种辨证方法同用，以综合分析病因、病位、病性和病势。因此，我们在学习和运用时，必须结合相关病机体系的基本理论，才能使具体治法及遣药组方切中病机。

第三节　治法与方剂的关系

方剂是中医临床治疗疾病的重要手段，是在辨证立法的基础上选药配伍而成的。只有理解治法与方剂的关系，才能正确地遣药组方及运用成方与中成药。

从中医学的形成和发展来看，治法是在长期临床实践的基础上，积累了方药运用经验，并在对病因病机等理论认识不断丰富、完善的过程中总结而成，是后于方剂形成的一种理论。但是当治法已由经验上升为理论之后，就成为遣药组方和运用成方的指导原则。如感冒患者，经过四诊合参，辨证求因，确诊为外感风寒表证后，即以辛温解表法治之，选用相应的成方加减，或选用中成药，或自行遣药组成辛温解表剂，以使汗出表解，邪去病愈。由此可见，治法是指导遣药组方及运用成方的原则，方剂是体现和完成治法的主要手段。治法与方剂相互为用，密不可分，二者之间的关系称为"方从法出""方以法制"。

除了上述以法组方、以法用方这两个主要方面之外，治法和方剂的关系还体现在以法分类方剂和以法分析方义两个方面。前者在本教材总论第三章相关内容中讨论，后者在教材各论方解中体现。"以法组方""以法遣方""以法类方""以法释方"这四个方面，就构成了中医学历来所强调的"以法统方"的内容。

第四节　常用治法

为了能执简驭繁地把握治法共性，清代医家程钟龄将其概括为"八法"。程氏在《医学心悟·医门八法》中说："论病之源，以内伤外感四字括之。论病之情，则以寒、热、虚、实、表、里、阴、阳八字统之。而论治病之方，则又以汗、和、下、消、吐、清、温、补八法尽之。"现将常用八法内容，简要介绍如下。

汗法　是通过开泄腠理、调畅营卫、宣发肺气等作用，使在表的外感六淫之邪随汗而解的一类治法。主要治疗外感六淫之邪所致的表证，对于麻疹初起之疹点隐而不透、水肿之腰以上肿甚、疮疡初起而有恶寒发热等亦可应用。由于病性有寒热之别，故汗法又有辛温发汗、辛凉发汗之分。使用汗法应注意"汗而勿伤"。

吐法　是通过涌吐的作用，使停留在咽喉、胸膈、胃脘的痰涎、宿食或毒物从口中吐出的一类治法。适用于中风痰壅、宿食壅阻胃脘、毒物尚在胃中，以及痰涎壅盛之癫狂、喉痹等。本法应用的基本条件是病位居上，病势急暴，内蓄实邪，体质壮实。使用吐法应注意"吐而勿过"。

下法　是通过荡涤肠胃、排泄大便的作用，使停留于胃肠的有形积滞从下窍而出的一类治法。适用于燥屎、冷积、宿食等有形之邪滞于肠胃所致的大便不通，以及痰饮、瘀血、虫积等邪正俱实之证。由于病情有寒热，正气有虚实，病邪有兼夹，所以下法又有寒下、温下、润下、逐水之别。使用下法应注意"下而勿损"。

和法　是通过和解与调和的作用，使半表半里之邪，以及脏腑、阴阳、表里失和之证得以解除的一类治法。适用于邪犯少阳、肝脾不和、胃肠寒热、气血营卫失和等证。和法的范围较广，分类也多，本教材据其主要适应病证分为和解少阳、调和肝脾、调和寒热三类。使用和法应注意

"和而勿泛"。

温法　是通过温里祛寒的作用，使在里之寒邪得以消散，阳气得以恢复的一类治法。适用于里寒之证。里寒证的形成，或由寒邪直中于里，或因阳气虚弱，寒从内生，加之里寒证又有部位浅深、程度轻重的差别，故温法有温中祛寒、回阳救逆和温经散寒的区别。使用温法应注意"温而勿燥"。

清法　是通过清热、泻火、凉血、清虚热等作用，使在里之热邪得以解除的一类治法。适用于里热之证。由于里热证有实热与虚热之分，实热又有热在气分、营分、血分及热壅成毒、热在某一脏腑之异，因而该法有清气分热、清营凉血、清热解毒、清脏腑热、清虚热的不同。使用清法应注意"寒而勿凝"。

消法　是通过消食导滞、行气活血、化痰利水、驱虫等作用，使气、血、痰、食、水、虫等所结聚而成的有形之邪渐消缓散的一类治法。适用于饮食停滞、气滞血瘀、癥瘕积聚、水湿内停、痰饮不化、疳积虫积等病证。使用消法应注意"消而勿伐"。

补法　是通过补益人体气、血、阴、阳，或增强脏腑功能，使人体诸虚劳损病证得以康复的一类治法。适用于各种虚证。由于虚证有气虚、血虚、阴虚、阳虚及各脏腑虚损之分，因而补法的具体内容甚多，既有补益气、血、阴、阳的不同，又有分补五脏之侧重，但较常用的治法分类仍以补气、补血、补阴、补阳为主，运用时宜结合脏腑虚损的病位综合考虑。使用补法应注意"补而勿滞"。

上述八种治法适用于表里寒热虚实不同的证候。对于多数疾病而言，病情往往是复杂的，不是单一治法所能解决，常需两种或两种以上治法的配合运用，才能治无遗邪，兼顾全面。正如《医学心悟》中说："一法之中，八法备焉。八法之中，百法备焉。"因此，临证处方或研制新药，必须针对具体病证，灵活运用八法，使之切合病情，方能收到满意的疗效。

扫一扫，查阅本章数字资源，含PPT、音视频、图片等

方剂是在中医理论指导下，具有防病治病功效的特定药物组合。其内涵包括配伍、组方结构、剂量、剂型、用法等。

第一节　方剂的配伍

一、配伍的概念

配伍，是根据病情的需要及药物的特性，选择两味或两味以上的药物配合使用。药物的性能各有所偏，其功效亦各有所长。通过合理的配伍，可调其偏性，制其毒性，增强或改变原有功效，消除或缓解其对人体的不良反应，发挥其相辅相成或相反相成的综合作用，使各具特性的药物组合成一个新的有机整体。

二、配伍的目的

药物有利有弊，如何充分发挥药物治疗疾病"利"的方面，同时又尽可能控制、减少或消除药物对人体"弊"的方面，使临床用药更有效、更安全，是方剂学运用配伍的根本目的。一般来说，方剂通过配伍，可以起到以下四方面的作用。

增强药物的治疗作用　相近功效的药物配伍，能增强临床治疗作用，这种配伍方式在组方运用中较为普遍。如麻黄、桂枝同用，发汗之力增强；人参、白术同用，健脾益气之力尤佳等。某些药物的功效常需要通过配伍，方能增强某种治疗效果。如升麻、柴胡之升阳举陷的作用，用治脾虚气陷证时，需与黄芪同用，则益气升阳之功显著。

扩大药物的治疗范围　由于疾病可表现为数病相兼、或表或里、或虚或实、或寒热错杂等复杂病情，只有数味药物配合运用方能切中病机，适应复杂病情的需要。如脾胃气虚证常以人参配白术、茯苓、甘草（四君子汤）益气健脾，若脾虚生湿，阻滞气机，以致胸脘痞闷不舒，则可配伍陈皮以行气化湿，兼顾脾虚与气滞；如果脾虚痰湿停滞，出现恶心呕吐、胸脘痞闷、咳嗽痰多稀白，则须配陈皮、半夏以燥湿化痰，兼顾脾虚与痰湿。

控制药物的毒副作用　"是药三分毒"，中医学在长期的医疗实践中，既重视提高方药的疗效，也不断探索减轻甚至消除毒副作用的方法。通过配伍以控制毒副作用，主要反映在两个方面：一是直接控制，即一种药物能减轻或消除另一种药物的毒副作用，属"七情"中"相杀"和"相畏"关系的运用，如生白蜜能减轻乌头的毒性，生姜能减轻半夏的毒性。二是间接控制，即相近功效药物的配伍不仅具有协同增效作用，更具有减轻毒副作用的效果。这是因为功效相近的

多味药物同用，可以减少单味药物的用量，而多味药物之间，其副作用的发挥方向往往不尽一致，根据同性毒力共振、异性毒力相制的原理，就可以在保障治疗效果的基础上，最大限度地控制和减轻毒副作用。如十枣汤中甘遂、芫花、大戟的泻下逐水功效相近，且单味药习惯用量亦大致相似，在组成十枣汤时，以三味各等分为末，枣汤调服，其三味药合用总量相当于单味药的常用量。

应当指出，控制毒副作用的方法，除配伍外，还包括其他方法，如道地药材的选择、药物特定的炮制、恰如其分的剂量确定、适宜的煎服方法，以及恰当的剂型要求等。

控制药物的功效发挥方向　大多数单味中药都具有多功效的特点，在治疗疾病时，需要发挥其中部分功效。而且，药物在既有治疗作用的同时，由于其药性的偏胜也有不同程度的毒副作用。因此，在遣药组方时就要求我们熟悉并把握药物功效（包括毒副作用）发挥方向的控制因素、控制方法及运用技巧，即所谓的配伍技巧。这些配伍技巧，在古今医家以小生产方式积累的理论和实践中有着丰富的内容。如桂枝具有解表散寒、温经止痛、温经活血、温阳化气等多种功效，但其具体的功效发挥方向往往受复方中包括配伍环境在内的诸多因素所控制。如前所述，欲用其发汗解表，多与麻黄相配；若发挥温经止痛作用，常与细辛相配；用之温经活血，每与川芎、桃仁相配；欲得其温阳化气功效，则与茯苓、白术相配。又如黄柏具有清热泻火、清热燥湿、清虚热功效，多以其分别配伍黄连、苍术、知母为前提。可见，通过配伍，可以控制药物功效的发挥方向，减少临床运用药物的随意性。

总之，配伍是方剂组方的基础，合理的配伍，最终达到的目的是使所组方剂"主次分明，兼顾全面，扬长避短，疗效确切"。

三、常用的配伍方法

徐大椿说："圣人为之制方以调剂之，或用以专攻，或用以兼治，或相辅者，或相反者，或相用者，或相制者。故方之既成，能使药各全其性，亦能使药各失其性。操纵之法，有大权焉。此方之妙也。"（《医学源流论·方药离合论》）因此，熟悉配伍的基本方法，对体会方剂"合群之妙用"，掌握"操纵之法"，是十分重要的。

相辅相成　是方剂最常用的配伍方法，主要有两大类型：一类为性能功效相近的药物配合应用产生协同增效作用。如大黄配芒硝，可增强泻热通便之效；石膏配知母，能增强清热泻火之功。一类为药物主要功效不同，但在针对病机方面，通过相互关联的作用以增强治疗效果。如治湿痰证，常以半夏配陈皮，既加强燥湿化痰之力，又可行气以"气顺痰消"；治血虚证，常用熟地黄、当归配人参或黄芪，目的是"补气生血"。此类配伍多为中药学"七情"配伍理论之"相须""相使"的应用。

相反相成　相反是指药性（寒热温凉）、趋向性（升降沉浮）、功效（开阖补泻）等性能相反的药物配合应用。相成是指药物的配伍一方面通过互补或相助以增强其疗效，或产生新的功效；另一方面通过互相牵制而制约药物的某种偏性。如胃肠寒热所致心下痞满、呕吐、下利，以干姜、半夏温以祛寒，黄芩、黄连寒以清热，合用则平调寒热；治阳虚出血的黄土汤，以黄土温中止血，白术、附子温阳健脾的同时，又配苦寒之黄芩制约术、附温燥之性。常见的配伍方法有寒热共用、补泻同施、散收同用、刚柔相济、升降并调等。

引经报使　指某些药物能引导其他药物的药力到达病变部位或某一经脉，起"向导"的作用，而使全方对脏腑经络发挥更好的疗效。如治上部病证的方剂可配伍桔梗以载药上行，治下部病证的方剂可配伍牛膝以引药下行。

第二节　方剂的组方结构

方剂多由数味药物组合而成。要组织好一首有效方剂，必须重视两个主要环节，一是熟练的配伍技巧，二是组方的基本结构。一般而言，一首方剂的基本结构包括君、臣、佐、使四部分。君、臣、佐、使的组方理论，首见于《黄帝内经》，如《素问·至真要大论》说："主病之谓君，佐君之谓臣，应臣之谓使。"明代何伯斋对其具体职能做了进一步的阐述："大抵药之治病，各有所主。主治者，君也。辅治者，臣也。与君药相反而相助者，佐也。引经及治病之药至病所者，使也。"（《医学管见》）现据历代医家的论述，对君、臣、佐、使的含义归纳分述如下：

君药　即针对主病或主证起主要治疗作用的药物。

臣药　有两种意义：一是辅助君药加强治疗主病或主证的药物，二是针对重要的兼病或兼证起主要治疗作用的药物。

佐药　有三种意义：一是佐助药，即配合君、臣药以加强治疗作用的药物；或直接治疗次要兼证的药物；二是佐制药，即用以消除或减轻君、臣药的毒性，或能制约君、臣药峻烈之性的药物；三是反佐药，即病重邪甚，可能拒药时，配用与君药性味相反而又能在治疗中起相成作用的药物，可防止药病格拒。

使药　有两种意义：一是引经药，即能引方中诸药至病所的药物；二是调和药，指能调和方中诸药的性能，协调药物间相互作用的药物。

例：麻黄汤出自《伤寒论》，主治外感风寒表实证，症见恶寒发热、头痛身疼、无汗而喘、舌苔薄白、脉象浮紧等，其病机为外感风寒，卫阳被遏，营阴郁滞，肺气不宣。治法为辛温发汗，宣肺平喘。其组成分析如下：

麻黄汤 {
君药——麻黄：辛温，发汗解表，宣肺平喘
臣药——桂枝：辛甘温，解肌发表，助麻黄解表散寒；温通经脉，兼治头身疼痛
佐药——杏仁：苦平，肃肺平喘，助麻黄宣降肺气以平喘
使药——炙甘草：甘温，调和诸药
}

综上所述，方剂中君、臣、佐、使的确定，主要是以药物针对病机的主次而在方中所起作用的大小为依据。每一方剂的君、臣、佐、使是否齐备，全视具体病情、治疗要求，以及所选药物的功效来决定。但是，任何方剂组成中，君药是不可缺少的。至于方剂组成中君、臣、佐、使的药味多少与药量相对轻重，并无严格规定。通常君药的药力强，药味少，而药量偏重（有毒药或烈性药除外）；臣、佐药的药力较弱，药味较多，且用量相对偏轻。

第三节　方剂的剂量

方剂的剂量，是指组成方剂的药物用量。剂量是影响方剂组方结构和功效的重要因素，是方剂发挥疗效的基础。方剂用量主要包括组方剂量与使用剂量。

1. 组方剂量　指组成方剂药物的用量。即制方者针对病机，确立治法后，规定所选药物的用量，如麻黄汤中麻黄、桂枝、杏仁、炙甘草的用量分别为三两、二两、七十枚与一两。药物用量直接决定方剂的药力而影响临床疗效，并在一定范围内存在着量效关系。如大青龙汤与麻黄汤皆主治外感风寒表实证，然大青龙汤主治风寒重证，故将麻黄由麻黄汤中的三两增至六两，则辛温

发汗之力倍增。但需指出，药物用量与疗效的关系十分复杂，若盲目加大剂量，超过一定范围，其量效关系抑或发生改变，药力增加或不显著，或反而徒增毒副作用。组方剂量须重视药物之间的用量比例，药物配比不同，则功效与主治有异。某些方剂药物组成相同，一旦药物配伍比发生变化，其功效与主治亦随之改变。如桂枝汤中桂枝与白芍以1：1配伍使用，功能解肌发表，调和营卫，主治外感风寒，营卫不和之恶风、发热、汗出、脉浮缓；若桂枝与白芍配比例为1：2，则功效为温脾和中，缓急止痛，主治土虚木乘之腹痛。

2. 使用剂量 指用法中规定的内服或外用的具体用量。一般而言，内服剂型的使用剂量指一日内服用量和（或）每次服用量，如桂枝汤"微火煮取三升，去滓适寒温，服一升……半日许，令三服尽"，即该方一日服用总量为三升，每次服用一升。银翘散"每服六钱"，六味地黄丸"空心温水化下三丸"，其"六钱""三丸"皆为每次服用量。至于外用剂型的使用量，较多古方尚未明示，如《外科正宗》如意金黄散的用法仅指出针对不同病证，或使用"茶汤同蜜调敷"，或"葱汤同蜜调敷"等。

由于古今用药度量衡不同，且古代计量单位复杂，如有以重量为单位的黍、铢、两、斤等，以容量为单位的斛、斗、升、合、勺等，以度量为单位的寸、尺，以计数为单位的枚、个等，以及以特殊方法计量的，如刀圭、方寸匕、钱匕等，加之医家所处地域、时代及用药习惯的差异，其换算为现代剂量的方法至今未能达成共识。为利于学习理解，历版教材每首方剂中药物剂量标注多为两种：一为原著方剂用量，意在体悟古方制方原旨及配伍比例。二为参考剂量，以（×g）附在古代用量之后。本教材参考剂量主要依据《中国药典》，同时结合药物的质地、当代医家习用剂量等，因而部分源于同一原著、所处不同方剂的相同药物，其参考剂量不尽一致，学习时忌以度量衡制推算古今用量折算标准。临床运用方剂，应据病机治法，因人、因时、因地相应增损剂量，是为用方之要。

第四节 方剂的剂型

剂型是将组成方剂的药物，根据病情的需要与药物的特性，加工制成一定形态的制剂。方剂的剂型历史悠久，有着丰富的理论和宝贵的实践经验。早在《五十二病方》《黄帝内经》中就有汤、丸、散、膏、酒、丹等剂型，历代医家多有发展，明代《本草纲目》所载剂型已有40余种。新中国成立以来，随着制药工业的发展，又研制了许多新的剂型，如片剂、颗粒剂、注射剂等。这些剂型从物质形态来分，有液体剂型、固体剂型、半固体剂型、气体剂型。现将常用剂型的主要特点及制备方法简要介绍如下。

一、液体剂型

汤剂 古称汤液，是将药物饮片加水或酒浸泡后，再煎煮一定时间，去渣取汁，制成的液体剂型。主要供内服，如麻黄汤、小承气汤等。外用的多作洗浴、熏蒸及含漱之用。汤剂的特点是吸收快、能迅速发挥药效，特别是能根据病情的变化而随证加减，能较全面、灵活地兼顾每位患者及具体病证阶段的特殊性，尤其适用于病证复杂或病情不稳定的患者。李杲云："汤者荡也，去大病用之。"汤剂的不足之处是服用量大，某些药的有效成分不易煎出或易挥发散失，不适于大规模生产，亦不便于携带。

酒剂 又称药酒，古称酒醴。是将药物用白酒或黄酒浸泡，或加温隔水炖煮，去渣取液，供内服或外用。酒有活血通络、易于发散和助长药效的特性，故适于祛风通络和补益剂中使用，如风湿药酒、参茸药酒、五加皮酒等。外用酒剂尚可祛风活血，止痛消肿。

露剂　亦称药露，多用新鲜的含有挥发性成分的药物，用蒸馏法制成芳香气味的澄明水溶液。一般作为饮料及清凉解暑剂，常用的有金银花露、青蒿露等。

糖浆剂　是将药物煎煮、去渣取汁、浓缩后，加入适量蔗糖溶解制成的浓蔗糖水溶液。糖浆剂具有味甜、量小、服用方便、吸收较快等特点，尤适用于儿童服用，如止咳糖浆、桂皮糖浆等。

口服液　是将药物用水或其他溶剂提取，经精制而成的内服液体制剂。具有剂量较少、吸收较快、服用方便、口感适宜等优点。近年来口服液发展很快，尤其是保健与滋补性口服液日益增多，如人参蜂王浆口服液、杞菊地黄口服液等。

注射液　亦称针剂，是将药物经过提取、精制、配制等步骤而制成灭菌溶液、无菌混悬液或供配制成液体的无菌粉末，供皮下、肌肉、静脉注射的一种制剂。注射液具有剂量准确，药效迅速，适于急救，不受消化系统影响的特点，对于神志昏迷，难以口服用药的患者尤为适宜，如清开灵注射液、生脉注射液等。

二、固体剂型

散剂　是将药物粉碎，混合均匀，制成粉末状的制剂，分为内服和外用两类。内服散剂一般是研成细粉，以温开水冲服，量小者亦可直接吞服，如七厘散；亦有制成粗末，以水煎取汁服的，称为煮散，如银翘散。散剂的特点是制作简便、吸收较快、节省药材、便于服用与携带。李杲云："散者散也，去急病用之。"外用散剂一般用于外敷，掺散疮面或患病部位，如金黄散、生肌散；亦有用作点眼、吹喉等，如八宝眼药、冰硼散等。制作时，应研成极细粉末，以防刺激创面。

丸剂　是将药物研成的细粉或药材提取物，加适宜的黏合剂制成球形的固体剂型。丸剂与汤剂相比，吸收较慢、药效持久、节省药材、便于服用与携带。李杲云："丸者缓也，舒缓而治之也。"适用于慢性、虚弱性疾病，如六味地黄丸、右归丸等。但有些丸剂的药性比较峻猛，此多为芳香类药物与剧毒药物，不宜作汤剂煎服，如安宫牛黄丸、舟车丸等。常用的丸剂有蜜丸、水丸、糊丸、浓缩丸等。①蜜丸：是将药物细粉以炼制的蜂蜜为黏合剂制成的丸剂，分为大蜜丸和小蜜丸两种。蜜丸性质柔润，作用缓和持久，并有补益和矫味作用，常用于治疗慢性病和虚弱类疾病，需要长期服用，如补中益气丸、归脾丸等。②水丸：俗称水泛丸，是将药物细粉以水（冷开水或蒸馏水）或酒、醋、蜜水、药汁等为黏合剂制成的小丸。水丸较蜜丸崩解、溶散、吸收、起效等速度均快，易于吞服，适用于多种疾病，如防风通圣丸、左金丸、越鞠丸等。③糊丸：是将药物细粉以米糊、面糊、曲糊等为黏合剂制成的小丸。糊丸黏合力强，质地坚硬，崩解、溶散迟缓，内服可延长药效，减轻剧毒药的不良反应和对胃肠的刺激，如舟车丸等。④浓缩丸：是将药物或方中部分药物煎汁浓缩成膏，再与其他药物细粉混合，并干燥、粉碎，用水或蜂蜜或药汁制成丸剂。因其体积小、有效成分高、服用剂量小，可用于治疗多种疾病。

其他尚有蜡丸、水蜜丸、微丸、滴丸等，不一一列举。

丹剂　有内服和外用两种。内服丹剂没有固定剂型，有丸剂，也有散剂，每以药品贵重或药效显著而名之曰丹，如至宝丹、活络丹等。外用丹剂亦称丹药，是将某些矿物类药经高温烧炼制成的不同结晶形状的制品，常研粉涂撒疮面，治疗疮疡痈疽，亦可制成药条、药线和外用膏剂应用。

茶剂　是将药物粉碎加工而制成的粗末状制品，或加入适宜黏合剂制成的方块状制剂。用时以沸水泡汁或煎汁，不定时饮用。大多用于治疗感冒、食积、腹泻，近年来又有许多健身、减肥的新产品，如午时茶、刺五加茶、减肥茶等。

锭剂 是将药物研成细粉，或加适当的黏合剂制成规定形状的固体剂型，有纺锤形、圆柱形、条形等。可供内服与外用。内服多研末调服或磨汁服，外用则磨汁涂患处，常用的有紫金锭、万应锭等。

条剂 亦称药捻，是将药物细粉用桑皮纸蘸后搓捻成细条，或将桑皮纸捻成细条再蘸药粉而成。用时插入疮口或瘘管内，能化腐拔毒、生肌收口，常用的有红升丹药条等。

线剂 亦称药线，是将丝线或棉线置药液中浸煮，经干燥制成的外用制剂。用于治疗瘘管、痔疮或赘生物，通过所含药物的轻度腐蚀作用和药线的机械紧扎作用，使其引流通畅或萎缩、脱落。

栓剂 古称坐药或塞药，是将药物细粉与基质混合制成的一定形状固体制剂，用于腔道，并在其间融化或溶解而发挥药效，有杀虫止痒、润滑、收敛等作用。它的特点是药物通过直肠（也有用于阴道）黏膜吸收后，有 50% ~ 70% 的药物不经过肝脏而直接进入大循环，一方面减少药物在肝脏中的"首过效应"，同时减少药物对肝脏的毒性，还可避免胃肠液对药物的影响及药物对胃黏膜的刺激作用。婴幼儿直肠给药尤较方便。常用的有小儿解热栓、消痔栓等。

颗粒剂 是将药材提取物加适量赋形剂或部分药物细粉制成的干燥颗粒状或块状制剂，用时以开水冲服。颗粒剂具有作用迅速、体积较小、服用方便等特点，深受患者欢迎，常用的有感冒退热颗粒、复方羊角颗粒等。

片剂 是将药物细粉或药材提取物与辅料混合压制而成的片状制剂。片剂用量准确，体积小。药味很苦或具恶臭的药物压片后可再包糖衣，使之易于服用。如需在肠道吸收的药物，则又可包肠溶衣，使之在肠道中崩解。此外，尚有口含片、泡腾片等。

胶囊剂 分为硬胶囊剂和软胶囊剂（胶丸），大多供口服应用，亦可用于腔道给药。①硬胶囊剂：是将一定量的药材提取物与药粉或辅料制成均匀的粉末或颗粒，填充在空心胶囊中而成；或将药材粉末直接分装于空心胶囊中制成。②软胶囊剂：是将一定量的药材提取物密封于球形或椭圆形的软质囊材中，可用滴制法或压制法制备。软胶囊易于服用，可掩盖药物的不良气味。

三、半固体剂型

膏剂 是将药物用水或植物油煎熬去渣而制成的剂型，有内服和外用两种。内服膏剂有流浸膏、浸膏、煎膏三种，外用膏剂分软膏、硬膏两种。其中流浸膏与浸膏多数用于调配其他制剂使用，如合剂、糖浆剂、冲剂、片剂等。现将煎膏与外用膏剂分述如下：①煎膏：又称膏滋，是将药物加水反复煎煮，去渣浓缩后，加炼蜜或炼糖制成的半固体剂型。其特点是体积小、含量高、便于服用、口味甜美，有滋润补益作用。一般用于慢性虚弱患者，有利于较长时间用药，如养心定悸膏等。②软膏：又称药膏，是将药物细粉与适宜的基质制成具有适当稠度的半固体外用制剂。其中用乳剂型基质的亦称乳膏剂，多用于皮肤、黏膜或疮面。软膏具有一定的黏稠性，外涂后渐渐软化或溶化，使药物缓慢吸收，持久发挥疗效，适用于外科疮疡疖肿、烧烫伤等。③硬膏：又称膏药，古称薄贴，是用植物油将药物煎至一定程度，去渣，再煎至滴水成珠，加入黄丹等搅匀，冷却后制成。用时加温，摊涂在布或纸上，软化后贴于患处或穴位上，可治疗局部疾病和全身性疾病，如疮疡肿毒、跌打损伤、风湿痹证，以及腰痛、腹痛等，常用的有狗皮膏、暖脐膏等。

四、气体剂型

气雾剂 指将药物与抛射剂一同封装于具有特制阀门系统的耐压密闭容器中，使用时借抛射剂的压力将内容物呈雾粒喷出的制剂。国外临床运用始于20世纪50年代初期，国内至20世纪60年代中期才有少量生产。因其具有高效、速效，能避免感染，减少给药部位局部疼痛，以及提高药物稳定性的特点，故近年来发展较快。气雾剂除用于呼吸系统疾患外，在冠心病、上呼吸道感染、烧伤和皮肤疾病上都有应用。按用途及性质，可分为吸入气雾剂、表面气雾剂和空间气雾剂三类，临床以吸入式应用最多。国内常用的中药气雾剂有宽胸气雾剂、复方细辛气雾剂、烧伤气雾剂等。

以上诸般剂型，各有特点，临证应根据病情与方剂特点选用。此外，尚有胶囊剂、灸剂、熨剂、灌肠剂、搽剂等在临床广泛应用，且有新剂型不断研制，以提高药效或便于临床使用。

第五节 方剂的用法

古方的用法一般包含汤、散、丸等剂型的制备方法、服药方法，以及使用剂量。方剂的使用剂量及剂型制备已在第三节、第四节中简要介绍，本节着重论述煎药法与服药法。方剂的煎服法是方剂运用的重要环节之一，若煎药法或服药法不当，对疗效也有影响。诚如徐大椿于《医学源流论·服药法论》中谓："病之愈不愈，不但方必中病，方虽中病，而服之不得其法，则非特无功，而反有害，此不可不知也。"

一、煎药法

煎药用具 目前通常选用有盖砂锅或瓦罐。这类煎具化学性质稳定，煎时受热均匀，因而煎汁浓，质量高。忌用铜、铁、锡等容器。煎具的容量宜大，以利于药物沸腾与有效成分的溶出，同时煎时需加盖，以防煎煮时药液过快蒸发。

煎药用水 古人常用的有泉水、井水、河水、雨水、雪水等。现今煎药用水，除处方有特殊要求外，一般以洁净为度，如自来水、井水或蒸馏水等。至于加水量，常与药量或药味多少、药物吸水情况、煎煮时间及火候有关。一般以水浸没药物超出一寸为宜，每剂煎煮2次，亦有煎煮3次者。第一煎水量可适当多些，第二、三煎则用水量可酌减。

煎药火候 有"武火"与"文火"之分。急火煎之，谓"武火"；慢火煎之，谓"文火"。汤液煎煮，一般先"武"后"文"，即开始用武火，煎沸后改用文火。

煎药方法 药物煎煮前，先浸泡20～30分钟之后再行煎煮，应严格按照上述火候及时间的要求，完成煎煮程序。煎药期间不宜频频打开锅盖，以防气味走散，如药物不慎煎煳，则应弃去，不宜加水再煎服。另外，对于某些煎法比较特殊的药物，煎煮时尤需予以注意。①先煎：介壳类、矿石类药物，如龟甲、鳖甲、牡蛎、代赭石、生石膏等，因质地坚实，药性难以煎出，应打碎先煎，煮沸后20分钟左右，再加入其他药同煎。含泥沙多的药物，如灶心土、糯稻根等，以及质轻而用量较大的药物，如玉米须，宜先煎，取其澄清的药汁代水煎药。②后下：气味芳香的药物，如薄荷、砂仁、豆蔻等，煎煮时间较短，一般宜在其他药物即将煎好时纳入，煎5分钟左右即可。③包煎：某些煎后药液浑浊或对咽喉等有刺激作用的药物，如赤石脂、滑石、车前子、旋覆花等，宜用纱布包好，再放入锅内与其他药物同煎。④另炖或另煎：某些贵重药，为了保存其有效成分，避免同煎时被其他药物的药渣吸附，可另炖或另煎。如人参、羚羊角、犀角（现用水牛角）等，应切成薄片，放入加盖碗内，隔水炖2～3小时，取汁与其他药物煎液兑服。⑤烊化：胶质、黏性大的药物，如阿胶、鹿角胶、饴糖之类，宜单独加热溶化，趁热与煎好的药液拌匀后服。⑥冲服：某些芳香药或贵重药，如麝香、牛黄等，应研为末，用药汁或温开水冲服。

二、服药法

服药时间　一般宜饭前1小时服，若病情急骤，可不必拘时。方中药物辛辣、味苦，对胃肠有刺激，或消导类方剂，宜饭后服用，以减轻药物对胃肠的刺激；滋补类方剂宜空腹服；安神类方剂宜睡前服。另外，根据病情，有的可一日数服，有的可煎汤代茶。

服药方法　服用汤剂时，一般每日1剂，每剂分2～3次温服。临证据病情，或一日一服，或一日数服，或一日连服两剂。此外，尚有热服、冷服等方法，如治疗热证可寒药凉服，治疗寒证可热药温服，以助药力。使用峻烈药或毒性药，宜先进少量，逐渐增加，有效即止，慎勿过量，以免发生不良反应。

服药调护　对于服药后的调养与护理，古人亦是十分重视。一般来说，使用发汗类方剂，应以遍身微汗为度。若无汗或汗出不彻，可加服热粥或添衣被等；若大汗淋漓，面色苍白，脉微，是汗出太过，亡阳虚脱之征，当立即停服，并治以回阳固脱之法。使用泻下、利水类方剂，应注意观察大小便的情况。润下剂药力温和，通便后尚可服1～2日，而峻下剂药力较强，服后可能出现腹痛、恶心、呕吐等反应，应向患者解释，消除其疑虑，并注意让患者卧床休息；泻下剂易伤脾胃，故药后应注意调理脾胃，可给予米汤或清淡饮食以养胃气。此外，药后应注意慎劳役，戒房事，节恚怒等。

服药食忌　是指服药时要注意饮食禁忌，又称"忌口"，自古有之。其内容主要有两大方面。一是病证对饮食的宜忌，如水肿病宜少食盐、消渴病应忌糖、下利慎油腻、寒证慎生冷等。二是药物对饮食的宜忌，如服用含地黄的方剂应忌食萝卜，服用含土茯苓的方剂应忌饮茶，服用含荆芥的方剂宜忌食河豚与无鳞鱼等。

第六节　方剂的变化

任何成方都是针对某一特定证候而制定，由于患者病情受体质、年龄、气候、地域等差异的影响，其临床所见证候千差万别。因此，运用成方时，当根据病情而变化，令方药与病证相符。诚如徐大椿所谓："欲用古方，必先审病者所患之症，悉与古方前所陈列之症皆合。更检方中所用之药，无一不与所现之症相合，然后施用，否则必须加减。无可加减，则另择一方。"（《医学源流论·执方治病论》）方剂的变化主要有以下三种形式。

药味增减　方剂由药物组成，药物是决定方剂功效的主要因素。当方剂中的药物增加或减少时，必然使方剂组成的配伍关系发生变化，并由此引起方剂功效和主治的改变。药味增减的变化，是指在主病、主证及君药不变的前提下，随兼夹证的轻重或不同，增减其他药物，以适应病情变化的需要，通常称"随证加减"。以麻黄汤为例，该方主治外感风寒表实证，症见恶寒发热、头痛身疼、无汗而喘、舌苔薄白、脉象浮紧等。若兼烦躁之里热，则可加石膏清解里热；若表寒证不重，则可减去解表之桂枝；若兼见一身酸痛，是风寒夹湿之征，则宜去桂枝，加除湿之薏苡仁。

上述三例都是在主治病机（外感风寒）、君药（麻黄）不变的前提下，改变方中的次要药物，以适应兼证变化的需要。须强调的是，对方剂进行加减时，不可减去君药，否则就不能说是某方加减，而是另组新方了。

剂量加减 组成不变，仅增减剂量，则可改变方剂的药力和功效。①增减剂量，增减药力：如四逆汤与通脉四逆汤，二方都由附子、干姜、炙甘草组成而具回阳之功。但前方姜、附剂量较小，功效重在回阳救逆，主治阴盛阳衰所致四肢厥逆、恶寒蜷卧、下利、脉微细等；后方姜、附用量较大，则温里回阳之力增强，有回阳逐阴、通脉救逆的功效，主治阴盛格阳于外而致四肢厥逆、身反不恶寒、下利清谷、脉微欲绝的证候（表3-1）。②改变剂量，改变功效：药物的剂量不仅直接决定了药力的大小，某些方剂中剂量比例的变化还会改变方剂的配伍关系，从而改变该方功效和主治证候的主要方面。例如小承气汤与厚朴三物汤，二方都由大黄、枳实、厚朴组成而具通便之功。前者以大黄四两为君，枳实三枚为臣，厚朴二两为佐，其功效为泻热通便，主治热结便秘；后者以厚朴八两为君，枳实五枚为臣，大黄四两为佐，其功效为行气通便，主治气滞便秘。二方相比，大黄用量虽同，但小承气汤分两次服，厚朴三物汤分三次服，每次实际服药量也有差别（表3-2）。

表3-1 四逆汤和通脉四逆汤比较

方剂名称	组成			功效	主治
	生附子	干姜	炙甘草		
四逆汤	一枚	一两五钱	二两	回阳救逆	阳虚阴盛所致四肢厥逆，恶寒蜷卧，下利清谷，脉微细
通脉四逆汤	一枚（大者）	三两	二两	回阳通脉	阴盛格阳所致四肢厥逆，下利清谷，身反不恶寒，其人面赤，脉微欲绝

表3-2 小承气汤与厚朴三物汤比较

方剂名称	组成			功效	主治	备注
	君	臣	佐			
小承气汤	大黄四两	枳实三枚	厚朴二两	泻热通便	阳明腑实证。潮热谵语，大便秘结，腹痛拒按	分二服
厚朴三物汤	厚朴八两	枳实五枚	大黄四两	行气通便	气滞便秘。脘腹满痛不减，大便秘结	分三服

剂型更换 方剂的组成与剂量完全相同，若选择的剂型不同，其药力的强弱、作用的峻缓则有区别，相应的功效与主治亦有差异。一般而言，"汤者，荡也；丸者，缓也"。即汤剂作用发挥快而力峻，丸剂作用慢而力缓。如理中丸与人参汤，二方药物与剂量相同，前方用作丸剂，则主治脾胃虚寒之证较轻，病势较缓者；后者用汤剂，则主治上中二焦虚寒之证较重，病势较急者。

以上药味、剂量、剂型三种变化形式，可以单独应用，也可以相互结合使用，有时很难截然分开。但通过这些变化，能充分体现出方剂在临床中的具体运用特点，只有掌握这些特点，才能化裁随心，以应万变之病情，达到预期的治疗目的。

第七节　方剂的分类

为了临证便于检索，历代医家见仁见智，先后创立了多种方剂分类方法，其中主要的有病证分类、祖方分类、治法分类等。

病证分类　便于临床以病证索方。此类方书主要有两种：一是包括各科病证的方书，如先秦的《五十二病方》、汉代的《伤寒杂病论》、唐代的《外台秘要》、宋代的《太平圣惠方》、明代的《普济方》等。二是专科方书，如宋代的《妇人大全良方》《小儿药证直诀》即是。

祖方（主方）分类　此种分类以明代的《祖剂》为代表。该书选《黄帝内经》《伤寒杂病论》《太平惠民和剂局方》，以及后世医家的部分基础方剂，冠以祖方，列主方20余首，附方700余首，用以归纳其他同类方剂。这种分类方法，立足于追溯诸方的衍化源流，对归纳病机、治法共性的类方研究具有重要意义。

治法分类　亦称功效分类。最早按治法分类的方书当推明代张景岳《景岳全书》之"补、和、攻、散、寒、热、固、因"八阵。清代程钟龄在《医学心悟》中所谓："论治病之方，则又以汗、和、下、消、吐、清、温、补八法尽之。"明确提出了"以法类方"的思想，是对方剂治法分类的进一步完善和发展。

综合分类　汪昂著《医方集解》，依据方剂功效与治证病因，兼顾临床专科，将所载方剂分为补养、发表、涌吐、攻里、表里、和解、理气、理血、祛风、祛寒、清暑、利湿、润燥、泻火、除痰、消导、收涩、杀虫、明目、痈疡、经产、救急22类，开创了综合分类方剂的方法，被后世多数医家所推崇，如清代吴仪洛的《成方切用》、张秉成的《成方便读》都是借用汪氏的分类方法。

笔画分类　现代大型方剂辞书为检索方便，以方名汉字笔画分类，代表著作为《中医方剂大辞典》。

本教材遵循以法统方的原则，根据治法对方剂进行分类，将下篇所辑之方分为解表、泻下、和解、清热、温里、补益、固涩、安神、开窍、理气、理血、治风、治燥、祛湿、祛痰、消食剂，共16类。

附：古方药量考证

剂量的应用早在《黄帝内经》十三方中已经出现。中医剂量表述主要依靠度量衡，度量衡是对计量物体长短、容量、轻重的统称，与度量衡相关的用药剂量表述贯穿着中医药发展史。从出土文献和实物来看，由于朝代更迭，度量衡体系虽然相对固定，但其单位量值有所增减，从而导致对中医古方剂量表述存在不同看法。

度，计量物体的长短。《汉书·律历志》："度者，分，寸，尺，丈，引也，所以度长短也。"单位制度为十进制。因秦汉"分、寸、尺、丈、引"进位合理、量值简单实用，这种单位制度一直被沿用，至中华人民共和国法定计量单位实施以来，才被米制取代。

量，测定物体的容积。《汉书·律历志》："量者，龠（yue）、合、升、斗、斛也，所以量多少也。"与度的制度稍有差异，1斛=10斗，1斗=10升，1升=10合，1合=2龠。其中龠是"黄钟之龠"或"黄钟之宫"，是古代度量衡法制的基础，一龠大约为1200粒黍的体积。至1979年度量衡改革才被取代。

衡，计算物体的轻重。《汉书·律历志》："权者，铢、两、斤、钧、石（dan）也，所以称物

平施，知轻重也。"与度、量不同之处在于古代衡的进制比较复杂，1 石 =4 钧，1 钧 =30 斤，1
斤 =16 两，1 两 =2 龠 =24 铢。直到现代重新统一后才被克、千克、吨等替代。

　　由于各种原因，度量衡基本单位量值经常变化，给中医药剂量的研究带来了极大的困扰。有
学者结合现代考古成果，列出历代度量衡单位量值表，以供参考（表 3-3）。

表 3-3　中国历代度量衡单位量值表

年代（公元）	时代	单位量值			
		1 尺 合厘米数	1 升 合毫升数	1 两 合克数	1 斤 合克数
前 350～前 207 年	秦	23.1	200	15.6	250
前 206～8 年	西汉	23.1	200	15.6	250
9～24 年	新	23.1	200	15.3	245
25～220 年	东汉	23.1	200	15.4	246
220～265 年	魏	24.2	230	17.7	283
265～420 年	两晋	24.2	230	17.7	283
420～589 年	南朝	24.7	244	18.8	300
386～589 年	北朝	前 25.6 后 30	前 300 后 600	前 23 后 42	前 370 后 672
581～618 年	隋	29.5	600	42	672
618～907 年	唐	30.6	600	41.4～42	662～672
960～1279 年	宋	31.4	702	40～41.3	640～661
1206～1368 年	元	35	1003	40	640
1366～1644 年	明	32	1035	37.3	596.8
1616～1911 年	清	32	1035	37.3	596.8

　　古方剂量中，"分"的含义比较复杂。西汉·刘安《淮南子·天文训》："十二粟而当一分，
十二分而当铢，十二铢而当半两。"魏晋以后，出现了"四分为一两""六铢为一分"的药衡制。
及至宋代，遂补充立有"两、钱、分、厘、毫"之目，进制为十。元明清沿用宋制，因此宋元明
清之方，"凡言分者，是分厘之分"。

　　"等分"是指组方中各药组成的重量比相等，大多用于丸、散剂，汤、酒剂中也有应用记载。
刀圭、方寸匕、钱匕、一字等多用于散剂。方寸匕者，作匕正方一寸，抄散取不落为度，容量约
5mL，重量约合 5 分，草木类重量约为 1.5g；钱匕者，是用汉代五铢钱来量取散末状药物，亦以
不落为度，约合三分，重量约为 0.9g，此法取一半则为半钱匕；一字者，用开元通宝钱币（有
"开元通宝"四字）抄取药末，填去一字之量，约合一分，重量约为 0.3g（草木药末较轻）；刀圭
者，十分方寸匕之一，准如梧桐子大。此外，1 鸡子黄（1 弹丸）=40 粒梧桐子，1 粒梧桐子 =2
粒大豆，1 粒大豆 =6 粒大麻子，1 粒大麻子 =3 粒小麻子。

　　目前临床多采用 1 两折合 3g 的实践应用是有现实意义的。傅延龄团队进一步采用经方药物
重量实测和煮药实验结果的文献研究方法，发现张仲景方 1 两折合 9g 的药物用量换算关系，药
材有效成分煎出率最高，利用度最大，并从临床应用的有效性和安全性角度，提出 1 两折合 9g
可作为临床合理应用经方的重要依据和参考。有鉴于此，我们发现《伤寒论》现有的 113 首经
方，其中汤剂 103 首，并且煎煮一次分为 3 次以上服用的经方多达 76 首。那么一次服药剂量约

为组方剂量的 1/3，即符合明代李时珍之说"今古异制，古之一两，今用一钱可也"。同时，现代研究表明经典名方最佳提取工艺为煎煮两次。上述研究成果或可解释为何当今临床 1 两折合 3g、1 剂煎煮两次的应用现状。

　　根据中华人民共和国国务院指示，自 1979 年 1 月 1 日起，全国中医处方用药剂量单位一律采用以"g"为单位的公制。附十六进制与国家标准计量单位换算率如下：

　　1 斤（16 两）=0.5kg=500g

　　1 市两 =31.25g

　　1 市钱 =3.125g

　　1 市分 =0.3125g

　　1 市厘 =0.03125g

　　（注：换算尾数可舍去）

思考题

　1. 何谓方剂、方剂学？方剂学与中药学有何区别？

　2. 清代论治瘟疫病的代表性著作有哪几部？各论著有何特点？

　3. 如何理解"以法统方"？

　4. 从总体而言，配伍的目的是什么？

　5. 方剂组成的原则是什么？其基本结构包括哪些方面？

　6. 剂量变化对方剂功效与主治有何影响？

　7. 内服散剂有几类？各有何特点？

下篇

各　论

第四章

解表剂

扫一扫，查阅本章数字资源，含PPT、音视频、图片等

凡以发汗、解肌等作用为主，用于治疗表证的方剂，称为解表剂。其治法属于"八法"中的"汗法"。

解表剂是为六淫外邪侵袭人体肌表、肺卫所致的表证而设。由于表证病位轻浅，邪未深入，若及时选用辛散轻宣的药物使外邪从肌表而出，则能早期治愈。反之，失时不治，或治不如法，病邪不从外解，必转而深入，变生他证。正如《素问·阴阳应象大论》指出："善治者治皮毛，其次治肌肤，其次治筋脉，其次治六腑，其次治五脏，治五脏者，半死半生也。"表证病性有寒热之异，因此，解表剂相应分为辛温解表、辛凉解表两类，分别适用于表寒证和表热证。至于体质虚弱之人外感六淫之邪所致正虚外感证，就其性质而论，不外寒热二类，故本章不另分专节讨论。

使用解表剂须注意以下事项：一是不宜久煎。因解表剂多由辛散轻扬之品组方，宜武火急煎，以免药性耗散，作用减弱。二是重视服法。解表剂一般宜温服，中成药宜温开水送服，服后宜避风寒，或增衣被，或辅之以粥，以助汗出；禁食生冷、油腻之品，以免影响药物的吸收和药效的发挥。三是取汗标准。本章方剂主要通过出汗祛邪，其汗出以遍身微汗为佳。汗出不彻，恐病邪不解；汗出过多，易耗伤气津。若汗出病瘥，不必尽剂。

第一节　辛温解表剂

适应证　适用于外感风寒表证。症见恶寒发热，无汗或有汗，头痛身疼，苔薄白，脉浮紧等。

组方思路　本类方剂常由以下药物构成：①辛温解表药，如麻黄、桂枝、羌活、防风、紫苏叶、香薷等，以消除风寒之病因。②活血通脉药，如桂枝、川芎等，因寒邪凝滞，血行不利，每兼疼痛之症。③宣降肺气药，如苦杏仁、桔梗之类，针对寒邪束表，肺失宣降之咳喘。④顾及兼夹证的药，如兼里热，选清热之黄芩、石膏；兼寒饮，选温肺化饮之干姜、细辛；兼气虚、阳虚者，宜配补气之人参、黄芪，温里助阳之附子。

代表方　麻黄汤、桂枝汤、九味羌活汤、小青龙汤、香薷散、败毒散。

麻黄汤
《伤寒论》

【组成】麻黄去节，三两（9g）　桂枝去皮，二两（6g）　杏仁去皮尖，七十个（6g）　甘草炙，一两

（3g）

【用法】 上四味，以水九升，先煮麻黄，减二升，去上沫，内诸药，煮取二升半，去滓，温服八合，覆取微似汗，不须啜粥，余如桂枝法将息。

【功效】 发汗解表，宣肺平喘。

【主治】 外感风寒表实证。恶寒发热，无汗而喘，头痛身疼，舌苔薄白，脉浮紧。

【证析】 本方证由风寒束表，肺失宣降所致。风寒袭表，卫阳被遏，腠理闭塞，营阴郁滞，故见恶寒、发热、无汗、头痛身疼；肺主气属卫，外合皮毛，寒邪束表，肺气失宣，故见咳喘；舌苔薄白，脉浮紧，俱为风寒在表之征。法宜发汗解表，宣肺平喘。

【方解】 方中麻黄辛温，主入肺经，《成方便读》谓其为"发汗之专药"，发汗解表以祛邪，开宣肺气而平喘，为君药。桂枝解肌发表，温通经脉，助麻黄解表散寒以消除病因，畅行营阴而兼治头身疼痛，为臣药。二药相须为用，发汗之力尤著，是辛温发汗的常用药组。杏仁肃肺止咳平喘，为佐药，与麻黄相伍，宣肺平喘之功尤佳，为宣降肺气，止咳平喘的常用药对。炙甘草既调和药性，又能缓麻、桂之峻烈，使汗出而不致耗伤正气，为佐使药。四药配伍，表寒得散，肺气得宣，诸症自平。

配伍特点：麻、桂相须，开腠畅营；麻、杏相使，宣降相因。

【运用】

1. 辨证要点 本方为治外感风寒表实证的基础方、代表方。以恶寒发热，无汗而喘，苔薄白，脉浮紧为辨证要点。

2. 新药研制提要 本方虽属辛温发汗、宣肺平喘之剂，但化痰之功不明显。研发新药时，若针对痰湿阻肺之咳嗽痰多者，宜加紫苏子、半夏、陈皮以助化痰止咳之效。此外，阳盛之体感受风寒，易呈外寒里热之证，对兼有里热而发热较重、烦躁者，当加石膏、黄芩清解热邪，以构成表里同治之剂。

3. 使用注意 本方为发汗之峻剂，凡表虚自汗、体虚外感，以及产后及失血病人感受风寒，均非所宜。

【药理研究】 ①解热：对多种致热原引起的体温升高有明显降低作用。②发汗：可使大鼠后足跖部的汗液蒸发量明显增加，汗腺上皮细胞水泡扩大，数量增多，促进腺体分泌。③平喘：通过拟肾上腺素作用，兴奋肾上腺-β受体，缓解支气管平滑肌痉挛。④镇咳：能明显延长氨水刺激所致小鼠咳嗽的潜伏期，减少咳嗽次数。⑤祛痰：可显著促进小鼠支气管对酚红的排泌。⑥抗炎：可抑制二甲苯致小鼠耳部肿胀，同时可减缓中性粒细胞分泌白三烯。此外，本方还有抗病毒、抗过敏等作用。

【附方】 见表4-1。

表4-1 麻黄汤附方

方名	组成	功效	主治
麻黄加术汤 （《金匮要略》）	麻黄、桂枝、杏仁、炙甘草、白术	发汗解表 散寒祛湿	风寒夹湿痹证。身体烦疼，无汗等
麻黄杏仁薏苡甘草汤 （《金匮要略》）	麻黄、杏仁、薏苡仁、炙甘草	发汗解表 祛风除湿	风湿在表，湿郁化热证。一身尽疼，发热，日晡所剧者
大青龙汤 （《伤寒论》）	麻黄、桂枝、杏仁、炙甘草、石膏、生姜、大枣	发汗解表 兼清里热	外感风寒，里有蕴热证。恶寒发热，无汗，头痛身疼，烦躁

续表

方名	组成	功效	主治
三拗汤（《太平惠民和剂局方》）	麻黄、杏仁、甘草	宣肺解表	外感风寒，肺气不宣证。鼻塞声重，语音不出，咳嗽胸闷
华盖散（《博济方》）	麻黄、杏仁、炙甘草、紫苏子、陈皮、桑白皮、赤茯苓	宣肺解表 祛痰止咳	素体痰多，风寒袭肺证。恶寒发热，咳嗽吐痰色白，胸膈痞满，鼻塞声重

桂枝汤
《伤寒论》

【组成】桂枝去皮，三两（9g） 芍药三两（9g） 甘草炙，二两（6g） 生姜切，三两（9g） 大枣擘，十二枚（6g）

【用法】上五味，㕮咀三味，以水七升，微火煮取三升，去滓，适寒温，服一升。服已须臾，啜热稀粥一升余，以助药力。温覆令一时许，遍身漐漐微似有汗者益佳，不可令如水流漓，病必不除。若一服汗出病瘥，停后服，不必尽剂；若不汗，更服，依前法；又不汗，后服小促其间，半日许，令三服尽。若病重者，一日一夜服，周时观之。服一剂尽，病证犹在者，更作服；若汗不出，乃服至二三剂。禁生冷、黏滑、肉面、五辛、酒酪、臭恶等物。

【功效】解肌发表，调和营卫。

【主治】外感风寒表虚证。恶风发热，汗出头痛，鼻鸣干呕，苔白不渴，脉浮缓或浮弱。

【证析】本方证因外感风寒，营卫不和所致。《伤寒论》谓其"太阳中风"。中风者，乃外受风寒，但以风邪为主。风性疏泄，卫气因之失其固护之性，导致营阴外泄，故见恶风、发热、汗出等；风寒袭表，肺系不利，肺胃失和，则鼻鸣干呕；苔白不渴，脉浮缓或浮弱，皆是风寒表虚之征。法宜解肌发表，调和营卫。

【方解】方中桂枝辛温，解肌发表，祛在表之风邪，为君药。白芍酸甘而性凉，益阴敛营，固外泄之营阴，为臣药。桂、芍等量合用，为本方外可解肌和营卫，内能化气调阴阳的基本结构。生姜既助桂枝解表，又兼和胃止呕；大枣甘平，既助白芍补血和营，又兼益气健脾。姜、枣相配，是为补脾和胃、调和营卫的常用组合，共为佐药。炙甘草合桂枝辛甘化阳以实卫，合白芍酸甘化阴以益营，兼调和药性，为佐使之药。五药合用，配伍严谨，被柯琴誉之："仲景群方之冠，乃滋阴和阳，调和营卫，调肌发表之总方也。"（《伤寒来苏集》）

配伍特点：发中有补，散中有收，邪正兼顾，阴阳并调。

【类方比较】麻黄汤和桂枝汤同为辛温解表之剂，主治外感风寒表证。但前方麻、桂为伍，并佐杏仁，则发汗散寒力强，且具宣肺平喘之功，为辛温发汗之重剂，主治外感风寒表实之恶寒发热而无汗喘咳；后方桂、芍配用，并佐姜、枣，则发汗解表之力逊，但有调和营卫之功，为辛温解表之和剂，主治外感风寒表虚之恶风发热而有汗。

【运用】

1. 辨证要点 本方既为治外感风寒表虚证的基础方，又是调和营卫、调和阴阳的代表方。以恶风，发热，汗出，脉浮缓为辨证要点。

2. 新药研制提要 本方解表之力逊，且临床肺系不利证亦较明显，故研发新药时，宜加相应药物，以切合病机。如恶风寒重者，加紫苏叶、防风以助解表；兼见咳喘者，加苦杏仁、紫苏子、桔梗以宣降肺气，止咳平喘；兼见鼻塞流涕者，加苍耳子、辛夷以宣通鼻窍。

3. 现代制剂　研制的剂型有合剂、颗粒剂。

4. 使用注意　①服法：辅以"啜热稀粥"，配以"温覆"，以利酿汗祛邪；据病情轻重把握服药时间，或一日一服，或一日数服，或昼夜服药。②禁忌：禁食生冷、肉、酒酪、臭恶等物。

【药理研究】①双向调节作用：通过调节大鼠下丘脑中前列腺素 E2、环核苷酸 cAMP 活性而发挥对体温的双向调节；通过促进正常大鼠足跖汗腺分泌，抑制汗腺分泌亢进而产生对汗腺的双向调节；能使亢奋或抑制状态的胃肠机能趋于正常，对胃肠运动亦呈双向调节。②调整血压、降血糖：对大鼠血压具有双向调节作用，对糖尿病小鼠模型有降低血糖的作用。此外，本方尚有抗炎、抗菌、抗病毒、调节免疫、镇痛等作用。

【附方】见表4-2。

表4-2　桂枝汤附方

方名	组成	功效	主治
桂枝加葛根汤 （《伤寒论》）	桂枝、芍药、生姜、大枣、炙甘草、葛根	解肌发表 升津舒筋	风寒客于太阳经输，营卫不和证。症见桂枝汤证兼项背强而不舒者
桂枝加厚朴杏子汤 （《伤寒论》）	桂枝、芍药、生姜、大枣、炙甘草、厚朴、杏仁	解肌发表 降气平喘	宿有喘病，又感风寒。症见桂枝汤证兼咳喘者
桂龙咳喘宁胶囊 （《中国药典》2020版）	桂枝、芍药、生姜、大枣、炙甘草、龙骨、牡蛎、黄连、法半夏、瓜蒌皮、炒苦杏仁	止咳化痰 降气平喘	外感风寒，痰湿阻肺证。咳嗽，气喘，痰多

【研制方举例】表虚感冒颗粒（《中国药典》2020版）　组成：桂枝、葛根、白芍、炒苦杏仁、生姜、大枣。功效：散风解肌，和营退热。主治：外感风寒表虚之发热恶风，有汗，头痛项强，咳嗽痰白，鼻鸣干呕，苔薄白，脉浮缓等。

按：表虚感冒颗粒系桂枝汤加味而成。该方主治桂枝汤证兼见头痛项强、咳嗽痰白，是风寒客表，经脉牵急，肺失宣肃之征，故加葛根以解表舒筋，加杏仁以肃肺止咳。合而成方，是一首解肌发表与止咳化痰相结合的研制方。

九味羌活汤
张元素方，录自《此事难知》

【组成】羌活（9g）　防风（9g）　苍术（9g）　细辛（3g）　川芎（6g）　香白芷（6g）　生地黄（6g）　黄芩（6g）　甘草（6g）（原书本方未著用量）

【用法】上㕮咀，水煎服。若急汗，热服，以羹粥投之；若缓汗，温服之，而不用汤投之。

【功效】发汗祛湿，兼清里热。

【主治】外感风寒湿邪，内有蕴热证。恶寒发热，无汗，头痛项强，肢体酸痛，口苦微渴，舌苔白或微黄，脉浮或浮紧。

【证析】本方证由外感风寒湿邪，里兼蕴热所致。风寒湿邪侵犯肌表，郁遏卫阳，闭塞腠理，阻滞经络，气血运行不畅，故恶寒发热、无汗、头痛项强、肢体酸痛；里有蕴热，故口苦微渴；苔白或微黄，脉浮，是表证兼里热之佐证。治宜发汗祛湿，兼清里热。

【方解】方中羌活辛苦性温，入太阳经，散表寒，祛风湿，利关节，止痹痛，故为君药。防风祛散风寒，胜湿止痛；苍术入太阴经，解表祛湿，共助君药祛风散寒、除湿止痛，为臣药。细辛、白芷、川芎祛风散寒止痛，其中细辛主入少阴经而功擅止痛，白芷主入阳明经而兼能燥湿，川芎主入少阳、厥阴经而能行气活血以宣痹，此三味与羌活、苍术合用，为本方"分经论治"的常用药组；生地黄、黄芩清泄里热，并防诸辛温燥烈之品伤津，以上五药同为佐药。甘草调和诸药为使。九药合用，使寒湿得除，蕴热得清，则表里之症俱瘥。

配伍特点：温清并用，重在温散；药备六经，"分经论治"。

【运用】

1. 辨证要点　本方为治外感风寒湿邪而兼内热证的常用方，亦是体现"分经论治"思想的代表方。以恶寒发热，无汗，肢体酸痛，口苦微渴，苔白，脉浮为辨证要点。

2. 新药研制提要　肺合皮毛主表，外受寒湿，每致肺气失宣而见咳嗽等症，研制新药时，宜加宣利肺气药，如桔梗、苦杏仁之类。此外，风寒湿邪阻滞经络而肌肉关节酸痛较甚者，加秦艽、威灵仙、地龙等以祛风湿，通经络，止痹痛。

3. 现代制剂　研制的剂型有丸剂、口服液、颗粒剂、喷雾剂等。

4. 使用注意　临床应用，需据病情之轻重，辅以羹粥。若寒邪较甚，表证较重，宜热服本方，药后应啜粥以助药力，以便酿汗祛邪；若寒邪不甚，表证较轻，则不必啜粥，温服即可。原书服法中强调："当视其经络前、后、左、右之不同，从其多、少、大、小、轻、重之不一，增损用之，如神奇效。"明示本方当据病位的侧重，用药相应进退。

【药理研究】①解热：通过减少内生致热原的产生发挥解热功能。②镇静、镇痛：可明显减少小鼠自主活动次数；能明显减少醋酸引起的小鼠扭体反应，提高热板法中小鼠痛阈值。③抑菌：对金黄色葡萄球菌、表皮葡萄球菌、大肠杆菌、绿脓杆菌等多种致病菌均有体外抑制作用。④抗炎：能明显抑制巴豆油致小鼠耳肿胀及蛋清致大鼠足肿胀。此外，本方还有调节免疫功能等作用。

小青龙汤
《伤寒论》

【组成】麻黄去节，三两（9g）　芍药三两（9g）　细辛三两（3g）　干姜三两（9g）　甘草炙，三两（9g）　桂枝去皮，三两（9g）　半夏洗，半升（9g）　五味子半升（6g）

【用法】上八味，以水一斗，先煮麻黄，减二升，去上沫，内诸药，煮取三升，去滓，温服一升。

【功效】解表散寒，温肺化饮。

【主治】外感风寒，水饮内停证。恶寒发热，无汗，头身疼痛，喘咳，痰涎清稀而量多，胸痞，或干呕，或痰饮喘咳，不得平卧，或身体疼重，头面四肢浮肿，舌苔白滑，脉浮。

【证析】本方主治证多为素有水饮之人，复感风寒之邪，寒水相搏所致。外感风寒，则恶寒发热、无汗、身体疼痛；寒饮犯肺，肺失宣降，故喘咳、痰多而稀；水饮内停，阻滞气机，故胸痞；饮邪犯胃，胃气上逆，故干呕；饮溢肌肤，故浮肿身重；舌苔白滑，脉浮，是为外寒里饮之征。治宜解表散寒，温肺化饮。

【方解】本方以辛温之麻黄、桂枝为君，发汗解表，且麻黄宣发肺气而平喘咳，桂枝化气行水以祛里饮。干姜、细辛为臣，温肺化饮，兼助麻、桂解表散寒。佐以半夏燥湿化痰，和胃降逆。五味子敛肺止咳，白芍敛阴养血，二药既可增强止咳平喘之功，又可防诸辛散温燥之药耗气伤津之弊，亦为佐药。炙甘草既可益气和中，又能调和诸药，为佐使之药。诸药配伍，使风寒解，水饮去，宣降复，则诸症自平。

配伍特点：散中有收，开中有合，以辛散温化为主。

【运用】

1. 辨证要点 本方为治外寒里饮之喘咳的常用方。以恶寒发热，无汗，喘咳，痰多而稀，舌苔白滑，脉浮为辨证要点。

2. 新药研制提要 本方属表里同治，解表为主之剂，研发新药时，可据外寒与里饮之侧重加减组方。若为表寒较轻者而制，可减桂枝用量，麻黄改用炙麻黄；倘为里饮偏盛者而制，可重用干姜、半夏，酌加茯苓、泽泻以淡渗利水。另外，本方治喘咳甚时，为助止咳平喘之力，宜加苦杏仁、射干、紫苏子、葶苈子等。

3. 现代制剂 研制的剂型有合剂、颗粒剂、胶囊剂等。

【药理研究】①止咳平喘：可松弛支气管平滑肌，抑制多种炎症介质和细胞因子的释放。②抗炎抗过敏：能稳定肥大细胞细胞膜，抑制致敏大鼠腹腔肥大细胞脱颗粒以及组织胺释放，改善过敏性鼻炎豚鼠症状，降低血液组胺含量，修复鼻黏膜。③调节免疫：具有抑制 Th2 细胞亚群优势反应和调节免疫平衡的作用。此外，本方尚有解热、改善血流变等作用。

【附方】见表 4-3。

表 4-3　小青龙汤附方

方名	组成	功效	主治
射干麻黄汤 （《金匮要略》）	射干、麻黄、生姜、细辛、紫菀、款冬花、大枣、半夏、五味子	宣肺祛痰 下气止咳	痰水壅实之咳喘胸满
温肺汤 （《太平惠民和剂局方》）	白芍药、五味子、炮干姜、肉桂、半夏、陈皮、杏仁、炒甘草、细辛	温肺化痰 止咳平喘	肺虚痰郁，肺气上逆证。久客寒饮，发则喘咳，不能坐卧，呕吐痰沫，不思饮食

香薷散
《太平惠民和剂局方》

【组成】香薷去土，一斤（500g）　白扁豆微炒　厚朴去粗皮，姜汁炙熟，各半斤（各250g）

【用法】上粗末，每服三钱（9g），水一盏，入酒一分，煎七分，去滓，水中沉冷。连吃二服，立有神效，随病不拘时。

【功效】祛暑解表，化湿和中。

【主治】阴暑。恶寒发热，腹痛吐泻，头重身痛，无汗，胸闷，舌苔白腻，脉浮。

【证析】本方证乃夏月贪凉饮冷，外感于寒，内伤于湿而致。外感寒邪，腠理闭塞，则呈恶寒发热、身痛头重、脉浮等表寒之征；饮食生冷，内伤脾胃，升降失调，气机不畅，则呕吐、腹痛、腹泻、胸闷、舌苔白腻。治宜祛暑解表，化湿和中。

【方解】方中香薷辛温芳香，解表散寒，祛暑化湿，是夏月解表之要药，为君药。厚朴行气除满，化湿运脾，为臣药。白扁豆健脾和中，渗湿祛暑，为佐药。三药合用，既能解表寒、祛暑邪，又能化内湿、和脾胃，为暑季感寒伤湿之良方。

配伍特点：解表化湿并用，重在解表；行气健脾兼施，重在行气。

【运用】

1. 辨证要点 本方为治夏月乘凉饮冷，外感风寒，内伤湿滞证的基础方。以恶寒发热，无汗，头重胸闷，苔白腻，脉浮为辨证要点。

2. 新药研制提要 本方是治阴暑之基础方。因暑为阳邪，其性炎热，研发新药时，若为兼见暑热之心烦面赤而制，可加金银花、黄连等以清解暑热；暑多夹湿，为兼湿阻气滞之脘痞腹胀甚者而制，加广藿香、陈皮、茯苓等以祛湿行气。

【附方】见表4-4。

表4-4 香薷散附方

方名	组成	功效	主治
新加香薷饮（《温病条辨》）	香薷、金银花、鲜扁豆花、厚朴、连翘	祛暑解表 清热化湿	暑温夹湿，复感于寒证。发热头痛，恶寒无汗，口渴面赤，胸闷，苔白腻，脉浮数
六合定中丸（《中国药典》2020版）	香薷、姜厚朴、炒白扁豆、广藿香、紫苏叶、木香、檀香、炒枳壳、陈皮、桔梗、甘草、茯苓、木瓜、炒山楂、炒六神曲、炒麦芽、炒稻芽	祛暑除湿 和中消食	夏伤暑湿，宿食停滞证。寒热头痛，胸闷恶心，吐泻腹痛

败毒散（原名人参败毒散）
《太平惠民和剂局方》

【组成】柴胡去苗　前胡去苗，洗　川芎　枳壳去瓤，麸炒　羌活去苗　独活去苗　茯苓去皮　桔梗　人参去芦　甘草爁，各三十两（各900g）

【用法】上为粗末。每服二钱（6g），水一盏，加生姜、薄荷各少许，同煎七分，去滓，不拘时服，寒多则热服，热多则温服。

【功效】散寒祛湿，益气解表。

【主治】气虚外感风寒湿证。恶寒发热，头项强痛，肢体酸痛，无汗，鼻塞声重，咳嗽有痰，胸膈痞满，舌苔白腻，脉浮而按之无力。

【证析】本方治证由正气素虚，又外感风寒湿邪所致。风寒湿邪客于肌表，气血运行不利，则恶寒发热、无汗、头项强痛、肢体酸痛；风寒犯肺，肺系不利，津聚为痰，气机不畅，故鼻塞声重、咳嗽有痰、胸膈痞闷；舌苔白腻，脉浮按之无力正是虚人外感风寒兼湿之征。法宜散寒祛湿，益气解表。

【方解】方中羌活、独活皆辛苦而温，发散风寒，除湿止痛，为通治一身上下风寒湿邪的常用药组，并为君药。柴胡解肌透邪，川芎活血行气，兼能祛风，二药既可助君药解表逐邪，又可加强宣痹止痛之力，同为臣药。桔梗、枳壳宣降肺气，宽胸利膈；前胡化痰以止咳；茯苓渗湿以消痰，俱为佐药。生姜、薄荷为引，以襄助解表之力；甘草调和药性，兼以益气和中，皆为佐使之品。方中人参亦属佐药，用之益气扶正，一则助正气以祛邪外出，并寓防邪入里之意；二则令全方散中有补，不致耗伤正气。诸药合用，使风寒得散，痰湿得消，气机得畅，正气得复，则诸症悉平。

配伍特点：散补并用，则散不伤正，补不留邪；气津并调，使气行痰消，津行气畅。

【运用】

1. 辨证要点 本方为治气虚外感风寒湿证的常用方。以恶寒发热，无汗，肢体酸疼，舌苔白腻，脉浮而重按无力为辨证要点。

2. 新药研制提要 本方为益气解表之剂，研制新药时，可据表寒之轻重、正虚之程度加减组方。若正气未虚，而表寒较甚者，去人参，加荆芥、防风祛风散寒；气虚明显者，可重用人参，或加黄芪益气补虚。

3.现代制剂　研制的剂型有胶囊剂。

【药理研究】①解热：能明显降低酵母致热大鼠模型的体温。②镇痛：醋酸扭体法表明本方有明显的镇痛作用。③抗炎、抗菌：大鼠足跖肿胀法显示本方有显著的抗炎作用；对金黄色葡萄球菌、大肠杆菌、链球菌有明显的抑制作用。此外，本方尚有增强免疫、提高抗寒能力等作用。

【附方】见表4-5。

表4-5　败毒散附方

方名	组成	功效	主治
参苏饮 （《太平惠民和剂局方》）	紫苏叶、干葛、半夏、陈皮、木香、人参、前胡、桔梗、枳壳、茯苓、炙甘草	益气解表 理气化痰	气虚外感风寒，内有痰湿证。恶寒发热，无汗头痛，鼻塞，咳嗽痰白，胸脘满闷，倦怠无力，气短懒言，舌苔白，脉弱
荆防败毒散 （《摄生众妙方》）	荆芥、防风、茯苓、甘草、前胡、枳壳、桔梗、羌活、独活、川芎、柴胡	发汗解表 消疮止痛	疮肿初起。红肿疼痛，恶寒发热，无汗不渴，舌苔薄白，脉浮数

第二节　辛凉解表剂

适应证　适用于外感风热表证。症见发热，微恶风寒，头痛，口渴，咽痛，咳嗽，舌尖红，苔薄黄，脉浮数等。

组方思路　本类方剂常由以下药物构成：①辛凉解表药，如薄荷、桑叶、菊花、牛蒡子等，以消除风热病邪。②宣肺止咳药，如苦杏仁、桔梗等，因"温邪上受，首先犯肺"（《外感温热篇》），致使肺气失宣而呈咳嗽。③清热解毒药，如金银花、连翘之类，针对风热表证发病急、传变快、入里易蕴而成毒的特点。④养阴生津药，如芦根、天花粉、麦冬等，因热邪伤津之故。

代表方　银翘散、桑菊饮、麻黄杏仁甘草石膏汤、柴葛解肌汤、加减葳蕤汤。

银翘散
《温病条辨》

【组成】银花一两（30g）　连翘一两（30g）　苦桔梗六钱（18g）　薄荷六钱（18g）　牛蒡子六钱（18g）　竹叶四钱（12g）　芥穗四钱（12g）　淡豆豉五钱（15g）　生甘草五钱（15g）

【用法】上杵为散。每服六钱（18g），鲜苇根（芦根）汤煎，香气大出，即取服，勿过煮。肺药取轻清，过煮则味厚而入中焦矣。病重者，约二时一服，日三服，夜一服；轻者，三时一服，日二服，夜一服；病不解者，作再服。

【功效】辛凉透表，清热解毒。

【主治】温病初起，邪犯肺卫证。发热，微恶风寒，无汗或有汗不畅，头痛口渴，咳嗽咽痛，舌尖红，苔薄白或薄黄，脉浮数。

【证析】本方所治之证乃温病初起，邪犯肺卫，侧重卫表所致。温病初起，邪在卫分，卫气被郁，开合失司，则发热、微恶风寒、无汗或有汗不畅；肺位最高而开窍于鼻，邪自口鼻而入，上犯于肺，肺气失宣，则咳嗽；温邪蕴而成毒，侵袭肺系门户，则咽喉疼痛；温邪伤津，则口渴；邪在卫表，则舌尖红，苔薄白或微黄，脉浮数。治宜辛凉透表，清热解毒。

【方解】方中重用银花、连翘疏散风热，清热解毒，又可辟秽化浊，在透散卫分表邪的同时，兼顾了温热病邪易蕴而成毒及多夹秽浊之气的特点，故重用为君药。薄荷、牛蒡子辛凉解表，清利咽喉，清利头目；荆芥穗、淡豆豉辛而微温，助君药开皮毛而逐邪，共为臣药。桔梗开宣肺气，止咳利咽；芦根、竹叶清热生津，同为佐药。生甘草既可调和药性，护胃安中，又合桔梗清利咽喉，为佐使。本方所用药物均系清轻之品，加之用法强调"香气大出，即取服，勿过煮"，体现了吴氏"治上焦如羽，非轻莫举"的用药原则。

配伍特点：疏散、清热、宣肺、生津并举，构成辛凉解表之基本结构；辛凉之中配伍少量辛温之品，既有利于透邪，又不悖辛凉之旨。

【运用】

1. 辨证要点 《温病条辨》称本方为"辛凉平剂"，是治疗风温初起的代表方、常用方。以发热，微恶风寒，口渴，咽痛，脉浮数为辨证要点。

2. 新药研制提要 本方为辛凉解表的常用方，现代众多治风热感冒之中成药多由此方化裁而来，研发新药时，宜据病证之轻重加减组方。若为伤津明显之渴甚而设，加天花粉、麦冬生津止渴；为热毒较盛之咽喉红肿疼痛而设，加马勃、玄参解毒利咽；为肺气不利之咳甚而设，加苦杏仁、浙贝母肃降肺气以助止咳之功；为夹湿邪之胸膈痞闷而设，加广藿香、郁金芳香化湿。

3. 现代制剂 研制的剂型有茶剂、合剂、滴鼻液、颗粒剂、片剂、胶囊剂、丸剂（含蜜丸、浓缩丸）、口服液等。

4. 使用注意 方中药物多为芳香轻宣之品，不宜久煎，"过煮则味厚而入中焦矣"。

【药理研究】①发汗：可促进大鼠足跖汗液分泌。②解热：对家兔致热模型有明显解热作用，且对内生热原致热有明显对抗作用。③抗菌、抗病毒：对多种革兰阴性及阳性细菌均有抑制作用，对亚洲甲型流感病毒、鼻病毒、疱疹病毒等多种病毒亦有一定的抑制作用。④抗过敏：有较强的抗组胺作用，对多种变态反应均有明显拮抗作用。此外，本方还有抗炎、镇痛及增强机体免疫功能的作用。

【附方】见表4–6。

表 4–6 银翘散附方

方名	组成	功效	主治
羚翘解毒丸（《中国卫生部药品标准》）	羚羊角、金银花、连翘、薄荷、荆芥穗、淡豆豉、炒牛蒡子、桔梗、淡竹叶、甘草	疏风解表清热解毒	外感风热证。发热恶寒，头晕目眩，咳嗽，咽痛
感冒舒颗粒（《中国药典》2020 版）	大青叶、连翘、荆芥、防风、薄荷、牛蒡子、桔梗、白芷、甘草	疏风清热发表宣肺	风热感冒。头痛体困，发热恶寒，鼻塞流涕，咳嗽咽痛
小儿解表颗粒（《中国药典》2020 版）	金银花、连翘、炒牛蒡子、蒲公英、黄芩、防风、紫苏叶、荆芥穗、葛根、人工牛黄	宣肺解表清热解毒	小儿风热感冒。发热恶风，头痛咳嗽，鼻塞流涕，咽喉痛痒
小儿感冒宁糖浆（《中国药典》2020 版）	金银花、连翘、薄荷、苦杏仁、荆芥穗、牛蒡子、芦根、桔梗、黄芩、前胡、炒栀子、焦六神曲、白芷、山楂、焦麦芽	疏散风热清热止咳消食和中	温病初起或外感风热之小儿感冒。发热恶寒，汗出不爽，鼻塞流涕，咳嗽咽痛，不思饮食

【研制方举例】金花清感颗粒（《新型冠状病毒肺炎诊疗方案》试行第七版） 组成：金银花、石膏、蜜麻黄、苦杏仁、黄芩、连翘、浙贝母、知母、牛蒡子、青蒿、薄荷、甘草。功效：疏风宣肺，清热解毒。主治：外感时邪，风热犯肺之普通型新型冠状病毒肺炎。症见发热，恶寒轻或

不恶寒，咽红咽痛，鼻塞流涕，口渴，咳嗽或咳而有痰等，舌质红，苔薄黄。

  按：金花清感颗粒由银翘散与麻杏甘石汤合方加减而成。发热，恶寒轻或不恶寒，鼻塞流涕，为外感风热之征；咽红咽痛，为风热蕴结成毒之征；口渴，为热灼津伤之征；咳嗽或咳而有痰，为风热犯肺，肺失清肃之征；舌质红，苔薄黄，为风热袭表之象。方以金银花、连翘疏散风热，清热解毒；麻黄宣肺，解表散邪；石膏、黄芩、知母清泄肺热；牛蒡子、薄荷、青蒿疏散风热，清利咽喉，辟秽化浊；杏仁、浙贝母宣肺止咳、清热化痰；甘草调和药性。诸药合用，体现了辛温与辛凉相伍，主以辛凉；疏散与清解相配，疏清兼顾；宣肺而不助热，清肺而不凉遏之配伍特点。

桑菊饮
《温病条辨》

  【**组成**】桑叶二钱五分（7.5g）　菊花一钱（3g）　杏仁二钱（6g）　连翘一钱五分（5g）　薄荷八分（2.5g）　苦桔梗二钱（6g）　生甘草八分（2.5g）　苇根（芦根）二钱（6g）

  【**用法**】水二杯，煮取一杯，日二服。

  【**功效**】疏风清热，宣肺止咳。

  【**主治**】风温初起，邪客肺络证。咳嗽，身热不甚，口微渴，脉浮数。

  【**证析**】本方主治风温初起之轻证。温热病邪从口鼻而入，邪犯肺络，肺失清肃，故以咳嗽为主症；受邪轻浅，津伤亦轻，则身不甚热、口渴亦微。正如吴氏所言："咳，热伤肺络也；身不甚热，病不重也；温而微，热不甚也。"治宜疏风清热，宣肺止咳。

  【**方解**】方中桑叶、菊花辛凉入肺经，既能疏散上焦风热，又能清透肺络之热，为君药。薄荷助君药疏散风热之力；杏仁苦降，功善肃降肺气，桔梗辛开，功能开宣肺气，相须为用，一宣一降，以复肺之宣降功能而止咳，是宣降肺气的常用药组，三味俱为臣药。连翘透邪解毒，芦根清热生津，共为佐药。甘草调和诸药为使。诸药配合，使风热得疏，肺气得宣，则表解咳止。

  配伍特点：肺卫同治，治肺为主；辛散配以苦降，体现"辛凉微苦"之法。

  【**类方比较**】银翘散与桑菊饮均配连翘、薄荷、桔梗、芦根、甘草，具有辛凉解表功效，用治温病初起。但前方以金银花配荆芥、淡豆豉、牛蒡子、竹叶，其透表解毒之力强，为"辛凉平剂"，主治风热表证之发热口渴而咽痛明显者；后方以桑叶、菊花伍杏仁，其宣肺止咳之力著，而解表清热之力逊于银翘散，为"辛凉轻剂"，主治风热犯肺证之身微热、口微渴而咳嗽明显者。

  【**运用**】

  1. 辨证要点　《温病条辨》称本方为"辛凉轻剂"，是主治风热犯肺之咳嗽的常用方。以咳嗽，发热不甚，微渴，脉浮数为辨证要点。

  2. 新药研制提要　本方清热与生津之功逊。研制新药时，若针对肺热渐盛而发热较重，咳嗽较频，口渴较甚，宜加石膏、知母、黄芩清泻肺热，天花粉生津止渴；若兼痰热内蕴而咳痰黄稠，咯吐不爽，加瓜蒌、桑白皮、浙贝母清热化痰。因方中桑叶、菊花尚能清肝明目，故加蝉蜕、木贼等祛风明目药，可用治肝经风热之目赤肿痛。

  3. 现代制剂　研制的剂型有合剂、颗粒剂、片剂、散剂、糖浆剂、丸剂等。

  【**药理研究**】①解热：对致热动物模型有明显解热作用，但作用较缓慢。②抗炎：对实验性急性炎症模型大鼠有较强的抗炎作用，其机制与兴奋下丘脑－垂体－肾上腺皮质轴，升高血浆中醛固酮和皮质醇水平，增加肾上腺中胆固醇含量有关。③抗菌：对乙型溶血性链球菌、肺炎链球菌、金黄色葡萄球菌有不同程度的抑制作用。④发汗：能使正常大鼠汗腺分泌增加。此外，本方尚有增加机体免疫功能及抑制肠蠕动亢进的作用。

【附方】见表4-7。

表4-7　桑菊饮附方

方名	组成	功效	主治
儿感退热宁口服液 （《中国药典》2020版）	菊花、苦杏仁、桔梗、连翘、薄荷、甘草、青蒿、板蓝根	解表清热 化痰止咳 解毒利咽	外感风热，内郁化火证。发热头痛，咳嗽，咽喉肿痛
鼻渊舒口服液 （《中国药典》2020版）	苍耳子、辛夷、薄荷、白芷、黄芩、栀子、柴胡、细辛、川芎、黄芪、川木通、桔梗、茯苓	疏风清热 祛湿通窍	肺经风热及胆腑郁热证。头痛，鼻塞，鼻痒，流黄稠涕
明目上清片 （《中国药典》2020版）	熟大黄、黄芩、黄连、玄参、菊花、连翘、蝉蜕、蒺藜、车前子、赤芍、麦冬、当归、天花粉、石膏、栀子、陈皮、桔梗、枳壳、甘草、薄荷脑、荆芥油	清热散风 明目止痛	风热疫毒证。暴发火眼，红肿作痛，头晕目眩，眼边刺痒，大便燥结，小便赤黄

麻黄杏仁甘草石膏汤
《伤寒论》

【组成】麻黄去节，四两（9g）　杏仁去皮尖，五十个（9g）　甘草炙，二两（6g）　石膏碎，绵裹，半斤（18g）

【用法】上四味，以水七升，煮麻黄，减二升，去上沫，内诸药，煮取二升，去滓。温服一升。

【功效】辛凉疏表，清肺平喘。

【主治】外感风邪，热邪壅肺证。发热，有汗或无汗，咳喘，口渴，舌苔薄白或黄，脉浮而数。

【证析】本方所治病证是由风热袭肺或风寒郁而化热，热邪壅闭于肺，肺失宣降所致。热邪内盛，则发热、口渴、苔黄、脉数；热壅于肺，肺失宣降，则咳喘；热邪迫津外泄，则有汗；若表邪未尽，卫气被郁，则无汗；苔薄白，脉浮亦是表邪未尽之征。治宜辛凉宣泄，清解肺热，止咳平喘。

【方解】方中麻黄辛苦而温，解表宣肺，以散邪平喘；石膏辛甘大寒，清泄肺热以生津止渴。二药合用，一辛温，一辛寒，既透邪宣肺，又清泄肺热，共为君药。麻黄配石膏，宣肺而不助热；石膏配麻黄，清肺而不凉遏，石膏倍于麻黄、相制为用，使本方不失为辛凉之剂。杏仁降肺气，平喘咳，与麻黄相配，宣降肺气，止咳平喘之功增强，是为臣药。炙甘草益气和中，防石膏之大寒伤中，并调和药性，为佐使药。药仅四味，配伍严谨，用量亦经斟酌，学时应用心体会。

配伍特点：表里同治，治里为主；温清并用，以清为要；宣降结合，重在宣肺。

【类方比较】麻杏甘石汤与麻黄汤俱用宣降肺气，止咳平喘的麻黄、杏仁、甘草而治咳喘。然前方主治之咳喘，证属表邪入里化热，壅遏于肺，故以麻黄配石膏，清热宣肺为主，兼以解表祛邪；后方主治之咳喘，系风寒束表，肺气失宣所致，故以麻黄配桂枝，相须为用，发汗解表为主，兼以宣肺平喘。二方仅一药之差，然功效及主治证却大相径庭，仲景精于遣药配伍，于此可窥其一斑。

【运用】

1. 辨证要点　本方为治表邪未尽，热邪壅肺之咳喘的基础方。以发热，咳喘，苔薄黄，脉数为辨证要点。

2. 新药研制提要　本方虽为解表清肺之方，因侧重清肺平喘，后世治肺热咳喘之剂多由此方化裁而来，研发新药时，可据热、痰及咳喘之轻重加味组方。若为肺热甚，壮热汗出而制，宜加重石膏用量，并酌加桑白皮、黄芩、知母以增清泄肺热之功；为痰阻气滞，痰黄稠、胸闷而制，加瓜蒌、浙贝母、桔梗、枳壳等清热化痰，行气宽胸；咳喘甚者，加葶苈子、桑白皮等止咳平喘。

3. 现代制剂　研制的剂型有合剂、糖浆剂、丸剂。

【药理研究】①解热：对伤寒、副伤寒疫苗所致家兔体温升高有明显降低作用。②镇咳：对机械刺激与电刺激诱发的咳嗽都有明显的镇咳作用。③平喘：通过激动 β - 肾上腺素受体，使支气管扩张而平喘。④抗过敏：通过抑制肥大细胞脱颗粒及炎性物质释放而发挥抗 I 型变态反应的作用。此外，本方还具祛痰、抗菌、抗病毒、抗炎、调节免疫功能等作用。

【附方】见表4-8。

表 4-8　麻黄杏仁甘草石膏汤附方

方名	组成	功效	主治
止咳平喘糖浆 （《中国卫生部药品标准》）	麻黄、苦杏仁、石膏、甘草、制水半夏、陈皮、茯苓、桑白皮、罗汉果、鱼腥草、薄荷油	清热宣肺 止咳平喘	风热感冒。咳喘，气粗痰多，周身不适，咽痛
小儿咳喘灵口服液 （《中国药典》2020 版）	麻黄、苦杏仁、石膏、甘草、金银花、板蓝根、瓜蒌	清热宣肺 止咳平喘	热邪壅肺证。发热或不发热，咳嗽有痰，气促
小儿清热止咳口服液 （《中国药典》2020 版）	麻黄、苦杏仁、石膏、甘草、黄芩、板蓝根、北豆根	清热宣肺 利咽平喘	风热感冒。发热恶寒，咳嗽痰黄，气促喘息，口干音哑，咽喉肿痛

【研制方举例】连花清瘟胶囊（《中国药典》2020 版）　组成：炙麻黄、炒苦杏仁、石膏、连翘、金银花、板蓝根、绵马贯众、鱼腥草、广藿香、大黄、红景天、薄荷脑、甘草。功效：清瘟解毒，宣肺泄热。主治：热毒袭肺之流行性感冒。症见发热，恶寒，肌肉酸痛，鼻塞流涕，咳嗽，头痛，咽干咽痛，舌偏红，苔黄或黄腻。

按：连花清瘟胶囊系麻杏甘石汤与银翘散合方加减组成。该方主治热毒袭肺证，故以麻杏甘石汤配金银花、连翘、板蓝根、鱼腥草、贯众、红景天清肺解毒，其中，银、翘合薄荷脑、麻黄尚可疏散透表，导热外出；红景天兼能活血化瘀，使本方寒而勿凝；大黄泻热通便，导热下行。温热夹湿，则肌肉酸痛、苔黄腻，故伍广藿香芳化湿浊。诸药合用，是一首汗、下、清并用，卫气同治，兼可化湿，而以清瘟解毒为主的研制方。

柴葛解肌汤
《伤寒六书》

【组成】柴胡（6g）　干葛（9g）　甘草（3g）　黄芩（6g）　羌活（3g）　白芷（3g）　芍药（6g）桔梗（3g）（原书未著用量）

【用法】水二盅，加生姜三片，大枣二枚，槌法加石膏末一钱（3g），煎之热服。

【功效】解肌清热。

【主治】外感风寒，郁而化热证。恶寒渐轻，身热增盛，无汗头痛，目疼鼻干，心烦不眠，咽干耳聋，眼眶痛，舌苔薄黄，脉浮微洪。

【证析】本方所治之证乃太阳风寒未解，化热入里。太阳风寒未尽，又郁而化热，则恶寒渐轻、身热增盛、头痛、无汗；入里之热初犯阳明、少阳，则目疼鼻干、眼眶痛、咽干耳聋；热扰心神，则心烦不眠；脉浮而微洪是外有表邪，里有热邪之佐证。治宜辛散解肌，兼清里热。

【方解】方中葛根味辛性凉入阳明，外透肌热，内清郁热；柴胡味苦性寒入少阳，既为"解肌要药"（《明医指掌》），且有疏畅气机之功，可助郁热外达，共为君药。羌活、白芷解表散寒，并止诸痛；黄芩、石膏清泄里热，俱为臣药。其中，葛根配石膏清透阳明之邪热，柴胡配黄芩透解少阳之邪热，羌活发散太阳之风寒，如此配合，三阳兼顾而治阳明为主。桔梗宣畅肺气以利解表，白芍、大枣敛阴养血以防疏散太过而伤阴，生姜发散风寒，均为佐药。甘草调和药性，为使药。

配伍特点：温清并用，侧重于辛凉清热；表里同治，侧重于疏泄透散。

【运用】

1. 辨证要点　本方为治太阳风寒未解，入里化热，初犯阳明或三阳合病的常用方。以发热重，恶寒轻，头痛，眼眶痛，鼻干，脉浮微洪为辨证要点。

2. 新药研制提要　本方属解表清里之剂。研制新药时，若针对风寒较重者，可去黄芩，加麻黄助发散表寒之力；针对里热较甚者，加金银花、连翘，并重用石膏以增清解里热之功。

3. 现代制剂　研制的剂型有茶剂、颗粒剂。

【药理研究】①解热：对内毒素及内源性致热原（白细胞致热原）诱发的发热均有显著的解热作用，其机制与中枢组织中环核苷酸含量变化有关。②镇静：能明显减少小鼠自主活动次数。③镇痛：热板法表明，能提高小鼠的痛阈值。

加减葳蕤汤
《重订通俗伤寒论》

【组成】生葳蕤（玉竹）二钱至三钱（6～9g）　生葱白二枚至三枚（6～9g）　桔梗一钱至钱半（3～4.5g）　东白薇五分至一钱（1.5～3g）　淡豆豉三钱至四钱（9～12g）　苏薄荷一钱至钱半（3～4.5g）　炙草五分（1.5g）　红枣二枚（3g）

【用法】原方未著用法（现代用法：水煎服）。

【功效】滋阴解表。

【主治】素体阴虚，外感风热证。头痛身热，微恶风寒，无汗或有汗不多，咳嗽咽干，心烦口渴，舌红，脉数。

【证析】本方所治证是阴虚之体外感风热所致。外感风热之邪，邪在肺卫，则头痛身热、微恶风寒、无汗或有汗不畅、咳嗽；阴虚本津液不足，又易生内热，加之外受风热，热伤津液，则口渴、咽干、心烦、舌红、脉数。治宜辛凉解表，滋阴清热。

【方解】方中玉竹滋阴养液兼清热邪，薄荷疏散风热、清利咽喉，二药合用，滋阴解表，相得益彰，为治阴虚外感证的常用药组，共用为君。臣以葱白、淡豆豉解表散邪。佐以白薇清热益阴，桔梗宣肺止咳，大枣滋脾生津。使以炙甘草调和药性。诸药配伍，共成辛凉解表，滋阴清热之功。

配伍特点：疏、滋、清并投，汗不伤正，滋不碍邪。

【运用】

1. 辨证要点　本方为治素体阴虚，感受风热之常用方。以身热，微恶风寒，咽干口燥，舌红，脉数为辨证要点。

2. 新药研制提要　本方解表养阴之功平和。若针对表证较重而设，宜酌加祛风解表之品，如防风、葛根等；针对阴伤甚而设，宜加清热生津药，如竹叶、天花粉等。此外，风热袭表，易致肺系不利而见咳嗽咽痛、咯痰不爽等症，尚可加宣肺利咽化痰药，如牛蒡子、瓜蒌皮等。

思考题

1. 从主治、治法及药物配伍方面鉴别麻黄汤与桂枝汤。

2. 小青龙汤主治外寒里饮之咳喘，为何配伍收敛之五味子、白芍？

3. 九味羌活汤为何人所制？该方配伍有何特点？

4. 败毒散主治何证？方中配伍人参有何意义？

5. 银翘散主治温病初起，方中为何配伍辛温的荆芥、淡豆豉？

6. 麻黄杏仁甘草石膏汤为何以麻黄、石膏共为君药？

7. 从解表剂的新药研制提要及研制方举例中，你可以得到哪些启示？

扫一扫，查阅本章数字资源，含PPT、音视频、图片等

第五章
泻下剂

凡以通便、泻热、逐水、攻积等作用为主，用于治疗里实证的方剂，称为泻下剂。其治法属于"八法"中的"下法"。

里实证的范围很广，本章方剂所治之里实证系实邪结聚，腑气不畅，浊气不降而致大便秘结或大便不畅、腹痛等。形成里实证的病因不一，有因热而结、因寒而结、因燥而结、因水而结等不同，故泻下剂相应分为寒下、温下、润下、逐水四类。至于素体虚弱，积滞内停而成的邪实正虚证，就其性质而论，不外寒热二类，故本章不另分专节讨论。

使用泻下剂须注意以下事项：一是权衡表证与里实证之轻重缓急。泻下剂是为里实证而设，若表证未解，里实虽成，亦不可纯用泻下剂，以防表邪内陷而变生他证，治宜先解表后攻里或表里双解，方能切合病情。二是辨清证候的兼夹。若兼瘀血、痰湿等邪气，宜配合活血、化痰等法；若为正虚邪实，当配伍补益扶正之品以邪正兼顾。三是把握使用对象、时间及善后。泻下剂属于攻邪之剂，易伤胃气，凡年老体弱、孕妇、产妇、病后伤津亡血者，均应慎用或禁用；使用时应中病即止，不可过剂；服药期间不宜进食油腻及不易消化的食物，以免重伤胃气。

第一节　寒下剂

适应证　适用于热结里实证。症见大便秘结，腹部胀满疼痛，苔黄厚，脉实有力等。

组方思路　本类方剂常由以下药物构成：①寒下药，如大黄、芒硝等，既可促进排便，又能消除热邪。②行气药，如厚朴、枳实、木香等，针对积滞壅结胃肠，气机不畅之腹部或胀或满或痛。③活血药，如桃仁、牡丹皮等，因气机阻滞，易致血行不利。④顾及兼夹证的药，如兼气虚者，宜配补气之人参、黄芪；兼阴血不足者，宜配养血补阴之当归、地黄、麦冬等。

代表方　大承气汤、大黄牡丹汤。

大承气汤
《伤寒论》

【**组成**】大黄酒洗，四两（12g）　厚朴去皮，炙，半斤（24g）　枳实炙，五枚（12g）　芒硝三合（9g）

【**用法**】上四味，以水一斗，先煮二物，取五升，去滓，内大黄，更煮取二升，去滓，内芒硝，更上微火一二沸，分温再服。得下，余勿服。

【**功效**】峻下热结。

【**主治**】阳明腑实证。大便秘结，脘腹痞满，腹痛拒按，按之则硬，甚或日晡潮热，谵语，

舌红，苔黄而干，脉沉实。

【证析】本方之阳明腑实证乃热邪与胃肠积滞互结而成。实热积滞，内结胃肠，腑气不通，气机不畅，则大便秘结、脘腹痞满胀痛、腹痛拒按；里热炽盛，上扰神明，则谵语；阳明经气旺于申酉时，则午后潮热；舌红，苔黄而干，脉沉实，是热盛津伤，燥实内结之征。前人将其归纳为"痞、满、燥、实"四字。所谓"痞"，即自觉胸脘有闷塞压重感；"满"，是指脘腹胀满，按之有抵抗感；"燥"，是指肠中燥屎干结不下；"实"，是指腹痛拒按，大便不通，苔黄脉实等。本方证系热结里实，热盛津伤，法当峻下热结，急下存阴，釜底抽薪。

【方解】方中大黄苦寒泻热通便，荡涤胃肠，为君药。芒硝咸寒泻热通便，润燥软坚，用以为臣。硝、黄相须为用，泻下热结积滞之力尤彰，为寒下的常用药组。积滞内阻，气机不畅，腑气不通，故佐以厚朴下气除满，枳实行气消痞，为佐药。诸药合用，峻下热结，承顺胃气之下行，故名"大承气"。正如吴瑭所言："承气者，承胃气也……曰大承气者，合四药而观之，可谓无坚不破，无微不入，故曰大也。"（《温病条辨》）

配伍特点：寒下、行气同用，荡涤实热，峻下热结。

【运用】

1. 辨证要点 本方既为治阳明腑实证的基础方，又是寒下法的代表方。以大便秘结，脘腹痞满疼痛，舌红苔黄，脉沉实为辨证要点。

2. 新药研制提要 本方属峻下热结的基础方，研制新药时，可据热结的轻重及兼夹症而加减组方。如热结较轻，脘腹痞满明显，可去芒硝；胃肠燥热较重，脘腹痞满不甚，可去厚朴、枳实；火毒内蕴而见咽痛、口舌生疮、牙痛等，加黄芩、石膏以助清热解毒之力；阴伤甚者，宜加玄参、地黄等以滋阴润燥；兼见气虚之神倦少气者，宜加人参以补气。

3. 现代制剂 研制的剂型有颗粒剂、茶剂、膏剂。

4. 使用注意 本方药力峻猛，应中病即止。

【药理研究】①促进肠道运动：能明显增加肠道蠕动和推进功能，促进肠套叠和肠扭转的复位。②促进消化液分泌：能够增加胃动素的释放，促进胃液分泌，从而利于消化功能的恢复。③抗炎：可有效防治肠道菌群移位，降低组织毛细血管通透性，减少炎性渗出，抑制炎症扩散。此外，本方尚有抗菌、抗内毒素、抗氧化、抗凝血、保肝等作用，对免疫功能及肠道血流量也有一定影响。

【附方】见表5-1。

表5-1 大承气汤附方

方名	组成	功效	主治
小承气汤 （《伤寒论》）	大黄四两，厚朴二两，枳实三枚大者（同煎）	轻下热结	阳明腑实轻证。谵语，潮热，大便秘结，胸腹痞满，舌苔老黄，脉滑
调胃承气汤 （《伤寒论》）	大黄四两，炙甘草二两，芒硝半升（二药同煎，芒硝溶服）	缓下热结	阳明胃肠燥热证。便秘，口渴心烦，发热，或谵语，舌苔黄，脉滑数
宣白承气汤 （《温病条辨》）	生石膏、生大黄、杏仁粉、栝楼皮	清肺定喘 泻热通便	阳明温病，肺气不降证。喘促不宁，痰涎壅滞，大便闭结，脉右寸实大
新加黄龙汤 （《温病条辨》）	大黄、芒硝、生甘草、当归、玄参、麦冬、细生地、海参、人参、姜汁	泄热通便 滋阴益气	热结里实，气阴不足证。大便秘结，腹中胀满而硬，神倦少气，口干咽燥，唇裂舌焦，苔焦黄
清宁丸 （《中国药典》2020版）	大黄、姜厚朴、绿豆、车前草、炒白术、黑豆、制半夏、醋香附、桑叶、桃枝、牛乳、麦芽、陈皮、侧柏叶	清热泻火 消肿通便	火毒内蕴证。咽喉肿痛，口舌生疮，头晕耳鸣，目赤牙痛，大便秘结，腹中胀满

【研制方举例】复方大承气汤（《中西医结合治疗急腹症》） 组成：大承气汤加炒莱菔子、桃仁、赤芍。功效：通里攻下，行气活血。主治：单纯性肠梗阻属于阳明腑实证而腹胀较明显者。

按： 复方大承气汤由大承气汤加炒莱菔子、桃仁、赤芍而成，故行气导滞、活血祛瘀作用增强，适用于单纯性肠梗阻而腹胀较重者，并可预防梗阻导致局部血瘀气滞引起的组织坏死，是一首泻下行气与活血化瘀相结合的研制方。

大黄牡丹汤
《金匮要略》

【组成】大黄四两（12g） 牡丹一两（3g） 桃仁五十个（9g） 瓜子半升（30g） 芒硝三合（9g）

【用法】上五味，以水六升，煮取一升，去滓，内芒硝，再煎沸，顿服之。有脓当下，如无脓，当下血。

【功效】泻热破瘀，散结消肿。

【主治】湿热瘀滞之肠痈初起。右少腹疼痛拒按，甚则局部肿痞，或右足屈而不伸，或时时发热，恶寒，自汗出，舌苔薄腻而黄，脉滑数。

【证析】本方所治之肠痈为湿热郁蒸，气血凝聚，邪结肠中所致。六腑以通为用，湿热内蕴肠腑，与气血相搏，气血郁滞，血肉腐败，则成肠痈，故右少腹疼痛拒按，局部痞肿，甚至右足屈而不伸；湿热阻滞，邪正相争，营卫失和，故时时发热、自汗、恶寒；舌苔薄腻而黄，脉滑数，乃湿热蕴结之征。治法当泻热祛湿，破瘀消痈。

【方解】方中大黄泻下通腑，清热燥湿，且兼活血，对瘀热湿邪蕴结之内痈颇宜；牡丹皮凉血活血，合大黄泻热逐瘀，共为君药。芒硝清热泻下，助大黄通腑泻热；桃仁活血祛瘀，助君药消散瘀肿，同为臣药。冬瓜子清肠利湿，引湿热从小便而去，并能排脓消痈，为治内痈要药，是为佐药。桃仁活血，冬瓜子清热利湿，相伍针对痈肿之热、湿、瘀，为治内痈的常用药对。全方合用，使湿热得下，瘀滞得散，肠腑得通，则痈消而痛止，为治湿热瘀滞肠痈的有效方剂。

配伍特点：泻下清热并举，以通腑为主；活血祛湿兼施，以逐瘀为主。

【运用】

1. 辨证要点 本方为治湿热瘀滞之肠痈的常用方。以右下腹疼痛拒按，舌苔黄腻，脉滑数为辨证要点。

2. 新药研制提要 本方是治肠痈初起的常用方，现代众多治肠痈之剂常由此方化裁而成。研制新药时，可据热、湿、瘀的偏重及兼夹症加减组方。热毒较重者，加蒲公英、金银花、紫花地丁、败酱草以增清热解毒之力；湿浊较重者，加苍术、薏苡仁以助祛湿之功；血瘀较重者，加赤芍、乳香、没药以协祛瘀消肿之力；若兼气滞而腹部胀满甚者，加木香、枳壳以行气消胀。

3. 使用注意 凡肠痈溃后及老人、孕妇、产后或体质虚弱者均应慎用或忌用。

【研制方举例】阑尾清解汤（《新急腹症学》） 组成：大黄、牡丹皮、冬瓜子、金银花、蒲公英、木香、川楝子、甘草。功效：清热解毒，行气活血。主治：急性阑尾炎热毒期。症见发热恶寒，面红目赤，唇干舌燥，口渴欲饮，恶心呕吐，腹痛拒按，腹肌紧张，有反跳痛，大便秘结，舌质红，苔黄燥或黄腻，脉洪大滑数。

按： 阑尾清解汤由大黄牡丹汤去芒硝、桃仁，加金银花、蒲公英、木香、川楝子、甘草组成。该方用于急性阑尾炎热毒期，故加清热解毒之金银花、蒲公英；腹痛拒按，腹肌紧张，有反跳痛，是气滞血瘀之征，则加行气活血止痛之木香、川楝子；用甘草既清热解毒，又缓急止痛，尚护胃和中。本方是清热泻下与行气活血相结合的研制方。

第二节　温下剂

适应证　适用于里寒积滞证。症见大便秘结，脘腹胀满疼痛，手足不温，脉沉紧等。

组方思路　本类方剂常由以下药物构成：①寒下药或温下药，如大黄、芒硝、巴豆等，针对积滞内结胃肠。②温里药，如附子、干姜、细辛之类，以消除寒邪之病因。③补气药，如人参、甘草等，盖阳气不足者，宜温补并进。

代表方　大黄附子汤、温脾汤。

大黄附子汤
《金匮要略》

【组成】大黄三两（9g）　附子炮，三枚（12g）　细辛二两（3g）

【用法】以水五升，煮取二升，分温三服。若强人煮取二升半，分温三服。服后如人行四五里，进一服。

【功效】温里通便，散寒止痛。

【主治】寒积里实证。便秘腹痛，手足不温，舌苔白腻，脉弦紧。

【证析】本方治证是因寒邪与积滞互结于肠道所致。外寒直中于里，寒邪凝聚，使肠中糟粕不化，冷积内结，腑气不通，则便秘腹痛；寒邪内侵，积滞阻结，阳气被郁，不能布达四肢，则手足不温；舌苔白腻，脉弦紧为寒实之征。治宜温里散寒，通便止痛。

【方解】方中大黄、附子共为君药。大黄苦寒泻下通便，荡涤积滞；重用辛热之附子，温里祛寒止痛，并制约大黄寒凉之性，相伍则寒邪与积滞兼顾，故为温下之常用药对。臣以细辛辛温宣通，既散寒邪由里达外，又助附子温里止痛。寒下之大黄与温热之附子、细辛合用，为"去性存用"的经典配伍。三味合方，共成温散寒凝，苦辛通降之剂。

配伍特点：泻下、温里、疏散三法兼备，寓温散于泻下之中，使下不伤正。

【运用】

1. 辨证要点　本方为治寒积里实证的代表方。以腹痛便秘，手足不温，苔白腻，脉弦紧为辨证要点。

2. 新药研制提要　本方属温里通便之剂。若针对寒积较重，气滞明显，脘腹胀满甚者而设，应酌加厚朴、木香等，既可加强泻下通便之功，又能行气导滞以除满。

3. 现代制剂　研制的剂型有口服液。

4. 使用注意　方中温热药之量须大于苦寒药，以体现温下之法。

【药理研究】①通便：能显著促进寒积便秘型小鼠的排便量。②抗缺氧：能明显延长多种缺氧模型动物的存活时间，其机制可能与降低肾上腺素能系统功能，减少机体耗氧量，增加心脑组织抗缺氧能力等有关。

温脾汤
《备急千金要方》

【组成】大黄四两（12g） 附子大者一枚（9g） 干姜 人参 甘草各二两（6g）

【用法】上五味，㕮咀。以水八升，煮取二升半，临熟下大黄，分三服。

【功效】攻下寒积，温补脾阳。

【主治】阳虚寒积证。便秘，腹痛喜温，手足不温，舌淡苔白，脉沉弦而迟。

【证析】本方证因脾阳不足，寒积中阻所致。寒积阻于肠间，气机不畅，腑气不通，则便秘、腹痛；脾阳不足，失于温煦，则手足不温、腹痛喜温；舌淡苔白，脉沉弦而迟，是阳虚寒积之征。此证若纯用攻下必更伤中阳，单用温补则寒积难去，惟攻逐寒积与温补脾阳并用，是为两全。

【方解】方中大黄苦寒泻下通便以除积，附子辛热温暖脾阳以祛寒，共为君药。干姜协附子温中助阳，为臣药。人参健脾益气，合姜、附以温补脾阳，并使下不伤正，为佐药。甘草助人参益气，并调药性，为佐使药。数药合用，使脾阳复，寒邪去，积滞行，则诸症可愈。

配伍特点：泻下、温里、补益三法兼备，寓温补于攻下之中，使攻下不伤正。

【类方比较】温脾汤与大黄附子细辛汤均以大黄配伍附子温阳散寒、攻下寒积，治疗里寒积滞所致的便秘腹痛。大黄附子细辛汤主治外寒内侵，积滞阻结而实寒偏盛之证，故用细辛温经散寒止痛，助附子温里散寒之功。温脾汤主治脾阳不足之寒积证，故配干姜助附子温脾之力，人参、甘草补气健脾，共奏温补之效。

【运用】

1. 辨证要点 本方为治脾阳不足，寒积中阻的常用方。以便秘，腹痛喜温，手足不温，舌淡苔白，脉沉弦而迟为辨证要点。

2. 新药研制提要 本方属温补攻下之剂，研制新药时，可据寒、虚、积之轻重化裁。阴寒甚而脘腹冷痛明显者，加肉桂、吴茱萸以增温中祛寒之力；积滞甚而脘腹胀满明显者，加厚朴、木香行气导滞，兼助泻下之功；若兼气血不足之头晕乏力，加黄芪、当归补气养血。

【药理研究】①通便：可使小鼠的排便时间明显缩短，排便粒数明显增加。②改善肾功能：延缓慢性肾衰竭进展，其可能分子机制包括减轻系膜增殖及细胞因子表达，抑制核转录因子、内皮依赖性舒张因子、氧自由基活性，促进细胞凋亡，调节脂质、蛋白质代谢，改善血液流变学等。

第三节 润下剂

适应证 适用于肠燥津亏，大便秘结证。其病机有因胃肠燥热，热灼津伤，肠道失润；有因肾阳不足，津液不布，肠道失润。属前者可见大便干结，小便短赤，面赤口干，舌红苔黄，脉滑数；属后者可见大便秘结，小便清长，面色苍白，腰膝酸软，手足不温，舌淡苔白，脉迟。

组方思路 本类方剂常由以下药物构成：①润下药，如火麻仁、郁李仁之类，以润滑大肠，促使排便。②行气药，如枳实、陈皮等，既兼顾六腑以通为用的生理特点，又针对气滞之脘腹胀满。③滋阴养血药，如白芍、当归等，补充亏损之阴血。④消除病因药，因热邪伤津者，配寒下之大黄、芒硝，既可通便，又能泻热；因肾阳不足者，伍温补肾阳之肉苁蓉、锁阳等；因脾胃气虚者，遣健脾补气之黄芪、白术等。

代表方 麻子仁丸、济川煎。

麻子仁丸（又名脾约丸）
《伤寒论》

【组成】麻子仁（火麻仁）二升（500g）　芍药半斤（250g）　枳实炙，半斤（250g）　大黄去皮，一斤（500g）　厚朴炙，去皮，一尺（250g）　杏仁去皮尖，熬，别作脂，一升（250g）

【用法】上六味，蜜和丸，如梧桐子大，饮服十丸（9g），日三服，渐加，以知为度。

【功效】润肠泄热，行气通便。

【主治】胃肠燥热，肠道失润证。大便干结，腹微满，口干欲饮，舌苔微黄，脉数。

【证析】本方主治之便秘系胃肠燥热，津液不足，肠失濡润所致。燥结停于肠中，气机不畅，则大便干结、腹微满；口干欲饮，舌苔微黄，脉数，皆为肠燥津亏之征。治宜润肠泄热，行气通便。

【方解】方中火麻仁性味甘平，质润多脂，功能润肠通便，为君药。大黄泻热通便；杏仁润肠通便，并肃降肺气；白芍滋阴养血，共为臣药。枳实、厚朴行气导滞，使腑气下行而助通便，为佐药。蜂蜜甘润，润燥通便，调和药性，是为佐使。诸药合以为丸，使肠热得清，肠燥得润，则大便得行。

配伍特点：润肠补阴药与行气导滞药相伍，则润而不腻；苦寒攻下药与补血养阴药相配，则下不伤正。

本方原书主治"脾约"便秘，故又名脾约丸。

【运用】

1. 辨证要点　本方为治肠燥津亏便秘的常用方。以大便秘结，腹微满，舌苔微黄，脉数为辨证要点。

2. 新药研制提要　本方属清润之剂，研制新药时，可据燥热与阴亏的程度加减组方。若燥热伤津较甚者，可加地黄、玄参、麦冬以清热增液；素体阴虚、年老津亏或产后失血等原因导致津枯便秘，宜去大黄，加润肠通便之郁李仁、松子仁及补阴血之当归等。此外，痔疮便秘，并兼便血者，可加桃仁、当归养血和血，润肠通便，加槐花、地榆凉血止血。

3. 现代制剂　研制的剂型有胶囊剂（含软胶囊）。

4. 使用注意　①本方虽为润肠缓下之剂，但含有攻下之大黄，故年老体虚，津亏血少者慎用，孕妇禁用。②注意服法：原方蜜丸，每次只服十小丸，依次渐加，意在缓下燥结，顾护胃气。

【药理研究】①通便：能显著增加小鼠排便粒数。②促进肠肌运动：可使肠平滑肌振幅增高，收缩强度增大，从而使大肠、小肠推进速度加快。③减缓肠粘连：能增加肠粘连模型家兔肠系膜前动脉血流量，降低小鼠腹腔粘连级数。此外，本方尚有抗氧化、抗衰老及调节血糖等作用。

【附方】见表5-2。

表5-2　麻子仁丸附方

方名	组成	功效	主治
五仁丸 （《世医得效方》）	桃仁、杏仁、松子仁、柏子仁、郁李仁、陈皮	润肠通便	津枯肠燥证。大便艰难，舌燥少津，脉细涩，以及年老和产后血虚便秘
麻仁润肠丸 （《中国药典》2020版）	火麻仁、炒苦杏仁、大黄、木香、陈皮、白芍	润肠通便	肠胃积热证。胸腹胀满，大便秘结
麻仁滋脾丸 （《中国药典》2020版）	制大黄、火麻仁、麸炒枳实、姜厚朴、炒苦杏仁、郁李仁、当归、白芍	润肠通便 消食导滞	肠燥津亏证。大便不通，胸腹胀满，饮食无味，烦躁不宁

济川煎
《景岳全书》

【组成】当归三至五钱（9～15g）　牛膝二钱（6g）　肉苁蓉酒洗去咸，二至三钱（6～9g）　泽泻一钱半（4.5g）　升麻五分至七分或一钱（1.5～3g）　枳壳一钱（3g）

【用法】水一盅半，煎七分，食前服。

【功效】温肾益精，润肠通便。

【主治】肾精亏损，肠道失润证。大便秘结，小便清长，腰膝酸软，头目眩晕，舌淡苔白，脉沉迟。

【证析】本方证因肾阳不足，精血亏虚，肠道失润所致。肾司气化而主二便之开阖，肾阳不足，气化无力，津液不布，肠失濡润，传导不利，故大便秘结、小便清长；肾虚精亏，形体失养，故腰膝酸软、头目眩晕；舌淡苔白，脉象沉迟，为肾阳不足之征。治宜温肾益精，润肠通便。

【方解】方中肉苁蓉味甘咸，性温而质润，既温肾阳、益精血以治本，又润肠通便以治标，为君药。当归补血活血、润肠通便；牛膝性善下行，功能补肝肾、强腰膝，二药资君药补肾润肠之力，为臣药。枳壳下气宽肠；泽泻淡渗利湿；升麻升发清阳，清阳升则浊阴自降，相反相成，以助通便之效，俱为佐药。诸药合用，使肾阳渐充，肾精渐旺，气化复常，津布肠润而便秘得解。

配伍特点：温肾通便，标本同治，治本为主；寓通于补，寄降于升。

【运用】

1.辨证要点　本方为治肾虚便秘的常用方。以大便秘结，小便清长，腰膝酸软，舌淡苔白，脉沉迟为辨证要点。

2.新药研制提要　本方为温润通便的常用方，研发新药时，可据肾虚燥结之轻重及病证之兼夹加味组方。肾虚精亏甚者，加熟地黄、枸杞子滋补肾精；肠燥便秘甚者，加火麻仁、郁李仁润肠通便；兼见气虚之神疲乏力者，加人参、白术益气健脾。

第四节　逐水剂

适应证　适用于水饮壅盛于里的实证。症见胸胁引痛，脘腹胀满，水肿，二便不利，脉实有力等。

组方思路　本类方剂由以下药物构成：①峻下逐水药，如大戟、芫花、甘遂、牵牛子等，使体内停滞的水饮从二便排出体外，以达到消除积水之目的。②行气药，如陈皮、木香之类，以使气畅水行。③补气药，如大枣等，益气扶正，顾护胃气，使下不伤正。

代表方　十枣汤。

十枣汤
《伤寒论》

【组成】芫花熬　甘遂　大戟各等分

【用法】三味等分,各别捣为散。以水一升半,先煮大枣肥者十枚,取八合,去滓,内药末。强人服一钱匕(2g),羸人服半钱(1g),温服之,平旦服。若下少病不除者,明日更服,加半钱,得快下利后,糜粥自养。

【功效】攻逐水饮。

【主治】

1.悬饮。咳唾胸胁引痛,心下痞硬,干呕短气,头痛目眩,或胸背掣痛不得息,舌苔滑,脉沉弦。

2.实水。一身悉肿,尤以身半以下为重,腹胀,二便不利。

【证析】本方主治诸症由水邪壅盛,内外泛溢所致。饮停胸胁,上迫于肺,肺气不利,则咳唾引胸胁疼痛、短气;饮邪上扰清阳,则头痛目眩;饮停心下,胃失和降,则心下痞硬、干呕;饮停气滞,内蓄不行,则腹胀、二便不利;饮溢肌肤,则一身悉肿;舌苔滑,脉沉弦,皆为水饮之征。是证为水饮壅之实证,治宜攻逐水饮,使水饮速下。

【方解】方中甘遂味苦性寒,善行经隧水湿,是为君药。大戟苦寒,善泄脏腑水湿;芫花辛温,善消胸胁伏饮痰癖,均为臣药。三药峻烈,各有专攻,合而用之,相辅相成,逐饮之力颇著。然三药峻猛有毒,故以大枣煎汤送服,一则益气护胃,使下不伤正,二则缓三药之峻,三则减三药之毒,用为佐药。

【运用】

1. 辨证要点 本方为峻下逐水的代表方,又是治疗悬饮及阳水实证的常用方。以咳唾胸胁引痛,或水肿腹胀,二便不利,脉沉弦为辨证要点。

2. 新药研制提要 本方属攻逐水饮剂,研发新药时,可据水饮之轻重加减或改革剂型。若水饮甚,可加青皮、木香等行气药以助攻逐之力;水饮较轻或体弱之躯不耐峻攻,可制成丸剂。

3. 使用注意 ①剂型:本方为散剂,不宜煎服。②服法:"平旦"以枣汤送服,小剂量开始,据泻水程度,逐渐加量,"得快下利后",食糜粥以养胃。③禁忌:攻逐之力峻猛,只宜暂用,不可久服。孕妇忌服。

【药理研究】①泻下:能刺激肠管,增强肠蠕动,导致峻泻。②利尿:方中芫花、大戟皆可引起尿量增加,但甘遂不明显。③抗炎:通过抑制肿瘤坏死因子-α 和转化生长因子-β1 的表达,从而延缓博来霉素所致肺纤维化大鼠的肺纤维化进程,减轻肺纤维化程度。④减缓胸腹水:在延长艾氏腹水型荷瘤小鼠生存期、减缓腹水生长、改善生存质量等方面作用显著。⑤抗肿瘤:对荷 H22 腹水瘤小鼠有抗肿瘤作用,其机制可能是通过降低突变型 p53 蛋白表达,降低血浆内皮素水平并减少肿瘤的血供来发挥作用。

【附方】见表5-3。

表5-3 十枣汤附方

方名	组成	功效	主治
疏凿饮子 (《济生方》)	泽泻、炒赤小豆、商陆、羌活、大腹皮、椒目、木通、秦艽、槟榔、茯苓皮	泻下逐水 疏风发表	水湿壅盛证。遍身水肿,气喘口渴,二便不利,脉沉实
舟车丸 《景岳全书》	黑丑、甘遂、芫花、大戟、大黄、青皮、陈皮、木香、槟榔、轻粉	行气逐水	水热内壅,气机阻滞。水肿水胀,口渴,气粗,腹坚,大便秘,脉沉数有力

思考题

1. 三承气汤在组成、功效、主治及煎服法方面有何异同？

2. 温脾汤属温下剂，为何配伍苦寒之大黄？

3. 麻子仁丸与小承气汤比较，何方泻下力较强？为什么？

4. 十枣汤为何配伍大枣？其用法有何特点？

5. 从泻下剂的新药研制提要及研制方举例中，你可以得到哪些启示？

扫一扫，查阅本章数字资源，含PPT、音视频、图片等

第六章

和解剂

　　凡以和解少阳、调和肝脾、调和寒热等作用为主，用于治疗伤寒邪在少阳、肝脾不和、寒热错杂的方剂，称为和解剂。其治法属于"八法"中的"和法"。

　　和法具有和解及调和之意，其应用范围较广，本章所选方剂主要适用于少阳证、肝脾不和及寒热互结中焦等证。因此，和解剂一般分为和解少阳、调和肝脾、调和寒热三类。

　　和解剂组方配伍较为独特，往往既祛邪又扶正，既透表又治里，既温里又清热，既疏肝又健脾，具有双向调节特点。

　　使用和解剂须注意以下事项：一是辨清病证部位，恰当使用相关方剂。二是明确表里、寒热、虚实的轻重。凡邪在肌表，未入少阳，或已入里，阳明热盛者不宜使用；若劳倦内伤、气虚血弱者，亦非本类方剂所宜。

第一节　和解少阳剂

　　适应证　适用于邪入少阳证。症见往来寒热，胸胁苦满，默默不欲饮食，心烦喜呕，口苦，咽干，目眩，舌苔薄白，脉弦等。

　　组方思路　本类方剂常由以下药物构成：①清透疏散药，如柴胡、生姜、青蒿等，以透邪外达。②清解胆热药，如黄芩、青黛之类，盖足少阳胆，内寄相火，邪犯少阳每继发胆热之口苦、咽干等症。③益气扶正药，如人参、大枣、甘草等，因邪由他经传至少阳，表明正气渐亏。④顾及兼夹证的药，如兼气行不畅，宜配行气疏肝之柴胡、枳壳等；兼胃气上逆，宜伍和胃降逆止呕之半夏、竹茹等；兼水湿停滞，当选化湿、燥湿、渗湿之品，如厚朴、半夏、滑石等。

　　代表方　小柴胡汤、大柴胡汤、蒿芩清胆汤。

小柴胡汤
《伤寒论》

　　【组成】柴胡半斤（24g）　黄芩三两（9g）　人参三两（9g）　甘草炙，三两（9g）　半夏洗，半升（9g）　生姜切，三两（9g）　大枣擘，十二枚（6g）

　　【用法】上七味，以水一斗二升，煮取六升，去滓，再煎，取三升，温服一升，日三服。

　　【功效】和解少阳。

　　【主治】伤寒少阳证。往来寒热，胸胁苦满，默默不欲饮食，心烦喜呕，口苦，咽干，目眩，

舌苔薄白，脉弦，以及黄疸而见少阳证者。

【证析】本方主治邪踞少阳证。伤寒邪犯少阳半表半里，邪正相争，正胜欲拒邪出于表，邪胜欲入里并于阴，则往来寒热；少阳枢机不利，则胸胁苦满、神情默默；胆郁化热而上扰，则心烦、口苦、咽干、目眩；胆热犯胃，胃气上逆，则不欲饮食、喜呕；苔薄白，脉弦是胆热不重，气机不畅之征。治宜和解少阳。

【方解】方中柴胡苦辛微寒，轻清升散，透达少阳半表之邪，并能疏畅气机之郁，重用为君。黄芩苦寒，清泄少阳半里之热，为臣药。柴、芩相配，一透一清，一为半表而用，一为半里而设，为和解少阳的基本结构。佐以半夏、生姜和胃降逆，生姜尚助柴胡透邪，并制半夏之毒。邪从太阳传入少阳，缘于正气本虚，故又佐人参、大枣益气健脾，以扶正祛邪，并防邪再传。炙甘草助参、枣扶助正气，并能调和诸药，为佐使药。诸药合用，邪气得除，枢机得利，胃气调和，则诸症自解。

配伍特点：外透内清，胆胃并治，邪正兼顾，祛邪为主。

【运用】

1. 辨证要点 本方为治少阳证的基础方，又是和解少阳法的代表方。以往来寒热，胸胁苦满，不欲饮食，心烦喜呕，苔白，脉弦为辨证要点。

2. 新药研制提要 本方临床应用较为广泛，外感病、脾胃病、肝胆病等均可加减用之。研发新药时，若为黄疸而制，加茵陈、栀子清热利湿退黄；针对表邪未解者，加桂枝以助解表；气滞甚者，加枳实、香附以助行气。

3. 现代制剂 研制的剂型有颗粒剂、胶囊剂、口服液、散剂、片剂、丸剂（含浓缩丸）。

4. 使用注意 原方"去滓再煎"，使药量更少，药性更醇和。

【药理研究】①解热：对脂多糖致热模型有显著的解热作用。②抗炎：通过抑制白介素-6、白介素-10等炎症介质的产生而抑制炎症，抗炎作用弱于非甾体抗炎药及糖皮质激素，并在一定范围内，其抗炎效果与剂量成正比。③降血糖：能降低2型糖尿病模型小鼠的血糖，改善胰岛素抵抗及糖耐量，降低血清胰岛素水平。④抗肿瘤：能抑制肿瘤细胞的增殖和转移，诱导肿瘤细胞凋亡。此外，本方尚有调节免疫、保肝、抗过敏、抗动脉硬化、降脂、抗抑郁等作用。

【附方】见表6-1。

表6-1 小柴胡汤附方

方名	组成	功效	主治
小儿热速清口服液 （《中国药典》2020版）	柴胡、黄芩、板蓝根、葛根、金银花、水牛角、连翘、大黄	清热解毒 泻火利咽	小儿风热感冒。高热，头痛，咽喉肿痛，鼻塞流黄涕，咳嗽，大便干结
小儿退热口服液 （《中国药典》2020版）	黄芩、柴胡、大青叶、连翘、金银花、板蓝根、重楼、栀子、淡竹叶、牡丹皮、白薇、地龙	疏风解表 解毒利咽	小儿风热感冒。发热恶风，头痛目赤，咽喉肿痛。痄腮，喉痹

【研制方举例】少阳感冒颗粒（《中国药典》2020版） 组成：柴胡、黄芩、半夏、干姜、人参、大枣、甘草、青蒿。功效：扶正解表，清热和中。主治：少阳感冒之寒热往来，口苦咽干，头晕目眩，不思饮食，心烦恶心等。

按：少阳感冒颗粒由小柴胡汤生姜易为干姜加青蒿而成。青蒿芳香，为疏达清透伏热之要药，意在增强疏透清热之功；用干姜者，寓温中健脾之意，既兼顾脾失健运之不思饮食，又防寒凉药物败胃，是一首疏透清解与温中扶正结合的研制方。

大柴胡汤

《金匮要略》

【组方】柴胡半斤（24g）　黄芩三两（9g）　芍药三两（9g）　半夏洗，半升（9g）　生姜切，五两（15g）　枳实炙，四枚（9g）　大枣擘，十二枚（6g）　大黄二两（6g）

【用法】上八味，以水一斗二升，煮取六升，去滓，再煎，温服一升，日三服。

【功效】和解少阳，内泻热结。

【主治】少阳阳明合病。往来寒热，胸胁苦满，呕不止，郁郁微烦，心下痞硬，或心下满痛，大便不解，舌苔黄，脉弦数有力。

【证析】本方主治少阳、阳明合病而以少阳为主之证。少阳病未解，则往来寒热、胸胁苦满；邪入阳明，里热渐重，化热成实，气机阻滞，腑气不畅，故心烦、心下痞硬，或心下满痛、大便不通、苔黄、脉数；邪踞少阳，胆胃不和，加之阳明热结，则呕不止。治宜和解少阳，内泻热结。

【方解】本方系小柴胡汤与小承气汤合方加减而成。方中柴胡与黄芩相伍，和解少阳；大黄与枳实相配，内泻阳明热结，行气消痞，为本方的主要药物。白芍柔肝缓急止痛，合大黄可治腹中实痛，合枳实可理气和血，除心下满痛；大剂生姜合半夏和胃降逆，以治呕逆不止；大枣益脾和中，防寒下伤中，并调和诸药，为本方辅佐药物。诸药相合，使少阳枢机得利，阳明热结得除。

配伍特点：集疏、清、通、降于一体，既和解少阳，又通泻阳明，但以治少阳为主。

【运用】

1. 辨证要点　本方为治少阳阳明合病的常用方。以往来寒热，胸胁苦满，心下满痛，呕吐，便秘，苔黄，脉弦数有力为辨证要点。

2. 新药研制提要　本方属和解与泻下并用之剂，其临床应用比较广泛，尤其在胆道疾患方面，疗效可靠。研制新药时，若为黄疸而设，加茵陈、栀子以清热利湿退黄；为胆石症而设，加金钱草、海金沙、郁金、鸡内金以化石；针对腑气不畅，气滞致瘀而见脘胁痛剧，宜去大枣，加郁金、川楝子、延胡索以助行气活血止痛。

3. 现代制剂　研制的剂型有颗粒剂、片剂。

【药理研究】①保肝：能减轻肝损伤，改善肝功能，保护凝血机制。②利胆：能抑制体内胆结石性病理胆汁的形成，有效预防胆结石的生成。③降糖：可明显减轻胰岛素抵抗。此外，本方还有抗菌、抗炎、降脂、抗动脉硬化、保护胃黏膜等作用。

【附方】见表6-2。

表6-2　大柴胡汤附方

方名	组成	功效	主治
利胆片（《中国药典》2020版）	柴胡、大黄、黄芩、木香、茵陈、金钱草、金银花、大青叶、知母、白芍、芒硝	疏肝利胆清热止痛	胆热气滞证。胁肋及脘腹部疼痛，按之痛剧，大便不通，小便短黄，身热头痛，呕吐不食
舒胆胶囊（《中国药典》2020版）	柴胡、黄芩、大黄、枳实、金钱草、木香、延胡索、茵陈、栀子、薄荷脑	疏肝利胆止痛清热解毒排石	胆囊炎、胆管炎、胆道术后感染、胆道结石

【研制方举例】胆石通胶囊（《中国药典》2020版）　组成：蒲公英、水线草、绵茵陈、广金钱草、溪黄草、枳壳、柴胡、大黄、黄芩、鹅胆粉。功效：清热利湿，利胆排石。主治：肝胆湿热之胆石症、胆囊炎、胆道炎。症见右胁疼痛，痞满呕恶，尿黄，口苦。

按：胆石通胶囊系大柴胡汤加减而成。因所治病证湿热较重，蕴而成石，且兼黄疸，故去白芍、大枣等，配伍蒲公英、茵陈、金钱草、溪黄草清热利湿退黄、化石排石祛瘀，鹅胆粉、水线草清热利胆。诸药合用，是一首通腑清热与利湿退黄相结合的研制方。

蒿芩清胆汤
《重订通俗伤寒论》

【组成】青蒿脑钱半至二钱（4.5～6g）　淡竹茹三钱（9g）　仙半夏钱半（4.5g）　赤茯苓三钱（9g）　青子芩（黄芩）钱半至三钱（4.5g～9g）　生枳壳钱半（4.5g）　陈广皮钱半（4.5g）　碧玉散（滑石、甘草、青黛）包，三钱（9g）

【用法】原方未著用法（现代用法：水煎服）。

【功效】清胆利湿，和胃化痰。

【主治】少阳湿热证。寒热如疟，寒轻热重，口苦膈闷，吐酸苦水，或呕黄涎而黏，甚则干呕呃逆，胸胁胀痛，小便黄少，舌红苔黄腻，脉弦数或滑数。

【证析】本方所治为少阳胆热偏重，兼有痰湿内阻之证。湿热郁遏少阳胆与三焦，胆经郁热偏重，三焦气机不畅，则寒热如疟、寒轻热重、口苦膈闷、胸胁胀痛；胆热犯胃，胃失和降，湿热痰浊上泛，故吐酸苦水，或呕黄涎而黏，甚则干呕呃逆；湿阻三焦，水道不畅，以致小便短少黄赤；舌红苔黄腻，脉弦数或滑数，俱为湿热之征。治宜清胆利湿，和胃化痰。

【方解】方中青蒿苦寒芬芳，清透少阳热邪，兼可辟秽化湿；黄芩苦寒善清胆热，并兼燥湿，相伍则既清化少阳湿热，又透邪外达，同为君药。竹茹清胆胃之热，化痰止呕；半夏燥湿化痰，和胃降逆；滑石、赤茯苓清热利湿，导湿热下行，同为臣药。青黛助黄芩清肝胆之热，枳壳、陈皮行气消痞，为佐药。甘草调和诸药，为使药。诸药合用，"为和解胆经之良方，凡胸痞作呕，寒热如疟者，投无不效"（《重订通俗伤寒论》）。

配伍特点：透、清、利三法并用，分消湿热；胆胃同治，清胆为主。

【类方比较】小柴胡汤与蒿芩清胆汤均能和解少阳，用于邪在少阳之往来寒热，胸胁不适等症。然小柴胡汤治邪踞少阳，胆胃不和，正气渐亏之证，以柴胡、黄芩配伍人参、大枣、炙甘草，和解之中兼能益气扶正；而蒿芩清胆汤治少阳胆热偏重，兼有痰湿之证，以青蒿、黄芩配伍陈皮、竹茹、碧玉散，和解之中兼能清热利湿、理气化痰。二方同中有异，各有偏重。

【运用】

1. 辨证要点　本方为治少阳湿热（痰热）证的常用方。以寒热如疟，热重寒轻，胸胁胀痛，吐酸苦水，舌红苔黄腻，脉弦数为辨证要点。

2. 新药研制提要　本方为清代名医俞根初根据岭南气候潮湿的特点所创制，研制新药时，可据湿与热的轻重而加减。若热甚者，加清热解毒之黄连、栀子；湿重者，去青黛，加广藿香、白蔻仁、薏苡仁、车前子等化湿浊，利小便。

【药理研究】①抗菌、抗炎、解热：对金黄色葡萄球菌、肺炎球菌、大肠埃希菌、铜绿假单胞菌及流感病毒均有抑制作用，并有较强的抗内毒素效应；对炎症及发热模型皆有明显而较持久的抑制作用。②利胆、护胃：能增加胆汁流量，减轻胆道系统炎症，降低血清氨基转移酶、胆红素水平；抑制胃液、胃酸分泌，促进胃排空，保护胃黏膜。

第二节 调和肝脾剂

适应证 适用于肝脾不和之肝脾气郁及肝郁脾虚证。症见胸胁胀满，胁肋疼痛，不思饮食，嗳气吞酸，腹痛泄泻，月经不调等。

组方思路 本类方剂常由以下药物构成：①疏肝行气药，如柴胡、枳实、木香等，针对肝脾气郁之病机。②益气健脾药，如白术、甘草之类，或针对脾胃气虚之病机，或实土以御木侮。③养血柔肝药，如白芍、当归、地黄等，以兼顾肝藏血，体阴而用阳的生理特点。④顾及兼夹证的药，如兼肝郁化热，选清热之黄芩、栀子等；兼血行不利，选活血之川芎、郁金等；兼水湿停滞，选化湿燥湿之广藿香、砂仁、陈皮及渗湿之茯苓、泽泻等。

代表方 四逆散、逍遥散。

四逆散
《伤寒论》

【组成】甘草炙　枳实破，水渍，炙干　柴胡　芍药各十分（6g）

【用法】上四味，捣筛，白饮和，服方寸匕（6g），日三服。

【功效】疏肝解郁，行气理脾。

【主治】肝脾气郁证。胁肋胀满，脘腹疼痛，或手足不温，脉弦。

【证析】仲景原治阳郁之"四逆"，现多用治肝脾气郁之证。肝气郁结，疏泄失常，乘侮脾土，则胁肋胀满、脘腹疼痛。四逆者，乃手足不温也。其缘由系气机阻滞不得疏泄，导致阳气内郁，不能达于四末所致。治宜疏肝理脾，调畅气机。

【方解】方中柴胡入肝胆经，疏肝解郁，兼可升阳，为君药。枳实入脾胃经，理脾行气，以降气为长，为臣药。君臣相合，一升一降，既增疏畅气机之功，又奏肝脾共调之效。佐白芍益阴养血，柔肝缓急，与柴胡相伍，补养肝血，条达肝气，为调肝的常用药组；与枳实相伍，理气和血，使气血调畅。炙甘草健脾，并调和诸药，与白芍相配，是缓急止痛的常用药对，为佐使之用。原方用白饮（米汤）和服，亦取益气和中之意。四药同用，肝脾气机调畅，阳气达于四末，胀满、疼痛、四逆自愈。

配伍特点：肝脾同治，气血并调，升降兼施。

【运用】

1. 辨证要点 本方为治肝脾气郁证的基础方。以胁肋、脘腹胀满疼痛，脉弦为辨证要点。

2. 新药研制提要 本方是疏肝理脾的基础方，后世调和肝脾之剂多以此方加减化裁。研发新药时，若为肝气郁滞甚者而制，加香附、青皮以疏肝解郁；为脾胃气滞重者而制，加木香、陈皮以理脾行气；肝郁易化热，可加栀子、黄芩以清肝热；气滞每致血瘀，可酌加川芎、延胡索行气活血。

3. 现代制剂 研制的剂型有茶剂、胶囊剂。

【药理研究】①抗抑郁：改善抑郁模型大鼠的抑郁状态，增加蔗糖水的消耗量。②保肝：对各种条件所诱导的肝损伤、脂肪肝、肝纤维化等均具有治疗作用。③抗溃疡：对多种方法所致的急、慢性胃溃疡均有明显的治疗及预防作用。本方还有抗休克、抗病毒、抗炎、镇静镇痛、解痉、抗缺氧、抗疲劳等作用。

【附方】见表6-3。

表6-3　四逆散附方

方名	组成	功效	主治
柴胡疏肝散 （《医学统旨》）	柴胡、芍药、炙甘草、陈皮、川芎、香附、枳壳	疏肝行气 活血止痛	肝气郁滞证。胁肋疼痛，胸闷喜太息，情志抑郁易怒，或嗳气，脘腹胀满，脉弦
舒肝和胃丸 （《中国药典》2020版）	柴胡、白芍、炙甘草、醋香附、佛手、木香、郁金、炒白术、广藿香、陈皮、莱菔子、焦槟榔、乌药	疏肝解郁 和胃止痛	肝胃气滞证。两肋胀满，食欲不振，嗳气呕吐，胃脘疼痛，大便不调
胃逆康胶囊 （《中国卫生部药品标准》）	柴胡、醋枳实、白芍、甘草、吴茱萸、黄连、陈皮、川楝子、制半夏、莪术、煅瓦楞子、蒲公英	疏肝清热 和胃降逆 制酸止痛	肝胃不和兼郁热证。胸脘胁痛，嗳气，呃逆，吐酸嘈杂，脘胀纳呆，口干口苦

逍遥散
《太平惠民和剂局方》

【组成】甘草微炙赤，半两（15g）　当归去苗，锉，微炒　茯苓去皮，白者　芍药白者　白术　柴胡去苗，各一两（30g）

【用法】上为粗末，每服二钱（6g），水一大盏，烧生姜一块切破，薄荷少许，同煎至七分，去渣热服，不拘时候。

【功效】疏肝解郁，养血健脾。

【主治】肝郁血虚脾弱证。两胁作痛，头痛目眩，口燥咽干，神疲食少，或月经不调，乳房胀痛，脉弦而虚。

【证析】本证为肝郁气滞，血虚脾弱所致。肝性条达，恶抑郁，为藏血之脏，体阴而用阳；脾主运化，为气血生化之源。若情志不遂，肝失条达，肝郁气滞，则胁痛、乳胀、头痛目眩；肝郁化火，则口燥咽干；肝木侮土，脾失健运，营血生化不足，则神疲食少；肝郁血虚脾弱，则月经不调、脉弦而虚。治宜疏肝解郁，养血健脾之法。

【方解】方中柴胡疏肝解郁，条达肝气，为君药。当归养血活血，白芍养血柔肝，共为臣药。归、芍与柴胡相伍，补肝体而助肝用。白术、茯苓、炙甘草健脾益气能实土以御木乘，且使营血生化有源，同为佐药。薄荷辛散达郁，助柴胡疏肝；煨生姜运脾和中，协术、苓、草益脾，亦为佐药。炙甘草兼调和药性，为使药。八药合力，使肝郁得疏，血虚得补，脾运得健，则诸症自愈。

配伍特点：体用同治，肝脾并调，气血兼顾，但以疏肝行气为主。

【运用】

1.辨证要点　本方为疏肝养血的代表方，又是妇科调经的常用方。以两胁作痛，神疲食少，或月经不调，脉弦而虚为辨证要点。

2.新药研制提要　本方属调和肝脾，虚实兼顾之剂。研制新药时，可据其虚实、病位之偏重加减以切合病机。肝郁气滞甚者，去煨生姜，加香附、郁金、陈皮以疏肝解郁；血虚甚者，加熟地黄、何首乌以养血补血；脾虚甚者，加党参以健脾益气。由于气郁易于化火或致瘀，故可加清热之牡丹皮、栀子及活血之益母草、川芎等。

3.现代制剂　研制的剂型有散剂、丸剂（含大蜜丸、水丸、浓缩丸）、软胶囊剂、口服液、颗粒剂、合剂。

【药理研究】 ①镇静、抗惊厥：能增强硫喷妥钠、戊巴比妥钠等对小鼠的麻醉作用，延长麻醉时间，增强麻醉效果，具有显著的镇静作用；对戊四氮所致小鼠惊厥有明显保护作用，能降低死亡率，减轻惊厥程度。②镇痛：能显著减少小鼠扭体次数，具有明显的镇痛作用。③抗抑郁：通过调节神经递质浓度、影响神经营养因子功能表达、调控下丘脑－垂体－肾上腺轴功能失衡、改善肠道微生态与胃肠道功能等多途径改善抑郁症状。④保肝：可使四氯化碳所致大鼠急性肝细胞变性、坏死减轻，使血清丙氨酸氨基转移酶活力明显下降。

【附方】 见表6-4。

表6-4 逍遥散附方

方名	组成	功效	主治
黑逍遥散 （《医宗己任篇》）	柴胡、白芍、归身、白术、茯苓、甘草、熟地	疏肝解郁 健脾养血	肝郁血虚证。胁痛，头眩
加味逍遥丸 （《中国药典》2020版）	柴胡、当归、白芍、麸炒白术、茯苓、甘草、牡丹皮、姜炙栀子、薄荷	疏肝清热 健脾养血	肝郁血虚，肝脾不和证。两胁胀痛，头晕目眩，倦怠食少，月经不调，脐腹胀痛

【研制方举例】 肝达康胶囊（《中国临床药物大辞典》2018年版）组成：柴胡、白芍、当归、白术、茯苓、茜草、鳖甲、神曲、党参、白茅根、枳实、青皮、砂仁、地龙、甘草。功效：疏肝健脾，化瘀通络。主治：肝郁脾虚血瘀之慢性乙型肝炎。症见疲乏纳差，胁痛腹胀，大便溏薄，胁下痞块，舌色淡或暗有瘀点，脉弦缓或涩。

按： 肝达康胶囊由逍遥散加味而成。该方主治肝郁脾虚，血虚兼瘀之痞块，故以逍遥散疏肝解郁，健脾养血；配伍鳖甲软坚散结；青皮、枳实助理气破结之功；地龙、茅根、茜草活血化瘀通络；党参、砂仁、神曲协健运脾气之力。合而用之，是一首疏肝健脾并举，行气活血兼施的研制方。

第三节 调和寒热剂

适应证 适用于寒热互结于中焦，升降失调证。症见心下痞满，脘腹胀痛，呕吐，肠鸣下利，舌苔腻而微黄等。

配伍思路 本类方剂可由以下药物构成：①温里药与清热药，如干姜与黄芩、黄连等，针对寒热错杂之病机。②和胃降逆药，如半夏、生姜等，以复其气机升降失常。③益气健脾药，如人参、大枣、甘草等，以复脾胃健运之职。

代表方 半夏泻心汤。

半夏泻心汤
《伤寒论》

【组成】 半夏洗，半升（12g） 黄芩 干姜 人参各三两（9g） 黄连一两（3g） 大枣擘，十二枚（6g） 甘草炙，三两（9g）

【用法】 上七味，以水一斗，煮取六升，去滓，再煎，取三升，温服一升，日三服。

【功效】 平调寒热，散结消痞。

【主治】寒热互结之痞证。心下痞，但满而不痛，或呕吐，肠鸣下利，舌苔腻而微黄。

【证析】此方原治小柴胡汤证误用攻下，损伤中阳，少阳热邪乘虚内陷，以致寒热互结而致心下痞。痞者，痞塞不通，上下不能交泰之谓。心下即是胃脘，属脾胃病变。脾胃居中焦，为升降之枢纽，中阳既伤，升降失调，气机不畅，故见心下痞满、呕吐、下利等症。治当调其寒热，益气和胃，散结除痞。

【方解】方中半夏辛苦而温，散结消痞，降逆止呕，为君药。干姜辛热以温中祛寒；黄芩、黄连苦寒以清热燥湿，均为臣药。君臣相伍，平调寒热，辛开苦降。然寒热互结，缘于中虚失运，故佐人参、大枣、炙甘草益气健脾，以补脾虚。炙甘草兼调药性，为使药。七药伍用，使寒去热清，升降复常，则痞满可除，呕吐自愈。

配伍特点：寒热并用以和阴阳，辛开苦降以调气机，补泻兼施以顾虚实。

【运用】

1. 辨证要点 本方既是调和寒热、辛开苦降治法的代表方，又为治寒热互结之痞证的常用方。以心下痞满，呕吐泻利，苔腻微黄为辨证要点。

2. 新药研制提要 本方消痞重在治本，其行气之力较弱，研制新药时，可加枳实、厚朴以助行气消痞之功。

3. 现代制剂 研制的剂型有胶囊剂、颗粒剂。

【药理研究】①保护胃黏膜：可增强黏膜屏障功能，促进受损黏膜再生修复。②抗胃肠道肿瘤：可抑制肿瘤细胞的生长，改变肿瘤细胞形态，促进肿瘤细胞的凋亡。③降血糖：能有效降低糖尿病模型大鼠血糖，并改善胰岛素抵抗。④抗缺氧：可显著延长急性缺氧模型动物存活时间。此外，本方还有抗菌、解热、镇痛、镇吐、止泻等作用。

思考题

1. 小柴胡汤主治何病证？方中为什么配伍人参、大枣、甘草？

2. 大柴胡汤为何以小柴胡汤合小承气汤合方加减而成？其功效、主治有何特点？

3. 四逆散为什么配伍养血之白芍？

4. 逍遥散主治肝郁血虚脾弱证，临证无脾失健运表现，是否仍可应用？为什么？

5. 半夏泻心汤由何药组成？其配伍有何特点？

6. 从和解剂的新药研制提要及研制方举例中，你可以得到哪些启示？

第七章

清热剂

凡以清热、泻火、解毒、凉血及清虚热等作用为主，用于治疗里热证的方剂，称为清热剂。其治法属于"八法"中的"清法"。

里热证是指热邪在里的病证，其致病原因，或为六淫之邪，化热入里；或为脏腑阳气偏胜，五志化火；或为阴液亏损，虚热内生。里热证病位有在气分、在营血分、在脏腑之别，病性有实热、虚热之分，热势有温、热、火、毒之异。此外，夏暑为病，亦属温热范畴，故本章方剂分为清气分热、清营凉血、清热解毒、清脏腑热、清热祛暑和清虚热六类。

使用清热剂须注意以下事项：一是辨明里热证的部位，是在气在血，还是在脏在腑，以选择恰当的方剂。二是辨清里热证之虚实，若属气血亏损之虚热，误投本章方剂则危亡立至；屡用清热泻火剂而热仍不退者，当属王冰所谓"寒之不寒，是无水也"，改用甘寒滋阴壮水之剂，待其阴复而虚热自退。三是清热剂用药多以寒凉为主，易伤脾胃，故脾胃素弱者宜配伍健脾和胃之品以顾护脾胃。四是热盛药病格拒，或凉药入口即吐者，可在寒凉方中少佐温热药，或凉药热服。

第一节　清气分热剂

适应证　适用于热在气分证。症见身热，不恶寒反恶热，多汗，口渴饮冷，舌红苔黄，脉数有力等。

组方思路　本类方剂常由以下药物构成：①清热泻火药，如石膏、知母、竹叶等，以"热者寒之"。②甘寒生津药，如芦根、麦冬之类，乃热易伤津之故。③护胃和中药，如甘草、粳米等，以防寒凉败胃。④顾及兼夹证的药，若热邪耗伤元气，可配人参以益气；热邪扰胃，胃气上逆，可伍半夏以降逆；夹湿邪者，宜遣苍术以化湿。

代表方　白虎汤、竹叶石膏汤。

白虎汤
《伤寒论》

【**组成**】石膏碎，一斤（50g）　知母六两（18g）　甘草炙，二两（6g）　粳米六合（9g）

【**用法**】上四味，以水一斗，煮米熟汤成，去滓，温服一升，日三服。

【**功效**】清热生津。

【**主治**】气分热盛证。壮热面赤，汗出恶热，烦渴喜冷饮，脉洪大有力。

【**证析**】白虎汤原治伤寒化热内传阳明之阳明经证，后世温病学家引此方治气分热盛证。邪热入里，里热炽盛，故壮热面赤而恶热；里热蒸腾，迫津外泄，则大汗出；热灼津伤，汗出耗液，引水自救，则烦渴喜冷饮；热邪充斥经脉，则脉洪大有力。是证无论伤寒、温病，皆为热盛津伤，治宜清热生津之法。

【方解】方中石膏辛甘大寒，入肺胃二经，寒能清热泻火，辛可透热出表，为君药。知母苦寒质润，寒可助石膏清泄气分之热，质润能滋阴润燥，救已伤之阴津，为臣药。二药相须，清热生津之力颇强，为治气分实热证的常用药对。粳米、炙甘草益气护中，防大寒伤中之弊；炙甘草兼调和诸药，为佐使药。四药配合，热清津复，渴止烦除，于证始惬。

配伍特点：清热生津，辛寒清热为主；泻火护胃，寒不伤中。

【运用】

1. 辨证要点 本方为治气分热盛证的基础方、代表方。以大热，大汗，大渴，脉洪大的"四大症"为辨证要点。

2. 新药研制提要 本方属清热生津之剂，重在清气分之热。研发新药时，既可视卫气营血的传变规律加减，又可据热盛之部位、津伤之程度、病证的兼夹加味组方。如治卫气同病，加金银花、连翘等疏散清解；治气营同病，加玄参、板蓝根清营解毒；治肺热盛者，加黄芩、桔梗等清肺宣肺；治胃热盛者，加黄连、芦根清胃生津；若夹湿而苔腻者，加苍术、广藿香化湿和中。

3. 现代制剂 研制的剂型有合剂。

【药理研究】①解热：对不同致热源引起的发热均有较好的解热作用，其机制可能与抑制致热性细胞因子的释放，调节细胞因子失衡和机体免疫功能相关。②抗菌：体外无抗菌作用，体内抗菌作用可能与提高模型的免疫功能，从而使细菌繁殖受到抑制并影响细菌毒力因子的表达有关，且其体内抗菌作用与知母密切相关。③抗炎：能拮抗自由基损伤，调节前列腺素代谢，保护肺组织，减轻组织的炎症反应。此外，本方还有调节免疫、降血糖、降血脂等作用。

【附方】见表7-1。

表7-1 白虎汤附方

方名	组成	功效	主治
白虎加人参汤 （《伤寒论》）	知母、石膏、炙甘草、粳米、人参	清热、益气、生津	气分热盛，气津两伤证。白虎汤证见饮不解渴，或脉浮大而芤
白虎加苍术汤 （《类证活人书》）	知母、石膏、炙甘草、粳米、苍术	清热祛湿	湿温病热重于湿证。身热胸痞，汗多，舌红苔黄腻
清热解毒口服液 （《中国药典》2020 版）	石膏、知母、金银花、玄参、地黄、连翘、栀子、甜地丁、黄芩、龙胆、板蓝根、麦冬	清热解毒	热毒壅盛证。发热面赤，烦躁口渴，咽喉肿痛
抗病毒口服液 （《中国药典》2020 版）	石膏、知母、板蓝根、芦根、地黄、郁金、石菖蒲、广藿香、连翘	清热祛湿凉血解毒	湿温病。发热，咽喉红肿疼痛，苔黄腻

竹叶石膏汤
《伤寒论》

【组成】竹叶二把（6g） 石膏一斤（50g） 半夏洗，半升（9g） 麦门冬去心，一升（18g） 人参二两（6g） 甘草炙，二两（6g） 粳米半升（9g）

【用法】上七味，以水一斗，煮取六升，去滓，内粳米，煮米熟汤成，去米，温服一升，日三服。

【功效】清热生津，益气和胃。

【主治】伤寒、温病、暑病之余热未尽，气津两伤证。身热多汗，心烦，口干喜饮，干呕，舌红苔少，脉虚数。

【证析】本方治证由热病后期，余热未尽，气津两伤，胃气上逆所致。热病后期，余热留恋气分，迫津外泄，故身热多汗、脉数；余热扰心，故心烦；气虚津伤，故口干喜饮、气短神疲、舌红少苔、脉虚；胃失和降，则干呕。此时单清热则气津难复，只补虚则余邪留恋，唯有清补并行，方可两全。

【方解】方用石膏清透气分余热，为君药。人参、麦门冬补气养阴，为臣药。佐以半夏和胃降逆，其性虽温，但配入清热生津药中，则温燥之性去而降逆之用存；竹叶资石膏清气之力，兼清心除烦，生津利尿；粳米、炙甘草益气生津。甘草兼调药性，为使药。本方由白虎汤衍化而来，正如《医宗金鉴》所谓："以大寒之剂，易为清补之方。"

配伍特点：清补并行，邪正兼顾，清而不寒，补而不滞。

【类方比较】白虎汤和竹叶石膏汤均用石膏、粳米、甘草构成清热生津之剂，用于热在气分证。白虎汤以石膏配知母，为大寒之剂，主治气分热盛之大热、大渴、大汗出、脉洪大；竹叶石膏汤为以石膏伍竹叶、麦冬、人参等，为清补之剂，主治热势已衰，余热未尽而气津两伤之身热多汗、口渴、舌红苔少、脉虚数等。

【运用】

1. 辨证要点　本方为治热病后期，余热未尽，气阴两伤的常用方。以身热多汗，干呕，口干喜饮，舌红苔少，脉虚数为辨证要点。

2. 新药研制提要　本方为清补并行之剂，研发新药时，可据热与虚的偏颇加减，以达祛邪扶正之目的。如针对热盛者，重用石膏，加金银花、连翘、青蒿以助清热透邪之力；治肺热夹痰而咳嗽痰黄者，加黄芩、鱼腥草、竹茹等以清肺化痰；针对阴伤重者，加北沙参、芦根、天花粉等以养阴生津。

3. 使用注意　本方清凉质润，内有痰湿、湿热或热邪偏盛等均应慎用。

第二节　清营凉血剂

适应证　适用于热入营分或热入血分证。前者症见身热夜甚，心烦少寐，时有谵语，斑疹隐隐等；后者见身热烦躁，神昏谵语，斑色紫黑，吐衄出血等。

组方思路　本类方剂常由以下药物构成：①清热凉血药，如水牛角、牡丹皮、赤芍等，消除病因，挫其热势。②滋阴养血药，如地黄、玄参、麦冬等，针对热入营血，耗液伤阴之病变。③顾及病势特点的药，如热由气传营，伍辛凉透散药，如金银花、连翘、竹叶之类，引入营分之热转出气分而解；热入营血，热易与血结而致瘀，配活血化瘀药，如丹参、赤芍之类，以防治瘀滞之弊。

代表方　清营汤、犀角地黄汤。

清营汤
《温病条辨》

【组成】犀角（现用水牛角）镑片，先煎，三钱（30g）　生地黄五钱（15g）　元参（玄参）三钱

（9g） 竹叶心一钱（3g） 麦冬三钱（9g） 丹参二钱（6g） 黄连一钱五分（5g） 银花三钱（9g） 连翘连心用，二钱（6g）

【用法】上药，水八杯，煮取三杯，日三服。

【功效】清营解毒，透热养阴。

【主治】热入营分证。身热夜甚，心烦少寐，时有谵语，口渴或不渴，斑疹隐隐，脉细数，舌绛而干。

【证析】本方治证由热邪入于营分，耗伤营阴所致。热邪传营，伏于阴分，入夜阳气内归营阴，与热相合，故身热夜甚；营气通于心，热扰心神，故神烦少寐、时有谵语；若热邪初入营分，气分热邪未尽，灼伤津液，则口渴；若热邪深入营分，蒸腾营阴上承，则口反不渴；营热波及血分，热伤血络，血溢脉外，则斑疹隐隐；舌绛而干，脉细数为营热阴伤之征。治宜清营解毒，透热养阴。

【方解】方中水牛角味苦咸而性寒，善清解营分之热毒，为君药。生地黄、玄参、麦冬清热凉血，滋阴生津，既助君药清营热，又补充受损之阴，为臣药。君臣相配，一撤其热，一保其津，扶正祛邪，相辅相成。银花、连翘、竹叶轻清疏透，清热解毒，引营分热邪从气分透泄而解，此即叶天士所云"入营犹可透热转气"；黄连清心泻火；丹参清热凉血，并能活血散瘀，以防热与血结，同为佐药。诸药合用，共奏清营解毒，透热养阴之功。

配伍特点：一是清营养阴，邪正兼顾，清营为主；二是气营血同治，并寓透热转气。

【运用】

1. 辨证要点 本方为治热入营分证的代表方、常用方。以身热夜甚，心烦少寐，斑疹隐隐，舌绛而干，脉细数为辨证要点。

2. 新药研制提要 营分介于气分与血分之间，研发新药时，可据热入气、营、血之侧重而调整药量或加味药物。针对气分热盛而发热重，口渴甚者，加石膏、知母以清解气热；针对营分热盛而发热夜甚者，重用水牛角、地黄、玄参，或加大青叶、板蓝根以助清营解毒之力；针对血热明显而皮肤斑疹紫暗，加牡丹皮、紫草、赤芍、黄芩等凉血解毒。

3. 现代制剂 研制的剂型有颗粒剂。

【药理研究】①解热：对大肠杆菌内毒素刺激白细胞释放的内源性致热源所致实验性家兔营分证模型有较好的退热作用。②抗脂质过氧化：减少实验性糖尿病大鼠血及肾组织中的丙二醛浓度。此外，本方尚有抗感染、抗炎、改善血流变与脑组织损伤等作用。

【研制方举例】清热解毒颗粒（《中国卫生部药品标准》） 组成：石膏、知母、黄连、水牛角、玄参、金银花、地黄、大青叶、连翘。功效：清热解毒，养阴生津。主治：风热之感冒、痄腮。症见发热面赤，咽喉红肿疼痛，口渴，心烦等。

按： 清热解毒颗粒由清营汤合白虎汤加减而成。本方治证为风热之邪传入气分，波及营血，故以石膏、知母、黄连、大青叶、金银花、连翘清气解毒；水牛角、玄参、地黄清营凉血养阴。其中银、翘尚能透热外达，大青叶、玄参尚能利咽消肿。全方甘寒清润，气营血同治，治气热为主。

犀角地黄汤
《备急千金要方》

【组成】犀角（现用水牛角）镑片，先煎，一两（30g） 生地黄半斤（24g） 芍药（本方多用赤芍）三两（12g） 牡丹皮二两（9g）

【用法】上药四味，㕮咀，以水九升，煮取三升，分三服。

【功效】清热解毒，凉血散瘀。

【主治】热入血分证。身热谵语，斑色紫黑，或吐血、衄血、便血、尿血等，舌红绛或舌绛起刺，脉细数。

【证析】本证乃热毒深入血分所致。心主血，又主神明。热毒炽盛于血分，内扰心神，则身热、谵语；热毒迫血妄行，血溢脉外，则上见吐血、衄血，下见便血、尿血，外见斑色紫黑；舌红绛或舌绛起刺，脉细数，俱是血分热炽，耗伤阴血之征。治宜清热解毒，凉血散瘀。

【方解】方中水牛角清心解毒，凉血化斑，为君药。生地黄助君药清热凉血，并滋阴生津以复已失之阴，为臣药。"热病用凉药，须佐以活血之品，始不致有冰伏之虞。"(《读医随笔》)故以赤芍、牡丹皮清热凉血，活血散瘀，为佐药。四药伍用，体现了叶天士"入血就恐耗血动血，直须凉血散血"之旨。

配伍特点：解毒之中寓以养阴，凉血之中寓以散瘀。

【类方比较】犀角地黄汤与清营汤均以水牛角、地黄为主，治疗热入营血证。但清营汤是在清热凉血中伍以金银花、连翘等轻清宣透之品，寓有"透热转气"之意，适用于邪入营分，动血尚轻之证；犀角地黄汤配伍赤芍、牡丹皮清热活血，寓有"凉血散血"之意，适用于热入血分而见耗血、动血之证。

【运用】

1. 辨证要点　本方为治热入血分证的代表方、基础方。以各种出血，斑色紫黑，身热，舌绛为辨证要点。

2. 新药研制提要　本方以治疗各种出血症为特点，研制新药时，可加清肝凉血止血药，如青黛、紫草、白茅根、侧柏叶、茜草等以标本同治。

第三节　清热解毒剂

适应证　适用于火毒炽盛证。症见大热烦躁，吐衄发斑，口舌生疮，便秘溲赤，或外科疮疡疔疖等。

组方思路　本类方剂常由以下药物构成：①清热解毒药，如黄芩、黄连、黄柏、连翘、金银花等，苦寒直折，消除病因。②导热外出的药，如疏散之防风、白芷，清热利尿之栀子、车前子，泻下之大黄、芒硝等，或使热从表外散，或使热从二便而走。③活血化瘀药，如乳香、没药等，乃热毒每搏击气血，致局部红肿疼痛之故。

代表方　黄连解毒汤、凉膈散、仙方活命饮。

黄连解毒汤
《外台秘要》

【组成】黄连三两（9g）　黄芩　黄柏各二两（6g）　栀子擘，十四枚（9g）

【用法】上四味切，以水六升，煮取二升，分二服。

【功效】泻火解毒。

【主治】三焦火毒证。大热烦躁，谵语不眠，口燥咽干，或热病吐血、衄血、发斑，或身热下利，或外科痈疡疔毒，小便黄赤，舌红苔黄，脉数有力。

【证析】本证乃火毒充斥三焦所致。火毒炽盛，上扰心神，则大热烦躁、谵语不眠；迫血妄行，随火上逆，则为吐衄，外溢肌肤，则为发斑；伤津耗液，则口燥咽干；下迫大肠，则身热下利；壅于肌膝，则发为痈肿疔毒。舌红苔黄，脉数有力，为火毒炽盛之征。火毒弥漫三焦，充斥内外，法当清热泻火解毒，挫其鸱张之势。

【方解】方中黄连大苦大寒，擅清泻心火，兼泻中焦之火，为君药。黄芩清上焦之火，黄柏泻下焦之火，为臣药。栀子清泻三焦之火，且利湿而导热从小便而出，为佐药。四药合用，使三焦之火邪去而热毒解。

配伍特点：苦寒直折，兼顾三焦，为针对病因施治的范例。

【运用】

1. 辨证要点　本方为治三焦热毒证的基础方。以大热烦躁，口燥咽干，舌红苔黄，脉数有力为辨证要点。

2. 新药研制提要　本方着眼于消除致病之因，故热毒蕴于上下内外皆可应用。研发新药时，若为肺胃热盛之咽痛、口燥咽干而制，可加石膏、鱼腥草等以清泻肺胃热邪；为痈疡疔毒而制，加连翘、金银花、蒲公英、赤芍、牡丹皮等以解毒凉血消痈。

3. 现代制剂　研制的剂型有丸剂、胶囊剂、片剂。

4. 使用注意　本方为大苦大寒之剂，久服或过量服用易伤脾胃，故非火盛者不宜使用。

【药理研究】①解热：对发热模型有明显持续的降低体温作用，但起效缓慢。②抗炎：能明显降低毛细血管通透性，显著抑制耳郭水肿。③抗溃疡：对应激性溃疡模型有明显的抑制作用，对烧灼性溃疡模型有显著的促愈作用。④止泻：可抑制肠蠕动，发挥止泻作用。此外，本方尚有抗菌、抗内毒素、降血糖、降血脂等作用。

【附方】见表7-2。

表7-2　黄连解毒汤附方

方名	组成	功效	主治
栀子金花丸（《中国药典》2020版）	栀子、黄连、黄芩、黄柏、大黄、金银花、知母、天花粉	清热泻火凉血解毒	肺胃热盛证。口舌生疮，牙龈肿痛，目赤眩晕，咽喉肿痛，吐血衄血，大便秘结
桂林西瓜霜（《中国药典》2020版）	西瓜霜、煅硼砂、黄柏、黄连、山豆根、射干、浙贝母、青黛、冰片、无患子果炭、大黄、黄芩、甘草、薄荷脑	清热解毒消肿止痛	肺胃热盛证。咽喉肿痛，喉核肿大，口舌生疮，牙龈肿痛
一清胶囊（《中国药典》2015版）	黄连、大黄、黄芩	清热解毒凉血止血	火毒血热证。身热烦躁，目赤口疮，咽喉、牙龈肿痛，大便秘结及各种出血
除湿止痒软膏（《国家药品标准》）	蛇床子、黄连、黄柏、白鲜皮、苦参、虎杖、紫花地丁、地肤子、蒲蓄、茵陈、苍术、花椒、冰片	清热除湿祛风止痒	湿热内阻之急性、亚急性湿疹。皮肤瘙痒，疹出色红，抓破后渗出津水

【研制方举例】芩连片（《中国药典》2020版）　组成：黄芩、连翘、黄连、黄柏、赤芍、甘草。功效：清热解毒，消肿止痛。主治：脏腑蕴热之头痛目赤，口鼻生疮；或疮疖肿痛；或湿热带下，色黄稠；或热痢腹痛。

按：芩连片由黄连解毒汤去栀子，加连翘、赤芍、甘草而成。该方主治脏腑蕴热证，故以黄芩、黄连、黄柏清上、中、下三焦之火，兼顾诸脏；连翘既助清热，又透热外出；赤芍清热凉血，活血止痛，既兼顾热邪搏击气血之肿痛，又寓凉而不遏之意；甘草调和药性。诸药相配，共奏清热解毒，凉血止痛之功。

凉膈散
《太平惠民和剂局方》

【组成】川大黄　朴硝　甘草燨，各二十两（600g）　山栀子仁　薄荷叶去梗　黄芩各十两（300g）连翘二斤半（1250g）

【用法】上药为粗末，每服二钱（6g），水一盏，入竹叶七片，蜜少许，煎至七分，去滓，食后温服。小儿可服半钱，更随岁数加减服之。得利下，住服。

【功效】泻火通便，清上泄下。

【主治】上中二焦火热证。胸膈烦热，面赤唇焦，烦躁口渴，口舌生疮，或咽痛吐衄，便秘溲赤，舌红苔黄，脉滑数。

【证析】本方治证由脏腑积热，聚于胸膈，而以上、中二焦见症为主。热聚心胸，内扰心神，则胸膈烦热、烦躁；热伤津液，则口渴、咽燥、唇焦；火性上炎，则面红目赤、口舌生疮、咽痛吐衄；中焦燥热内结，故便秘溲赤；舌、脉均为里热之征。治宜清上泻下以分消膈热。

【方解】方中连翘苦辛性寒，归心、肺、小肠经，功擅清热解毒，透散上焦之热，故重用为君。大黄、芒硝泻火通便，荡涤中焦燥热内结，并助君药清解上焦之热，为臣药。黄芩清胸膈郁热，栀子通泻三焦，引热下行；薄荷清头目、利咽喉，合连翘以透热从肌表而出，是"火郁发之"之意；竹叶清热利尿，合栀子以导热从小便而去，同为佐药。甘草、白蜜既可缓和硝、黄峻泻之力，又能生津润燥，调和诸药，为佐使药。全方配伍，共成泻火清上，通便泻下之功。

配伍特点：清上与泻下并行，寓"以泻代清""上病下取"之意。

【运用】

1. 辨证要点　本方为治上中二焦火热证的常用方。以胸膈烦热，面赤唇焦，烦躁口渴，舌红苔黄，脉数为辨证要点。

2. 新药研制提要　可视其病位之侧重加减以构思新方。如针对肺胃热盛之烦热口渴，合白虎汤以泻火生津；心经热盛之口舌生疮，加黄连以清心泻火；热壅咽喉之咽痛甚，加金银花、牛黄、射干、山豆根等以解毒利咽。

3. 现代制剂　研制的剂型有合剂、片剂。

【药理研究】①抗凝：对内毒素引起的肠系膜微循环障碍有明显的改善作用，对血液高凝、高聚、高黏状态均有不同程度的改善作用。②解热：对家兔内毒素温病模型有解热作用，其解热机理可能与减少肿瘤坏死因子产生及抑制中枢性发热介质前列腺素 E 和环磷酸腺苷的合成、释放，继而影响下丘脑体温调节中枢有关。③抗炎：可抑制各种炎症细胞因子的产生，其机理可能与抗内毒素损伤，抑制核转录因子 κB 的活性有关。

【附方】见表7-3。

表7-3　凉膈散附方

方名	组成	功效	主治
防风通圣散 （《黄帝素问宣明论方》）	防风、连翘、薄荷、川芎、当归、白芍、麻黄、大黄、芒硝、桔梗、石膏、黄芩、滑石、甘草、荆芥、栀子、白术	疏风解表 清热通便	风热壅盛，表里俱实证。憎寒壮热，无汗，头痛咽干，小便短赤，大便秘结；并治疮疡肿毒

续表

方名	组成	功效	主治
上清丸 （《中国卫生部药品标准》）	酒炒大黄、酒炒黄芩、连翘、菊花、白芷、酒炒黄柏、栀子、荆芥、防风、薄荷、川芎、桔梗	清热散风 解毒通便	风热壅盛证。头晕耳鸣，目赤，口舌生疮，牙龈肿痛，大便秘结

仙方活命饮
《校注妇人良方》

【组成】白芷　贝母（浙贝母）　防风　赤芍药　当归尾　甘草节　皂角刺炒　穿山甲炙　天花粉　乳香　没药各一钱（6g）　金银花　陈皮各三钱（9g）

【用法】上用酒一大碗，煎五七沸服。

【功效】清热解毒，消肿溃坚，活血止痛。

【主治】痈疡肿毒初起。红肿热痛，或身热凛寒，苔薄白或黄，脉数有力。

【证析】本方所治疮疡肿毒初起，多为热毒壅聚，气滞血瘀痰结而成。热毒壅聚，郁遏营卫，阻滞经络，气滞血瘀，聚而成形，故见局部红、肿、热、痛；正邪俱盛，交争于表，故身热凛寒；苔薄白或黄，脉数而有力是热毒之征。阳证痈疮初起，治宜清热解毒为主，配合疏散、行气、活血、祛痰以消肿散结。

【方解】方中金银花味辛甘微苦而性寒，轻清气浮，芳香透达，"清热，解诸疮、痈疽发背、无名肿毒、丹瘤、瘰疬"（《滇南本草》），为疮痈要药，故重用为君，清热解毒疗疮。当归尾、赤芍、乳香、没药活血散瘀止痛；陈皮合乳、没理气行滞，使气行血行，肿结自消，共为臣药。白芷、防风辛散透热；热毒每灼津成痰，故配用浙贝母、天花粉清热化痰，散结消肿；穿山甲、皂角刺疏通经络，透脓溃坚，可使脓成即溃，同为佐药。甘草既清热解毒，并调和诸药；煎药加酒，借其通行周身，助药力直达病所，为使药。合而用之，使热毒清，瘀滞行，肿消痛止，则疮疡悉除。

配伍特点：清疏并用，清热解毒为主；气血津同治，行气活血为要。

【运用】

1. 辨证要点　罗美誉本方为"此疡门开手攻毒之第一方也"（《古今名医方论》），故是治疗热毒痈疡肿毒的常用方，凡痈肿初起属于阳证者均可运用。以局部红肿热痛，苔薄黄，脉数有力为辨证要点。

2. 新药研制提要　本方为热毒疮疡而设，但清热解毒之力略逊。研制新药时，宜加连翘、蒲公英、紫花地丁、牡丹皮等清热凉血疗疮之品，以增强疗效。

3. 现代制剂　研制的剂型有片剂。

4. 使用注意　阳证痈疡初起，脓未成或脓成未溃者均可使用，若脓成已溃则禁用。

【药理研究】①抗炎、解热：对炎症及发热模型均有明显抑制作用，能显著降低毛细血管通透性，减少炎性渗出，促进炎灶的分解、吸收。②抑菌：对粪肠球菌、金黄色葡萄球菌的生长有一定抑制作用。③增强免疫：可明显提高巨噬细胞吞噬功能和血清 γ - 球蛋白含量。

【附方】见表7-4。

表7-4 仙方活命饮附方

方名	组成	功效	主治
如意金黄散 《外科正宗》	姜黄、大黄、黄柏、苍术、厚朴、陈皮、甘草、生天南星、白芷、天花粉	清热解毒 消肿止痛	热毒瘀滞肌肤之疮疡肿痛，丹毒流注，肌肤红、肿、热、痛。亦用于跌打损伤
五味消毒饮 《医宗金鉴》	金银花、野菊花、蒲公英、紫花地丁、紫背天葵子	清热解毒 消散疔疮	火毒结聚之疔疮。发热恶寒，疮形如粟，坚硬根深，状如铁钉，以及痈疡疖肿，红肿热痛，舌红苔黄，脉数
妇康口服液 （《国家药品标准》）	忍冬藤、鳖甲、连翘、草红藤、蒲公英、紫花地丁、大青叶、升麻、蒲黄、椿皮、茵陈、海金沙	清热利湿 活血止痛	湿热蕴结之带下量多色黄，腰腹疼痛

第四节　清脏腑热剂

适应证　适用于热邪偏盛于某一脏腑所致的火热证。如心经有热，则心胸烦热，口渴面赤，口舌生疮；肺中有热，则咳嗽气喘，咯痰色黄；肝胆实火，则胁肋胀痛，头痛目赤，急躁易怒；热在脾胃，则牙痛龈肿，口气热臭，烦热易饥；热在肠腑，则下痢赤白，泻下臭秽，肛门灼热等。

组方思路　本类方剂常由以下药物构成：①针对性的清热药，如心经热盛，遣黄连、栀子、竹叶、川木通等以清心泻火；热壅于肺，遣黄芩、石膏、知母等以清肺泄热；肝胆实火，遣龙胆、夏枯草、青黛等清肝泻火；热蕴脾胃，遣石膏、黄连等以清胃泄热；热在肠腑，遣白头翁、黄连、黄柏等以清热燥湿。②养阴生津药，如地黄、麦冬、石斛等，以顾及热邪易于伤阴之病变。③调理脏腑功能的药，如心热宜配安神之品，肺热宜配宣降肺气之品，肝热宜配疏肝养血药，肠热之痢疾宜配行气活血药。④引热外出的药，如配川木通、车前子等利尿以导热，配大黄、芒硝等通腑以泻热，配升麻、防风等辛散以透热。

代表方　导赤散、泻白散、龙胆泻肝汤、左金丸、清胃散、葛根黄芩黄连汤、白头翁汤、芍药汤。

导赤散
《小儿药证直诀》

【组成】生地黄　木通　生甘草梢各等分（6g）

【用法】上药为末，每服三钱（9g），水一盏，入竹叶同煎至五分，食后温服。

【功效】清心利水养阴。

【主治】心经火热证。心胸烦热，口渴面赤，意欲冷饮，口舌生疮；或心热移于小肠，小便赤涩刺痛，舌红，脉数。

【证析】本方治证乃心经有热或心热移于小肠所致。心火循经上炎，则心胸烦热、面赤、口舌生疮；火热灼津，故口渴、意欲饮冷；心与小肠相表里，心热下移小肠，泌别失职，则小便赤涩刺痛；舌红、脉数为内热之征。是证"水虚火不实"（《医宗金鉴》），故治法不宜苦寒直折，当清心利水与养阴兼顾。

【方解】方中生地黄甘寒而润，入心、肾经，清热以制心火，滋阴以顾阴伤；木通苦寒，入心与小肠经，上清心经之热，下则利水通淋，二药相伍，脏腑兼顾，上下同治，共为君药。竹叶清心热，利小便，为臣药。生甘草梢清热解毒，直达茎中而止淋痛，并能护胃安中，调和药性，以防木通、生地黄之寒凉伤胃，为佐使药。四药合用，共奏清心利水养阴之功。《医宗金鉴》云："赤色属心，导赤者，导心经之热从小肠而出……故名导赤散。"

配伍特点：清心与利水同用，利水与滋阴兼顾，使滋阴而不恋邪，利水而不伤阴。

【运用】

1. 辨证要点　本方为治心经火热证的基础方，又是清热利水养阴法的代表方。以心胸烦热，口渴，口舌生疮或小便赤涩，舌红，脉数为辨证要点。

2. 新药研制提要　本方属清心利水之基础方。研发新药时，若为心火较盛而制，加黄连助清心泻火；为热扰心神之失眠而制，加黄连、丹参、珍珠母、酸枣仁清心安神；为心热移于小肠之小便不利而制，加车前子、茯苓协清热利水之功。

3. 使用注意　方中木通苦寒，生地黄阴柔寒凉，故脾胃虚弱者慎用。

泻白散
《小儿药证直诀》

【组成】地骨皮　桑白皮炒，各一两（30g）　甘草炙，一钱（3g）

【用法】上药锉散，入粳米一撮，水二小盏，煎七分，食前服。

【功效】清泻肺热，止咳平喘。

【主治】肺热咳喘证。咳嗽气喘，皮肤蒸热，日晡尤甚，舌红苔黄，脉细数。

【证析】本方主治肺有伏火，肺失清肃之证。肺主气，宜清肃下降，伏火蕴肺，气逆不降而为咳喘；肺合皮毛，肺热外蒸于皮毛，故皮肤蒸热，此热不属于外感，乃伏热渐伤阴分所致，故热以午后为甚；舌红苔黄，脉象细数，皆是热邪渐伤阴分之象。治宜清泻肺热，止咳平喘。

【方解】方中桑白皮甘寒性降，清泻肺热，止咳平喘，为君药。地骨皮甘寒入肺，可助君药清降肺中伏火，为臣药。君臣相合，清肺热，降肺气，相辅相成。炙甘草、粳米养胃和中，培土生金以扶肺气，兼调和药性，共为佐使。四药配伍，共成清伏火、平喘咳之功。

配伍特点：清中有润，以清为主；泻中有补，祛邪为主；肺脾同治，肃肺为主。

【类方比较】泻白散与麻杏甘石汤均可清泻肺热而治肺热喘咳。但前方主治之喘咳为肺中伏火郁热，肺失清肃所致，故以桑白皮配地骨皮，清泻肺中伏火以止喘咳；后方主治之喘咳系表邪入里化热，壅遏于肺，故以麻黄配石膏、杏仁，清宣肺热，肃降肺气以止喘咳，兼以解表散邪。

【运用】

1. 辨证要点　本方为治肺热咳喘的基础方。以咳喘，皮肤蒸热，舌红苔黄，脉细数为辨证要点。

2. 新药研制提要　本方药性平和，其清肺化痰、止咳平喘之功皆不强，故新药研制中，若为热盛夹痰，咳喘痰黄者而设，可酌加清肺之黄芩、知母，清热化痰之瓜蒌、浙贝母，止咳平喘之苦杏仁、桔梗等。

【附方】见表7-5。

表 7-5　泻白散附方

方名	组成	功效	主治
苇茎汤 （《外台秘要》 引《古今录验方》）	苇茎、薏苡仁、 瓜瓣、桃仁	清肺化痰 逐瘀排脓	热毒壅滞，痰瘀互结之肺痈。身有微热，咳嗽痰多，甚则咳吐 腥臭脓血，胸中隐隐作痛，舌红，苔黄腻，脉滑数
黄芩泻白散 （《症因脉治》）	黄芩、桑白皮、 地骨皮、甘草	清泄肺热	肺经有热。喘咳面肿，气逆胸满，小便不利

【研制方举例】宣肺败毒汤（《新型冠状病毒肺炎诊疗方案》试行第七版）　组成：生麻黄、苦杏仁、生石膏、生薏苡仁、广藿香、茅苍术、化橘红、青蒿草、虎杖、马鞭草、干芦根、葶苈子、生甘草。功效：宣肺化湿，清热透邪，泻肺解毒。主治：湿毒郁肺所致新型冠状病毒肺炎。症见发热，咳嗽痰少，或有黄痰，憋闷气促，腹胀，便秘不畅，舌质暗红，舌体胖，苔黄腻或黄燥，脉滑数或弦滑。

按：宣肺败毒汤由麻杏石甘汤、苇茎汤、葶苈大枣泻肺汤、不换金正气散等合方加减而成。本方证系湿疫浸淫，闭郁于肺，入里化热引起。湿疫闭肺，郁而化热，湿热相合，肺失宣降，则发热、憋闷气促、咳嗽痰黄少、苔黄腻；湿热内蕴，气行不利，腑气不畅，则腹胀、便秘；舌暗红，舌体胖，为血滞湿停之象。方以麻黄伍苍术、藿香透邪达表，化湿渗湿；石膏、青蒿、芦根清肺生津，透邪达表；葶苈子、橘红泻肺利水，行气燥湿，合麻黄、杏仁宣肃肺气、通调气津、止咳平喘。湿疫之邪，发病急、传变快、易蕴而成毒，故以虎杖、马鞭草清热利湿解毒，逐邪于二便；凉血活血，兼顾血行不利。诸药合用，为一首宣肺透邪兼以通腑，化湿清热兼以生津，调气兼以活血的抗疫效方。

龙胆泻肝汤
《医方集解》

【组成】龙胆草酒炒（6g）　黄芩炒（9g）　栀子酒炒（9g）　泽泻（12g）　木通（6g）　当归酒洗（3g）生地黄酒炒（9g）　柴胡（6g）　甘草生用（6g）　车前子（9g）（原书未著用量）

【用法】水煎服。

【功效】清泻肝胆实火，清利肝经湿热。

【主治】

1. 肝胆实火上炎证。头痛目赤，胁痛，口苦，耳聋，耳肿等，舌红苔黄，脉弦数有力。

2. 肝经湿热下注证。阴肿，阴痒，阴汗，小便淋浊，或妇女带下黄臭等，舌红，苔黄腻，脉弦数有力。

【证析】本方证是由肝胆实火上炎或肝经湿热下注所致。肝胆之火循经上炎，则头痛目赤、耳肿，或听力失聪；肝火内郁，气机不畅则两胁作痛；湿热循经下注则为阴痒、阴肿、阴汗、小便淋浊，或妇女带下黄臭；口苦，舌红苔黄或黄腻，脉弦数有力，皆为火盛及湿热之征。治当清泻肝胆实火，清利肝经湿热。

【方解】方中龙胆草大苦大寒，既能泻肝胆实火，又能清肝胆湿热，泻火除湿，两擅其功，切中病机，故为君药。黄芩、栀子泻火清热，兼能燥湿，与龙胆相伍，泻火之力益著，为臣药。泽泻、木通、车前子渗利湿热，与龙胆相配，除湿之功益彰；肝经实火，易耗伤阴血，且方中苦燥渗利之品居多，亦易伤阴，故用当归、生地黄滋阴养血，同为佐药。柴胡疏畅肝胆之气，并引诸药入肝胆之经；生甘草护胃安中，调和药性，为佐使药。十药伍用，使火降热清，湿浊得利，诸证乃可相应而解。

配伍特点：泻中有补，利中有滋，降中寓升，祛邪而不伤正，泻火而不伐胃。

【运用】

1.辨证要点 本方为治肝胆实火上炎，肝经湿热下注证的常用方。以口苦尿赤，舌红苔黄或黄腻，脉弦数有力为辨证要点。

2.新药研制提要 本方属泻肝良方。研制新药时，可据湿与热的偏盛调配。若实火较盛，可去泽泻、车前子，加黄连以助泻火之力；若火甚而目赤肿痛明显者，加木贼、决明子等清肝明目；若湿盛热轻者，可去黄芩、地黄，加滑石、薏苡仁以协利湿之功。

3.现代制剂 研制的剂型有丸剂（含大蜜丸、浓缩丸、水丸）、片剂、口服液、颗粒剂、胶囊剂。

【药理研究】①免疫调节：能提高血清溶菌酶与溶血素抗体水平，或调控 Toll 样受体实现体液免疫调节；能增加脾指数，控制细胞炎性因子释放，实现细胞免疫调节。②抗炎：能抑制毛细血管通透性升高、炎性渗出、炎性递质释放。③利尿：可使尿量显著增加，而对钠、钾的排泄影响不显著。此外，本方尚具保肝、抗过敏、抗感染、镇静、镇痛等作用。

【附方】见表7-6。

表 7-6　龙胆泻肝汤附方

方名	组成	功效	主治
当归龙荟丸 （《黄帝素问宣明论方》）	当归、龙胆草、栀子、黄连、黄柏、黄芩、芦荟、青黛、大黄、木香、麝香	清泻肝胆实火	肝胆实火证。头晕目眩，神志不宁，谵语发狂，或大便秘结，小便赤涩
黄连羊肝丸 （《中国药典》2015 版）	黄连、胡黄连、黄柏、黄芩、龙胆、柴胡、醋青皮、木贼、炒决明子、密蒙花、茺蔚子、煅石决明、夜明砂、鲜羊肝	泻火明目	肝火旺盛证。目赤肿痛，视物昏暗，羞明流泪，胬肉攀睛

【研制方举例】泻肝安神丸（《中国药典》2020 版） 组成：龙胆、黄芩、栀子、车前子、泽泻、当归、地黄、茯苓、甘草、麦冬、柏子仁、酸枣仁、远志、龙骨、牡蛎、珍珠母、蒺藜。功效：清肝泻火，重镇安神。主治：肝火亢盛，心神不宁之失眠多梦、心烦、惊悸，以及神经衰弱见上述证候者。

按：泻肝安神丸是龙胆泻肝汤去木通、柴胡，加茯苓、柏子仁等而成。心藏神，肝藏魂。肝经火盛，内扰心神则失眠多梦、心烦、惊悸。该方取龙胆泻肝汤清泻肝火之功，加茯苓、柏子仁、酸枣仁、远志宁心安神；龙骨、牡蛎、珍珠母重镇安神，平肝潜阳；麦冬清热养阴；蒺藜平肝疏肝。数药合用，是一首心肝同治，泻火安神并举的研制方。

左金丸
《丹溪心法》

【组成】黄连六两（18g）　吴茱萸一两（3g）

【用法】上药为末，水丸或蒸饼为丸，白汤下五十丸（6g）。

【功效】清肝泻火，降逆止呕。

【主治】肝火犯胃证。胁肋胀痛，嘈杂吞酸，呕吐口苦，舌红苔黄，脉弦数。

【证析】本方证是由肝郁化火，横逆犯胃，肝胃不和所致。肝之经脉布于胁肋，肝经自病，则胁肋胀痛；肝火犯胃，胃失和降，则嘈杂吞酸、呕吐口苦；舌红苔黄，脉弦数，为肝火之征。《素问·至真要大论》谓"诸逆冲上，皆属于火""诸呕吐酸，暴注下迫，皆属于热"，诸症均为火热上冲引起，治宜清泻肝火为主，兼以开郁降逆。

【方解】方中重用味苦性寒，入心、胃、肝经之黄连为君，其意有三，一为清肝火，肝火得清则自不横逆犯胃；二为泻胃火，胃火得清则胃气自降；三为泻心火，有"实则泻其子"之意。少佐味辛性热，主入肝经，兼入脾胃经之吴茱萸，疏肝解郁，降逆止呕，合黄连加强清泻肝火之功，并制苦寒之性，使泻火而无凉遏之弊，是为佐使。二药合用，使肝火得清，胃气得降，诸症自除。

配伍特点：苦降辛开，肝胃同治；寒热并用，相反相成。

【运用】

1. 辨证要点　本方为治肝火犯胃证的基础方。以胁痛口苦，呕吐吞酸，舌红苔黄，脉弦数为辨证要点。

2. 新药研制提要　本方为清肝和胃的基础方，研发新药，可据病证之轻重加味。如胁肋胀痛甚者，可合四逆散以加强疏肝理气止痛之效；如吞酸重者，可加乌贼骨、煅瓦楞子以制酸止痛。

3. 使用注意　黄连与吴茱萸的用量比例为 6∶1，本方才能发挥清肝泻火为主的功效。

清胃散
《脾胃论》

【组成】生地黄　当归身各三分（6g）　牡丹皮半钱（9g）　黄连拣净，六分，如黄连不好，更加二分；夏月倍之，大抵黄连临时增减无定（6g）　升麻一钱（9g）

【用法】上药为细末，都作一服（6g），水一盏半，煎至七分，去滓，放冷服之。

【功效】清胃凉血。

【主治】胃火牙痛。牙痛牵引头疼，面颊发热，其齿喜冷恶热，或牙宣出血，或牙龈红肿溃烂，或唇舌腮颊肿痛，口气热臭，口干舌燥，舌红苔黄，脉滑数。

【证析】本方证由胃有积热，循经上攻所致。足阳明胃经循鼻入上齿，手阳明大肠经上颈贯颊入下齿。胃火炽盛，循经上炎，故牙痛牵引头痛、面颊发热、唇舌腮颊肿痛；胃为多气多血之腑，胃热每致血分亦热，血络受伤，故牙宣出血，甚则牙龈溃烂；余症口气热臭，口干舌燥，舌红苔黄，脉滑数，均为胃热津伤之候。治宜清胃凉血。

【方解】方中君以苦寒泻火的黄连，直折胃腑之热。臣以甘辛微寒的升麻，一则清热解毒，以治胃火牙痛；二则透散郁热，宣达郁遏之伏火，寓"火郁发之"之意。生地黄凉血滋阴；牡丹皮凉血活血，亦为臣药。当归配伍生地黄则养血滋阴，配牡丹皮则活血止痛，为佐药。升麻兼以引经为使。诸药合用，共成清泻胃火，兼凉血益阴之功。

配伍特点：苦降与升散并用，清胃与凉血同施，泻火与养阴兼顾，但以清降为主。

【运用】

1. 辨证要点　本方为治胃火牙痛的常用方。以牙痛牵引头痛，口气热臭，舌红苔黄，脉滑数为辨证要点。

2. 新药研制提要　本方属清泻胃火之剂。研发新药时，可据胃热所致证候之侧重加味，以求标本同治。如胃火之牙衄，加侧柏叶、茜草凉血止血，牛膝导血热下行；胃热夹湿之口臭，加佩兰、广藿香芳化湿浊。此外，热盛者，可加大黄釜底抽薪，引热下行。

【药理研究】①抗炎、抑菌：对角叉菜胶致炎的肿胀有明显的抑制作用；对革兰阳性菌、革兰阴性菌及致病性真菌有抑制作用。②镇痛：对热板刺激所致疼痛有明显的抑制作用。③解热：能使胃热证模型小鼠体温明显下降。④影响胃肠功能：使排便时间缩短，环磷酸腺苷下降，减轻胃黏膜病理改变。

【附方】见表7-7。

表7-7　清胃散附方

方名	组成	功效	主治
泻黄散 （《小儿药证直诀》）	藿香、栀子、石膏、甘草、防风	泻脾胃伏火	脾胃伏火证。口疮口臭，烦渴易饥，口燥唇干，舌红脉数
玉女煎 （《景岳全书》）	石膏、熟地、麦冬、知母、牛膝	清胃热滋肾阴	胃热阴虚证。头痛，牙痛，齿松牙衄，烦热干渴，舌红苔黄而干。亦治消渴，消谷善饥

葛根黄芩黄连汤
《伤寒论》

【组成】葛根半斤（24g）　甘草二两，炙（6g）　黄芩三两（9g）　黄连三两（9g）

【用法】上四味，以水八升，先煮葛根，减二升，内诸药，煮取二升，去滓，分温再服。

【功效】解表清热止利。

【主治】表邪未尽，邪热入里证。身热，下利臭秽，胸脘烦热，口干作渴，舌红苔黄，脉数。

【证析】本方证是因伤寒表证未解，医者误下，邪气内陷，郁而化热，热蕴肠胃所致。此时表证未解，里热已盛，故见身热口渴，胸闷烦热，口干作渴；热邪内迫，清阳不升，大肠传导失司，故下利臭秽；舌红苔黄，脉数，皆为里热偏盛之象。此证为表证误下，邪热入里，自应外解肌表之邪，内清肠胃之热。

【方解】方中葛根辛甘而凉，入脾胃经，既能疏散表邪，又能清解里热，尚可升发脾胃清阳之气而治下利，一药三用，故重用为君。以苦寒之黄连、黄芩为臣，清肠泄热，燥湿止利。甘草甘缓和中，调和诸药，为本方佐使。四药合力，外疏内清，表里同治，使表解里和，热利自愈。

配伍特点：清疏与升清并举，但以清热为主。

【运用】

1. 辨证要点　本方为治热泻或热痢的基础方。以身热下利，苔黄，脉数为辨证要点。

2. 新药研制提要　研发新药应据热泻与热痢之异配药组方。如为热泻者，宜加化湿之广藿香、厚朴及渗湿之车前子、泽泻等；若为热痢之里急后重，下痢脓血者，宜加木香、槟榔以行气，当归、赤芍以和血。

3. 现代制剂　研制的剂型有丸剂、片剂、口服液、胶囊剂、颗粒剂。

【药理研究】①解热：对家兔及大鼠发热模型均有较好的解热作用。②解痉：体外能松弛气管、肠道平滑肌，对抗乙酰胆碱致平滑肌痉挛。③止泻：能对抗乳糖的致泻作用。④抗菌、抗病毒：对志贺菌等菌属有较强的体外抗菌活性；体外对肠道病毒中的小圆病毒、脊髓灰质炎病毒、人轮状病毒均有抑制作用。此外，本方还具有抗心律失常、抗缺氧及降血糖作用。

白头翁汤
《伤寒论》

【组成】白头翁二两（15g）　黄柏三两（9g）　黄连三两（9g）　秦皮三两（9g）

【用法】上四味，以水七升，煮取二升，去滓，温服一升，不愈，再服一升。

【功效】清热解毒，凉血止痢。

【主治】热毒痢疾。下痢脓血，赤多白少，腹痛，里急后重，肛门灼热，渴欲饮水，舌红苔黄，脉弦数。

【证析】本方所治痢疾为热毒深陷血分，下迫大肠所致。热毒熏灼肠腑，血败肉腐，酿为脓血，则下痢脓血；热伤肠络尤重，则赤多白少；热壅气机，则腹痛、里急后重；热邪下迫，则肛门灼热；邪热伤津，则渴欲饮水；舌红苔黄，脉弦数，为热邪内盛之征。法宜清热解毒，凉血止痢。

【方解】方中白头翁苦寒降泄，专入大肠经，清热解毒，凉血止痢，两擅其功，用以为君。臣以黄连、黄柏泻火解毒，燥湿止痢。佐以苦涩而寒之秦皮清热解毒，并收涩止痢。四药合用，热清毒解，血痢可愈。

配伍特点：清热伍以凉血，解毒配以收涩，标本兼顾，治本为主。

【运用】

1. 辨证要点　本方为治热毒血痢之基础方。以下痢赤多白少，腹痛，里急后重，舌红苔黄，脉弦数为辨证要点。

2. 新药研制提要　本方治痢重在消除病因，研发新药时，应据痢疾之病变特点及血痢证候之侧重加味组方。气血失调是痢疾的重要病机之一，故应加木香、槟榔、当归、白芍以行气导滞，养血活血；若针对纯下赤痢者，加赤芍、牡丹皮、地榆以凉血止血；针对热毒甚而身热烦躁者，宜遣黄芩、金银花以清热解毒。

【药理研究】①抗炎、抗菌：可抑制小鼠炎性反应，并对大肠杆菌、金黄色葡萄球菌、肺炎球菌、链球菌、李氏杆菌等有明显的抑制作用。②抑制肠运动：对兔离体肠管运动具有抑制作用，剂量越大，抑制作用越强。③止泻：对蓖麻油引起的小鼠小肠性腹泻与番泻叶引起的小鼠大肠性腹泻均有良好的抑制作用。④抗肿瘤：能上调 G 蛋白偶联受体蛋白质的信号传导途径和下调趋化因子，从而抑制肿瘤。

芍药汤
《素问病机气宜保命集》

【组成】芍药一两（30g）　当归半两（15g）　黄连半两（15g）　槟榔　木香　甘草炙，各二钱（6g）　大黄三钱（9g）　黄芩半两（15g）　官桂二钱半（5g）

【用法】上㕮咀，每服半两（15g），水二盏，煎至一盏，食后温服。

【功效】清热燥湿，调气和血。

【主治】湿热痢疾。腹痛，便脓血，赤白相兼，里急后重，肛门灼热，小便短赤，舌苔黄腻，脉弦数。

【证析】本方所治痢疾，系湿热蕴肠，气血失调所致。湿热熏灼，气血瘀滞，酿为脓血，故下痢赤白；气机被阻，则腹痛、里急后重；肛门灼热，小便短赤，舌苔黄腻，脉弦数，皆为湿热内蕴之象。治宜清热燥湿，调气和血。

【方解】方中黄连、黄芩清热燥湿，消除病因，为君药。白芍、当归养血活血，白芍重用，取缓急止痛之功；木香、槟榔行气导滞，四药相伍，即"行血则便脓自愈，调气则后重自除"，是治痢疾调气和血之常用组合，共为臣药。大黄合芩、连资清热燥湿之力，合归、芍助行血和血之效，其通腑泻下之功又可导湿热积滞从大便而去，此乃"通因通用"之法；肉桂辛热，既入血分助归、芍活血，又制芩、连、大黄苦寒之性，使无凉遏滞邪之弊，二药俱为佐药。甘草益气和中，调和诸药，为佐使药。

配伍特点：寒热共投，侧重于"热者寒之"；气血并治，兼以"通因通用"；热湿兼顾，重在清热。

【类方比较】芍药汤与白头翁汤、葛根芩连汤均有清热止利之功而可治疗热利。但芍药汤以黄芩、黄连配木香、槟榔、白芍、当归等，功为清热燥湿，调气和血，主治湿热滞肠，气血失调之湿热痢疾，症以下利脓血，赤白相兼，舌苔黄腻为特点；白头翁汤以白头翁伍黄柏、黄连等，重在清热解毒，凉血止痢，主治热毒深陷血分，下迫大肠之热毒血痢，症以下利脓血，赤多白少为特点；葛根芩连汤重用葛根，配黄芩、黄连等，功能清热解表，主治表邪未尽，热陷大肠之热泻、热痢，因葛根既能解表清热，又能升发脾胃清阳之气，故对大便溏薄臭秽、肠鸣腹痛之热泻较宜。

【运用】

1. 辨证要点 本方为治湿热痢疾的常用方。以痢下赤白，腹痛里急，苔腻微黄为辨证要点。

2. 新药研制提要 研发新药时，可据痢疾证候之侧重加减。如治痢下赤多白少，或纯下血痢，加牡丹皮、地榆以凉血止血；治里急后重甚者，加枳实、陈皮增强行气导滞之功；若治痢下白多赤少，是湿邪较重之征，加厚朴、滑石等化湿渗湿；如热甚，可去肉桂，以避其温燥。

【附方】见表7-8。

表7-8 芍药汤附方

方名	组成	功效	主治
黄芩汤 （《伤寒论》）	黄芩、芍药、甘草、大枣	清热止利 和中止痛	热泻、热痢。身热，口苦，腹痛下利，舌红苔黄，脉数
香连丸 （《太平惠民和剂局方》）	黄连、木香	清热燥湿 行气化滞	湿热痢疾。下痢赤白相兼，腹痛，里急后重
加味香连丸 （《中国药典》2020版）	木香、白芍、当归、黄芩、姜黄连、槟榔、炙甘草、酒炙黄柏、姜厚朴、麸炒枳壳、醋延胡索、制吴茱萸	清热祛湿 化滞止痛	湿热痢疾。下痢脓血，腹痛下坠，里急后重

【研制方举例】香连化滞丸（《中国药典》2020版） 组成：炒白芍、黄芩、滑石、木香、陈皮、炒槟榔、姜厚朴、甘草、当归、醋青皮、麸炒枳实、黄连。功效：清热除湿，行血化滞。主治：湿热之下痢，里急后重，发热腹痛。

按： 香连化滞丸系芍药汤加减而成。该方所治痢疾，其湿热气滞较芍药汤重，故去大黄避免泻下伤中，去肉桂避免温燥助热；加青皮、陈皮、枳实、厚朴增行气止痛之功；加滑石清热利湿，与清热燥湿之黄芩、黄连及芳化湿浊之厚朴合用，则清热除湿之效加强。

第五节　清热祛暑剂

适应证　适用于暑热证。症见身热，汗多，面赤，心烦，小便短赤，或泄泻，舌红，脉数。

组方思路　本类方剂常由以下药物构成：①清热祛暑药，如西瓜翠衣、荷叶、扁豆花、金银花、石膏等。②淡渗利湿药，如滑石、茯苓、泽泻等，既可导暑热下行，又可兼顾暑病多夹湿邪之特点。③益气生津药，如西洋参或人参、麦冬、石斛等，乃暑为阳邪，其性炎热升散，易耗气伤津之故。

代表方　六一散、清暑益气汤。

六一散（原名益元散）
《黄帝素问宣明论方》

【组成】滑石六两（180g）　甘草一两（30g）

【用法】为细末，每服三钱（9g），蜜少许，温水调下，无蜜亦可，每日三服。欲冷饮者，新汲调下亦得。

【功效】清暑利湿。

【主治】暑湿证。身热，心烦口渴，小便短赤，或泄泻，舌红苔黄，脉数。

【证析】本方证由暑热夹湿所致。暑为阳邪，其性炎热，暑气通于心，故伤于暑者，多见身热、心烦；暑热伤津，则口渴；暑湿下注，膀胱气化失司，则小便不利；湿走肠间，则为泄泻。"治暑之法，清心利小便最好"（《明医杂著》），故拟清暑利湿之法。

【方解】方中滑石甘淡性寒，体滑质重，既可清解暑热，又可通利水道，令暑热水湿从小便而去，用为君药。生甘草清热和中，与滑石相伍，既可甘寒生津，又可防滑石之寒滑重坠以伐胃，为臣药。因方由六份滑石，一份甘草组成，故名"六一散"。

【运用】

1.辨证要点　本方为治暑湿证的基础方。以身热烦渴，小便不利为辨证要点。

2.新药研制提要　本方属清暑利湿的基础方。研制新药时，若针对暑热较重之身热汗出甚者，可加淡竹叶、西瓜翠衣之类以祛暑清热；湿滞而小便涩痛者，可选加白茅根、通草、车前草等以利尿通淋。由于暑热易伤津，可酌加麦冬、沙参、石斛等以养阴生津止渴。

【附方】表7-9。

表7-9　六一散附方

方名	组成	功效	主治
碧玉散（《伤寒直格》）	滑石、甘草、青黛	清暑利湿	暑湿证兼肝胆郁热之口苦烦躁者
鸡苏散（《伤寒直格》）	滑石、甘草、薄荷	疏散风邪清暑利湿	暑湿证兼微恶风寒，头痛头胀，咳嗽不爽者
辰砂益元散（《奇效良方》）	滑石、甘草、朱砂	清心解暑兼能安神	暑湿证兼心悸怔忡，失眠多梦者

清暑益气汤
《温热经纬》

【组成】西洋参（5g）　石斛（15g）　麦冬（9g）　黄连（3g）　竹叶（6g）　荷梗（15g）　知母（6g）　甘草（3g）　粳米（15g）　西瓜翠衣（30g）（原书未著用量）

【用法】水煎服。

【功效】清暑益气，养阴生津。

【主治】暑热气阴两伤证。身热汗多，口渴心烦，小便短赤，体倦少气，精神不振，脉虚数。

【证析】本方治证乃暑热内侵，耗伤气津所致。暑为阳邪，其性炎热，暑邪袭人，则身热；暑气通于心，暑热扰心，则心烦；暑性升散，致使腠理开泄，则汗多；热伤津液，则口渴、尿少而黄；暑热耗气，则体倦少气、精神不振、脉虚。治宜清解暑热，益气生津。

【方解】方中西瓜翠衣清解暑热，兼能利尿；西洋参益气生津，兼可清热，共为君药。荷梗助西瓜翠衣清解暑热，石斛、麦冬助西洋参养阴生津，共为臣药。黄连清心泻火，知母清热滋阴，竹叶清热利尿，均为佐药。甘草、粳米益胃和中，调和药性，为佐使药。诸药合用，暑热清，津气充，则中暑之气津两伤可复。

配伍特点：清热利尿同用，以清暑为主；益气生津并举，以养阴为主。

【运用】

1. 辨证要点　本方为治暑热气津两伤证之常用方。以身热汗多，口渴心烦，体倦少气，脉虚数为辨证要点。

2. 新药研制提要　本方虽名"清暑益气汤"，然补气之力较逊。新药研发时，若为气阴两伤皆较明显而制，可酌加党参、黄芪以助益气；因暑热多夹湿邪，亦可配六一散以清暑利湿。

3. 使用注意　本方有滋腻之品，故暑病夹湿，舌苔厚腻者慎用。

第六节　清虚热剂

适应证　适用于热病后期，阴虚邪伏证；或肝肾阴虚，虚火内扰证。症见暮热早凉，舌红少苔，脉细数；或骨蒸潮热，盗汗颧赤，低热不退等。

组方思路　本类方剂常由以下药物构成：①清虚热药，如青蒿、秦艽、银柴胡、地骨皮、胡黄连等。②补阴药，如鳖甲、阿胶、麦冬等；或滋阴清热药，如知母、地黄、玄参等。阴虚而阳盛，治当清热而泻其有余之阳，养阴而滋其不足之阴，合而用之，方能标本并图。

代表方　青蒿鳖甲汤、清骨散。

青蒿鳖甲汤
《温病条辨》

【组成】青蒿二钱（6g）　鳖甲五钱（15g）　细生地四钱（12g）　知母二钱（6g）　丹皮三钱（9g）

【用法】水五杯，煮取二杯，日再服。

【功效】透热养阴。

【主治】温病后期，热伏阴分证。夜热早凉，热退无汗，舌红苔少，脉细数。

【证析】此为温病后期，阴液已伤，余热未尽，深伏下焦阴分所致。卫气日行于表，夜行于里。阴分本有伏热，阳气入阴则助长邪热，两阳相加，阴不制阳，则入夜身热；早晨卫气行于表，阳出于阴，则热退无汗；舌红少苔，脉细数，皆为阴虚有热之候。此阴虚邪伏之证，若纯用滋阴，则滋腻恋邪；单用苦寒，则易化燥伤阴，故宜透热与养阴并进。

【方解】方中青蒿苦辛而寒，清热透络，引阴分伏热外达；鳖甲咸寒，滋阴养血，补受损之阴。两药相配，清热滋阴，内清外透，相得益彰，共为君药。即如吴瑭所云："此方有先入后出之妙，青蒿不能直入阴分，有鳖甲领之入也；鳖甲不能独出阳分，有青蒿领之出也。"生地黄、知母既助君药以清热，又协君药以滋阴，为臣。牡丹皮辛苦性凉，善清血中伏火，合青蒿可外透阴分伏热，为佐药。诸药合用，共奏透热养阴之功。

配伍特点：滋清兼备，清中有透，标本兼顾。

【运用】

1. 辨证要点　本方为治温病后期，热伏阴分证之常用方。以夜热早凉，热退无汗，舌红少苔，脉细数为辨证要点。因青蒿有清虚热之功，故阴虚内热之骨蒸潮热，盗汗颧赤，舌红少苔，脉细数者，亦常用之。

2. 新药研制提要　研发新药时，若为阴虚内热而制，加玉竹、地骨皮、银柴胡以清虚热；若为肺痨之骨蒸潮热而制，加北沙参、麦冬、地骨皮养阴清肺；如用于小儿夏季热，加白薇、荷梗祛暑退热。

3. 现代制剂　研制的剂型有片剂。

清骨散
《证治准绳》

【组成】银柴胡一钱五分（5g）　胡黄连　秦艽　鳖甲醋炙　地骨皮　青蒿　知母各一钱（3g）甘草五分（2g）

【用法】水二盅，煎八分，食远服。

【功效】清虚热，退骨蒸。

【主治】肝肾阴虚，虚火内扰证。骨蒸潮热，或低热日久不退，形体消瘦，唇红颧赤，困倦盗汗，或口渴心烦，舌红少苔，脉细数。

【证析】本方证由肝肾阴虚，虚火内扰所致。肝肾阴亏，阴虚生内热，虚热蕴蒸，则骨蒸潮热、心烦口渴、唇红颧赤；虚火内炽，迫津外泄，则夜寐汗出；肾阴亏损，不能充养肌肤，日久则致形体消瘦；舌红少苔，脉细数，为阴虚内热之候。治当以清虚热为主，佐以滋阴。

【方解】方中银柴胡善退骨蒸劳热，为君药。胡黄连、知母退虚热，除骨蒸，滋阴液；秦艽、青蒿清虚热，透伏热。四药相配，清之于内，透之于外，相辅相成，共为臣药。地骨皮凉血而退有汗之骨蒸；鳖甲滋阴潜阳，为治虚热之常用药，同为佐药。使以甘草，调和药性，并防苦寒药物损伤胃气。

配伍特点：本方集大队清虚热、退骨蒸之品于一方，重在退热除蒸以治标，兼顾滋养阴液以治本。

【运用】

1. 辨证要点　本方为治阴虚内热，虚劳骨蒸的常用方。以骨蒸潮热，形瘦盗汗，舌红少苔，脉细数为辨证要点。

2. 新药研制提要 本方偏于治标，研发新药时，可加补阴、补血之白芍、麦冬、地黄、当归等，构成标本同治之剂。若针对虚火熏灼肺金，咽干咳嗽者，加阿胶、麦冬、五味子以益阴润肺止咳。

思考题

1. 清营汤为何配伍金银花、连翘、竹叶？

2. 凉膈散是"以泻代清"的代表方，方中为何不以大黄为君？

3. 仙方活命饮为何配伍大队活血化瘀药？

4. 龙胆泻肝汤为何配伍生地黄、当归、柴胡？

5. 清胃散主治胃热牙痛，方中为何配伍当归？

6. 葛根芩连汤、白头翁汤、芍药汤均能治痢疾，其病机、治法、药物配伍有何不同？

7. 从清热剂的新药研制提要及研制方举例中，你可以得到哪些启示？

第八章

温里剂

扫一扫，查阅本章数字资源，含PPT、音视频、图片等

凡以温中祛寒、回阳救逆、散寒通脉等作用为主，用于治疗里寒证的方剂，称为温里剂。属于"八法"中的"温法"。

里寒证是指寒邪在里所表现的证候。其形成多因素体阳虚，寒从内生；或外寒入里，深入脏腑经络；或过服生冷寒凉，损伤阳气所致。里寒证的病位有脏腑经络之别，病势有轻重缓急之分，故本章方剂分为温中祛寒、回阳救逆、温经散寒三类。

使用温里剂须注意以下事项：一是辨清里寒证的部位，有针对性地选择方剂。二是辨清寒热的真假，真热假寒证禁用。三是因人、因地、因时制宜，斟酌药量大小。四是阴寒太盛，服药入口即吐者，可反佐少许寒凉药，或采用冷服的方法，避免药病格拒。

第一节　温中祛寒剂

适应证　适用于中焦虚寒证。症见脘腹疼痛，喜温喜按，呕吐便溏，食欲不振，口淡不渴，手足不温，舌淡苔白，脉沉细或沉迟等。

组方思路　本类方剂常由以下药物构成：①温中祛寒药，如干姜、吴茱萸、高良姜等，以消除病因，振奋阳气。②补气健脾药，如人参、白术等，因中焦虚寒证的形成，每与脾气不足有关。③针对兼夹证的药，如兼胃气上逆者，配伍和胃降逆药，如生姜、半夏等；兼阴血不足者，配伍补阴养血药，如白芍、当归等。

代表方　理中丸、小建中汤。

理中丸
《伤寒论》

【组成】人参　干姜　甘草炙　白术各三两（9g）

【用法】上四味，捣筛，蜜和为丸，如鸡子黄许大（9g）。以沸汤数合，和一丸，研碎，温服之，日三服，夜二服。腹中未热，益至三四丸，然不及汤。汤法：以四物依两数切，用水八升，煮取三升，去滓，温服一升，日三服。服汤后，如食顷，饮热粥一升许，微自温，勿发揭衣被。

【功效】温中祛寒，补气健脾。

【主治】脾胃虚寒证。脘腹疼痛，喜温喜按，呕吐便溏，不欲饮食，畏寒肢冷，口淡不渴，舌淡苔白，脉沉细或沉迟。亦可用于阳虚出血、病后多涎唾等。

【证析】本方证系脾胃虚寒所致。中阳不足，寒从中生，阳虚失温，寒性凝滞，故畏寒肢冷、脘腹疼痛而喜温喜按；脾胃位居中焦，司纳运水谷，升清降浊，脾胃虚寒，纳运升降失常，故饮食减少、呕吐便溏；脾阳亏虚，脾不统血，则可见吐血、便血等出血症；脾不摄津，则多涎唾；舌淡苔白，口不渴，脉沉细或沉迟，皆为虚寒之象。治宜温中祛寒，补气健脾。

【方解】方中干姜大辛大热，温中祛寒，振奋脾阳，为君药。人参甘温，补气健脾，为臣药。君臣相伍，虚寒兼治，是温中健脾的常用药组。脾喜燥恶湿。中焦虚寒，每易生湿，故佐白术健脾燥湿，合人参健脾气而复升降。炙甘草益气健脾，调和诸药，是佐药而兼使药之用。四药配伍，温中阳，益脾气，助运化，故曰"理中"。

配伍特点：温中与补气并用，以温为主。

理中丸方后有"然不及汤"四字。盖汤剂较丸剂作用力强而迅速，临床可视病情之缓急选用剂型。

【运用】

1. 辨证要点 本方为治疗脾胃虚寒证的基础方。以脘腹疼痛，喜温喜按，呕吐便溏，畏寒肢冷，舌淡苔白，脉沉细为辨证要点。

2. 新药研制提要 本方属治本之剂，研发新药时，可据病证之侧重加味，以构成标本同治之方。如为寒凝气滞而脘腹胀满疼痛者而设，加陈皮、木香等以行气止痛；针对泄泻明显者而设，加乌梅、赤石脂等以温中止泻；为胃寒而呕吐甚者而设，加丁香、豆蔻等以温胃止呕。此外，若阳虚寒甚者，加附子或肉桂等以增温里助阳之力。

3. 现代制剂 研制的剂型有丸剂（含浓缩丸）、片剂。

【药理研究】①调节肠运动：对肠蠕动具有双向调节作用，并能缓解多种因素所引起的肠管收缩。②保护胃黏膜：可降低游离胃酸浓度，减少胃蛋白酶激活，促进胃黏膜再生修复。③调节免疫：能增强细胞免疫功能，提高免疫因子浓度。

【附方】见表 8-1。

表 8-1 理中丸附方

方名	组成	功效	主治
附子理中丸 （《太平惠民和剂局方》）	人参、干姜、炙甘草、白术、附子	温阳祛寒 补气健脾	脾胃虚寒较甚，或脾肾阳虚证。脘腹冷痛，呕吐泄泻，畏寒肢冷
良附丸 （《良方集腋》）	高良姜、香附子	行气疏肝 祛寒止痛	气滞寒凝证。胃脘疼痛，胸胁胀闷，畏寒喜温，苔白脉弦
桂附理中丸 （《中国药典》2020 版）	党参、炮姜、炒白术、炙甘草、附子、肉桂	补肾助阳 温中健脾	脾肾阳虚，脾胃虚寒证。脘腹冷痛，呕吐泄泻，四肢厥冷
温胃舒胶囊 （《中国药典》2020 版）	附片、肉桂、党参、清炒白术、炙黄芪、山药、炒南山楂、陈皮、砂仁、酒蒸肉苁蓉、乌梅、补骨脂	温中养胃 行气止痛	脾胃虚寒，气机阻滞证。胃脘冷痛，腹胀，嗳气，纳差，畏寒乏力

【研制方举例】香砂理中丸（《中国卫生部药品标准》） 组成：党参、炮干姜、木香、土炒白术、砂仁、炙甘草。功效：健脾和胃，温中行气。主治：脾胃虚寒，气机阻滞之腹痛，反胃，泄泻等。

按：香砂理中丸是将理中丸中人参改用党参，再加木香、砂仁而成。脾主运化，胃主受纳，为气机升降之枢纽。脾胃虚寒，纳运失常，每继发气机不畅之腹痛。该方用理中丸温中健脾，加木香、砂仁行气宽中，砂仁尚能温中止泻，合用而有健脾和胃，温中行气之功，是一首温补与行气相结合的研制方。

小建中汤
《伤寒论》

【组成】桂枝去皮，三两（9g）　甘草炙，二两（6g）　大枣擘，十二枚（6g）　芍药六两（18g）　生姜切，三两（9g）　胶饴一升（30g）

【用法】上六味，以水七升，煮取三升，去滓，内饴，更上微火消解。温服一升，日三服。

【功效】温中补虚，和里缓急。

【主治】中焦虚寒，肝脾不和证。腹中拘急疼痛，喜温喜按，神疲乏力；或心悸，面色无华；舌淡苔白，脉细弦。

【证析】本方治证因中焦虚寒，肝脾失和，化源不足所致。中焦虚寒，肝木乘土，故腹中拘急疼痛、喜温喜按；脾胃为气血生化之源，脾胃虚寒，化源匮乏，气血俱虚，故见神疲乏力、心悸、面色无华；舌淡苔白，脉细弦为中焦虚寒，肝脾不和之象。治当温中补虚，和里缓急。

【方解】方中重用甘温质润之饴糖为君，温补中焦，缓急止痛。臣以辛温之桂枝，温阳气，祛寒邪；酸甘之白芍，养营阴，缓肝急，止腹痛。佐以生姜温胃散寒，大枣补脾益气。炙甘草益气和中，调和诸药，是为佐使之用。其中饴糖配桂枝、生姜，辛甘化阳，温中焦而补脾虚；白芍配大枣、甘草，酸甘化阴，缓急止痛。六药合用，使中气强健，气血阴阳生化有源，则诸症自愈，故以"建中"名之。

配伍特点：肝脾同治，阴阳并调，重在温中助阳。

【类方比较】小建中汤由桂枝汤倍芍药，加饴糖组成。虽组成相近，然两者理法、用药有别。桂枝汤以桂枝为君，桂、芍用量比例为1∶1，功在解肌发表，调和营卫，主治外感风寒，营卫不和证；小建中汤以饴糖为君，桂、芍用量比例为1∶2，功在温中补虚，缓急止痛，主治中焦虚寒，肝脾不和证。

【运用】

1.辨证要点　本方为治中焦虚寒，肝脾不和证的常用方。以腹中拘急疼痛，喜温喜按，舌淡，脉细弦为辨证要点。

2.新药研制提要　本方属温中补虚，调和肝脾之剂。研制新药时，可据中焦虚寒的程度与病位偏脾偏肝之异配药组方。若治中焦寒甚而脘腹冷痛明显，可加干姜、高良姜以增温中止痛之力；兼治气虚甚而气短、自汗者，加黄芪、人参等补气健脾；兼治肝血不足而小腹、少腹挛痛者，加当归养血活血。

3.现代制剂　研制的剂型有合剂、颗粒剂、胶囊剂、口服液、片剂。

4.使用注意　兼夹痰湿者忌用。

【药理研究】①抗炎、增强免疫：对多种小鼠炎症模型均有较好抑制作用，且能提高吞噬指数和溶血空斑光密度值。②抗溃疡：对多种胃溃疡模型均有较好的抑制作用。

【附方】见表8-2。

表 8-2　小建中汤附方

方名	组成	功效	主治
黄芪建中汤 （《金匮要略》）	桂枝、甘草、大枣、芍药、生姜、胶饴、黄芪	温中补气 和里缓急	脾胃虚寒，中气不足证。里急腹痛，喜温喜按，面色无华，心悸气短，自汗
当归建中汤 （《千金翼方》）	当归、桂心、炙甘草、大枣、芍药、生姜。若大虚，加饴糖	温补气血 缓急止痛	中焦虚寒，气血不足证。产后虚羸，腹中绞痛，或小腹拘急挛痛引腰背，不能饮食

第二节　回阳救逆剂

适应证　适用于阳气衰微，阴寒内盛证。症见四肢厥逆，精神萎靡，恶寒蜷卧，甚或冷汗淋漓，脉微等。

组方思路　本类方剂常由以下药物构成：①温里药，如附子、肉桂、干姜等，是证至重至危，唯遣大辛大热之品，振奋欲绝之阳，庶可转危为安。②补气药，如人参、炙甘草等，乃"内生之寒，温必兼补"之故。

代表方　四逆汤。

四逆汤
《伤寒论》

【组成】甘草炙，二两（6g）　干姜一两半（6g）　附子生用，去皮，一枚，破八片（15g）

【用法】上三味，以水三升，煮取一升二合，去滓，分温再服。强人可大附子一枚，干姜三两。

【功效】回阳救逆。

【主治】心肾阳衰寒厥证。四肢厥逆，恶寒蜷卧，神衰欲寐，面色苍白，腹痛下利，呕吐不渴，舌苔白滑，脉微细。

【证析】本方治证乃心肾阳衰，阴寒内盛所致。阳衰不能温煦周身四末，则四肢厥逆、恶寒蜷卧。《素问·生气通天论》云："阳气者，精则养神，柔则养筋。"今心阳衰微，神失所养，则神衰欲寐；肾阳虚衰，火不生土，则腹痛吐利；阳虚不能鼓动血行，故脉微细。面色苍白，口中不渴，舌苔白滑，是为阴寒内盛之象。此阳衰阴盛之危候，治当大剂辛热之品以回阳破阴而救逆。

【方解】方以大辛大热之附子为君，峻温心肾，回阳救逆，生用则能迅达内外以温阳逐寒。臣以辛热之干姜，协附子回阳，并温中祛寒。附子与干姜配伍，一温先天以助后天，一温后天以养先天，相须为用，相得益彰，温里回阳之力尤著，是回阳救逆的常用组合。炙甘草益气补中，既可解生附子之毒，又可缓姜、附峻烈之性，并能调和药性，使药力持久，为佐使药。三药相配，药简力宏，使阳气得复而"四逆"渐温。

配伍特点：心脾肾兼顾，峻温心肾为主。

【运用】

1. 辨证要点　本方为回阳救逆的代表方、基础方。以四肢厥逆，神衰欲寐，苔白，脉微细为辨证要点。

2. 新药研制提要　本方是治阳衰阴盛的基础方，后世众多回阳救逆之剂常由此衍化而来。研制新药时，可据阳衰寒盛的程度及兼夹证调控用量或加味药物。如为阴寒甚者而设，增加附子、干姜的剂量；针对阳衰而兼气脱者，加人参益气固脱；针对阳衰寒凝而致瘀者，加红花、桂枝等以活血通络。

3. 现代制剂　研制的剂型有片剂（含缓释片）、丸剂（含滴丸）、栓剂、茶剂、合剂、口服液、注射剂。

4. 使用注意　本方纯用辛热之品，中病即止，不可久服；非阴盛阳衰者，不可服用；附子有毒，需久煎。

【**药理研究**】①强心、升压、抗休克：全方强心、升压效果优于各单味药，且能减慢窦性心率，避免单味附子所产生的异位心律失常；改善微循环，对多种休克模型有显著的对抗作用。②抗动脉粥样硬化：可明显缩小主动脉内膜脂质斑块面积，降低血清总胆固醇、甘油三酯等危害因子的浓度，并通过调节一氧化氮与血管内皮素的平衡紊乱，而起到良好的抗动脉粥样硬化的作用。③调节免疫：能明显对抗环磷酰胺造成的 T 淋巴细胞增殖抑制状态，显著提高巨噬细胞功能，减少肿瘤坏死因子生成，提高白细胞介素 –2 释放。此外，本方尚有镇痛，抗炎等作用。

【**附方**】见表 8–3。

表 8–3　四逆汤附方

方名	组成	功效	主治
通脉四逆汤 （《伤寒论》）	四逆汤加重附子、干姜用量	回阳通脉	阴盛格阳证。下利清谷，手足厥逆，身反不恶寒，脉微欲绝
四逆加人参汤 （《伤寒论》）	附子、干姜、炙甘草、人参	回阳救逆 益气固脱	阳衰气脱证。四肢厥逆，恶寒蜷卧，汗出，乏力，脉微
参附汤 （《正体类要》）	人参、附子	益气回阳 固脱	元气大亏，阳气暴脱证。四肢厥逆，冷汗淋漓，呼吸微弱，脉微欲绝

【**研制方举例**】芪苈强心胶囊（《中国药典》2020 版）　组成：黄芪、人参、黑顺片、丹参、葶苈子、泽泻、玉竹、桂枝、红花、香加皮、陈皮。功效：益气温阳，活血通络，利水消肿。主治：阳气虚乏，络瘀水停之冠心病、高血压病所致轻、中度充血性心力衰竭。症见心悸气短，动则加剧，夜间不能平卧，下肢浮肿，倦怠乏力，小便短少，口唇青紫，畏寒肢冷，咳吐稀白痰等。

按：芪苈强心胶囊系四逆加人参汤加减而成。心主血脉，肾为元阳之根。心肾阳衰，心失所养，形失所温，则心悸气短、畏寒肢冷等；阳气虚乏，运血无力，血滞脉络，则口唇青紫；血瘀脉中，津行不利，水湿内停，则水肿、小便短少等。此为阳气虚乏，络瘀水停之证，故方以附子、桂枝温心阳，壮肾阳；人参、黄芪补心气，健脾气，与附、桂相伍则温补阳气；桂枝配丹参、红花活血通络；黄芪配葶苈子、泽泻、香加皮利水消肿；陈皮理气，可助行血与行津之力；玉竹养阴生津，可防辛热及渗利之品伤津。合而用之，属温补心脾肾阳气与调理气血津并用之研制方。

第三节　温经散寒剂

适应证　适用于寒凝经脉证。症见手足不温，肢体疼痛，或发阴疽等。

组方思路　本类方剂常由以下药物构成：①温经散寒药，如桂枝、细辛等，以消除致病之因。②活血通脉药，如丹参、川芎等，因寒邪凝滞经脉，每呈血行不利，血脉不通之疼痛或麻木。③补益药与温里药，如滋阴养血的当归、熟地黄、白芍；温助阳气的肉桂、炮姜等。盖外寒直中经脉，多与素体阳气不足，营血内虚有关。

代表方　当归四逆汤、阳和汤。

当归四逆汤
《伤寒论》

【组成】当归三两（9g）　桂枝去皮，三两（9g）　芍药三两（9g）　细辛三两（3g）　甘草炙，二两（6g）　通草二两（6g）　大枣擘，二十五枚（12g）

【用法】上七味，以水八升，煮取三升，去滓。温服一升，日三服。

【功效】温经散寒，养血通脉。

【主治】血虚寒厥证。手足厥寒，或腰、腿、足、肩臂疼痛，舌淡苔白，脉沉细。

【证析】本方所治为血虚受寒，寒滞经脉之证。素体血虚而又感受寒邪，寒滞经脉，血行不利，阳气不能达于四末，遂呈手足厥寒，此厥寒仅指、趾掌至腕、踝不温；寒凝经脉，不通则痛，故见腰、腿、足、肩臂疼痛；舌淡苔白，脉沉细，皆为血虚寒凝之象。治宜温经散寒，养血通脉。

【方解】方中当归辛甘而温，养血活血；桂枝辛温，温经散寒，温通血脉，共为君药。细辛助阳散寒，伍桂枝则温经止痛之力益著；白芍滋阴养血，配当归则补益营血之功益彰，共为臣药。通草通经脉，畅血行；重用大枣合归、芍以补血，并防桂枝、细辛温燥太过，伤及阴血；合甘草以健脾，均为佐药。甘草兼调药性而为使药。诸药合用，共奏温经散寒，养血通脉之效。

配伍特点：散寒与温阳并用，养血与通脉兼施，温而不燥，补而不滞。

【类方比较】四逆散、四逆汤、当归四逆汤均治"四逆"，但四逆散之肢冷是气机阻滞，阳气被遏，不达四末所致，故其逆冷仅在肢端，不过腕踝，并见胁肋脘腹胀痛、脉弦等症；四逆汤之肢冷为心肾阳气衰微，无力达至四末所致，故其逆冷严重，冷过肘膝，并见神衰欲寐、脉微细等；当归四逆汤之肢冷乃血虚受寒，寒凝经脉，血行不畅所致，因寒邪在经不在脏，故其逆冷程度较四逆汤证为轻，并兼见肢体疼痛、舌淡、脉细等症。

【运用】

1. 辨证要点　本方为治血虚寒厥证的常用方。以手足厥寒，舌淡苔白，脉沉细为辨证要点。

2. 新药研制提要　本方属散寒通脉之剂。研发新药时，如用治腰、腿、足疼痛，宜加川乌、川续断、牛膝、鸡血藤、木瓜等散寒止痛，活血通络之品；用治妇女痛经，加川芎、香附、乌药等行气活血，调经止痛之品。

3. 现代制剂　研制的剂型有丸剂（含滴丸）、颗粒剂。

【药理研究】①镇痛：对热刺激、机械刺激、化学刺激所诱发的动物疼痛均有抑制作用，并且呈现一定时效、量效关系，特别是大剂量组，其镇痛作用强且持续时间较长。②抗炎：对多种炎症模型均有良好的抑制作用。③抗凝：可显著延长凝血时间、凝血酶时间、血浆复钙时间，显著降低全血比黏度，抑制动静脉旁路血栓形成，降低血小板聚集性。

阳和汤

《外科证治全生集》

【组成】熟地黄一两（30g） 麻黄五分（2g） 鹿角胶三钱（9g） 白芥子炒研，二钱（6g） 肉桂去皮，研粉，一钱（3g） 生甘草一钱（3g） 炮姜炭五分（2g）

【用法】水煎服。

【功效】温阳补血，散寒通滞。

【主治】阳虚血亏，寒凝痰滞之阴疽，如贴骨疽、脱疽、流注、痰核、鹤膝风等，患处漫肿无头，皮色不变，酸痛无热，口不渴，舌淡苔白，脉沉细或迟细。

【证析】阴疽系指寒邪内伏，发于筋骨之间或肌肉深部的阴证疮疡，多由素体阳虚，营血不足，寒凝痰滞所致。以漫肿无头、皮色不变、酸痛无热为特点，可伴有全身虚寒症状，如口不渴、舌淡苔白、脉沉细。治宜温阳补血，散寒通滞。

【方解】方中重用熟地黄温补营血，填精益髓；鹿角胶温补肾阳，补益精血。二药合用，温阳补血，相得益彰，共为君药。肉桂、姜炭药性辛热，均入血分，温阳散寒，温通血脉，为臣药。白芥子辛温，直达皮里膜外，温化寒痰，通络散结；少量麻黄，辛温达表，宣通毛窍，同为佐药。生甘草为使，调和药性。诸药合用，俾阳虚得补，营血得充，寒凝痰湿得除。治疗阴疽犹如仲春温暖和煦之气，普照大地，驱散阴霾，故以"阳和汤"名之。

配伍特点：温阳与补血并用，温通与辛散相伍，使补而不滞，散不伤正。

【运用】

1. 辨证要点 本方为治阴疽的常用方。以患处漫肿无头，皮色不变，酸痛无热，舌淡脉细为辨证要点。

2. 新药研制提要 阴疽之成，与寒、虚、滞密切相关，故新药研制时，可据此之侧重加味组方，以切中病机。如阳虚寒盛，加附子以温阳祛寒；兼气虚，加黄芪、党参以补气；血虚明显，加当归以养血；湿盛而酸痛甚者，加防己、薏苡仁以除湿止痛；瘀滞重而疼痛甚者，加乳香、没药以祛瘀止痛。

3. 现代制剂 研制的剂型有丸剂。

4. 使用注意 痈疡属阴虚有热，或阴疽破溃，均忌用。

【附方】见表8-4。

表8-4 阳和汤附方

方名	组成	功效	主治
小金丹 （《外科证治全生集》）	白胶香、草乌、五灵脂、地龙、木鳖、没药、归身、乳香、麝香、墨炭	化痰祛瘀 除湿通络 消肿散结	寒湿痰瘀之流注、痰核、瘰疬、乳岩、横痃、贴骨疽等。初起皮色不变，肿硬作痛
阳和解凝膏 （《外科证治全生集》）	鲜牛蒡（新鲜大力子根、叶、梗）、鲜白凤仙梗、附子、桂枝、大黄、当归、肉桂、官桂、草乌、川乌、地龙、僵蚕、赤芍、白芷、白蔹、白及、川芎、续断、防风、荆芥、五灵脂、木香、香橼、陈皮、乳香、没药、苏合油、麝香	温经和阳 行气活血 祛风散寒 化痰通络	寒湿凝滞所致之阴疽、流注、瘰疬、冻疮、乳癖等。局部漫肿，隐痛，皮色不变或暗红，不热或微热

思考题

1. 使用温里剂应注意哪些事项？

2. 小建中汤由何方变化而成？两方理法用药及主治有何不同？

3. 四逆汤中回阳救逆的常用组合为何药？方中配伍炙甘草的意义何在？

4. 四逆散、四逆汤、当归四逆汤均可治"四逆"，其主治证病机及用药有何区别？

5. 阳和汤主治何证？药物配伍有何特点？

6. 从温里剂的新药研制提要及研制方举例中，你可以得到哪些启示？

第九章

补益剂

凡以补益人体气、血、阴、阳等作用为主，用于治疗虚证的方剂，称为补益剂。其治法属于"八法"中的"补法"。

虚证是对人体正气不足，脏腑功能衰退而产生的各种虚弱证候的概括，其形成或由先天禀赋不足，或由后天调养失宜所致。虚证所涉及的范围虽然较广，但归纳起来主要有气虚、血虚、气血两虚、阴虚、阳虚、阴阳两虚六类，所以补益剂相应分为补气、补血、气血双补、补阴、补阳、阴阳双补六类。

使用补益剂须注意以下事项：一是定性定位结合。即首先分清气血阴阳究竟哪方面不足，再结合脏腑相互资生关系，予以补益。二是辨别证候的虚实真假。《景岳全书》云："至虚之病，反见盛势；大实之病，反有羸状。"前者是指真虚假实，误施攻伐则危亡立至；后者是指真实假虚，误投补剂则实邪愈壅。三是注重调理脾胃功能。补益药易于壅中滞气，如脾胃功能较差，可适当加入行气醒脾之品，以资运化，使之补而不滞。四是把握煎服法。补益药宜文火久煎，务使药力尽出；服药时间以空腹或饭前为佳，若急证则不受此限。

第一节　补气剂

适应证　适用于气虚证。症见肢体倦怠乏力，少气懒言，语音低微，动则气促，面色萎白，食少便溏，或心悸，或咳嗽气喘，舌淡苔白，脉虚等。

组方思路　本类方剂常由以下药物构成：①补气药，如人参、党参、黄芪、白术、甘草等。②行气药，如陈皮、木香、枳实之类。补气之品易于碍胃，配伍行气药疏畅气机，则补而不滞。③兼顾脏腑病变特点的药，如脾胃气虚，运化失调，易致水湿停滞而见便溏、苔腻，宜配除湿药，如芳香化湿的砂仁、广藿香，淡渗利湿的茯苓、薏苡仁等，以应"健脾勿忘除湿"之旨；心气虚弱，心神不宁，可见心悸失眠，宜伍养心安神之五味子、柏子仁等；肺气虚损，宣降失常，多见咳嗽有痰，宜配宣降肺气，化痰止咳之苦杏仁、桔梗、川贝母等。

代表方　四君子汤、参苓白术散、补中益气汤、生脉散、玉屏风散。

四君子汤
《太平惠民和剂局方》

【组成】人参去芦　白术　茯苓去皮　甘草炙，各等分（9g）

【用法】上为细末。每服二钱（6g），水一盏，煎至七分，通口服，不拘时候；入盐少许，白汤点亦得。

【功效】益气健脾。

【主治】脾胃气虚证。面色萎白，语声低微，气短乏力，食少便溏，舌淡苔白，脉虚弱。

【证析】本方治证由脾胃气虚，脾失健运所致。胃主纳谷，脾司运化，为气血生化之源。脾胃气虚，纳运失司，则饮食减少；脾运不健，湿浊内生，则大便溏薄；气血生化不足，形体失养，则面色萎白、语声低微、倦怠乏力；舌淡苔白，脉虚弱，皆为气虚之象。治宜补益脾胃之气以复其运化受纳之功。

【方解】方中君以甘温之人参益气健脾。臣以苦温之白术健脾燥湿，合人参健脾助运之力增强。佐以甘淡之茯苓健脾渗湿，合白术健脾祛湿之功尤佳，兼顾脾喜燥恶湿的生理特点。炙甘草助参、术益气补中，并调和诸药，为佐使药。合而成方，"温和脾胃，进益饮食，辟寒邪瘴雾气"（《太平惠民和剂局方》），犹如宽厚平和之君子，故有"四君子汤"之名。

配伍特点：药性平和，温而不燥，补而不滞。

【类方比较】四君子汤与理中丸均用人参、白术、炙甘草补益脾胃之气。但理中丸以干姜配人参为主，既补脾胃之虚，又温中祛寒，故奏温中补虚之功，而治脾胃虚寒证；本方则以人参配白术为主，重在健补脾胃之气，兼以助运化，而成补气健脾之功，故主治脾胃气虚之证。

【运用】

1. 辨证要点 本方为治脾胃气虚证的基础方。以面色萎白，食少便溏，四肢乏力，舌淡苔白，脉虚弱为辨证要点。

2. 新药研制提要 本方属益气健脾的基础方，后世众多治疗脾气虚的方剂由此方衍化而来。本方侧重治本，新药研制时，宜针对兼夹证加味，以构成标本同治之剂。如兼气机不畅之胸膈痞满者，加枳壳、陈皮等以行气；兼痰湿阻滞，胃气上逆之恶心呕吐、苔腻者，加半夏、陈皮以燥湿降逆；兼饮食积滞之食少难消，加山楂、神曲等消食和胃。

3. 现代制剂 研制的剂型有丸剂、合剂、茶剂、颗粒剂、胶囊剂。

【药理研究】①改善胃肠功能：可促进胃动素、胃泌素分泌，降低血管活性肠肽含量，促进各类消化液的分泌，增强胃肠运动。②调节免疫：对机体特异性免疫及非特异性免疫都具有广泛作用，能够调节多种免疫分子和细胞因子，保护胃黏膜，提高肠道黏膜免疫功能，维持肠道微生态平衡。③抗衰老：具有增加机体超氧化物歧化酶活性，降低丙二醛含量，清除自由基等作用。此外，本方还有抗血栓、抗肿瘤、抗突变等作用。

【附方】见表9-1。

表 9-1 四君子汤附方

方名	组成	功效	主治
异功散 （《小儿药证直诀》）	人参、白术、茯苓、甘草、陈皮、生姜、大枣	益气健脾 行气化滞	脾胃气虚兼气滞证。饮食减少，大便溏薄，胸脘痞闷不舒等
六君子汤 （《医学正传》）	人参、白术、茯苓、甘草、陈皮、半夏、生姜、大枣	益气健脾 燥湿化痰	脾胃气虚兼痰湿证。食少便溏，胸脘痞闷，呕逆，苔腻等
香砂六君子汤 （《古今名医方论》）	人参、白术、茯苓、甘草、陈皮、半夏、生姜、砂仁、木香	益气健脾 行气化痰	脾胃气虚，痰阻气滞证。呕吐痞闷，不思饮食，脘腹胀痛，消瘦倦怠
儿康宁糖浆 （《中国药典》2020版）	党参、白术、茯苓、黄芪、山药、薏苡仁、麦冬、制何首乌、大枣、焦山楂、炒麦芽、桑枝	益气健脾 消食开胃	脾胃气虚证。食欲不振，面黄肌瘦，大便稀溏
固本咳喘片 （《中国药典》2020版）	党参、麸炒白术、茯苓、麦冬、盐补骨脂、醋五味子、炙甘草	益气固表 健脾补肾	脾虚痰盛，肾气不固证。咳嗽，痰多，喘息气促，动则喘剧

参苓白术散

《太平惠民和剂局方》

【组成】莲子肉去皮,一斤(500g) 薏苡仁一斤(500g) 缩砂仁一斤(500g) 桔梗炒令深黄色,一斤(500g) 白扁豆姜汁浸,去皮,微炒,一斤半(750g) 白茯苓二斤(1000g) 人参去芦,二斤(1000g) 甘草炒,二斤(1000g) 白术二斤(1000g) 山药二斤(1000g)

【用法】上为细末,每服二钱(6g),枣汤调下,小儿量岁数加减服。

【功效】益气健脾,除湿止泻。

【主治】脾虚湿滞证。食少纳差,肠鸣泄泻,气短乏力,面色萎黄,形体消瘦,胸脘痞闷,舌质淡,苔白腻,脉虚缓。亦可用于肺脾气虚夹痰湿证,咳嗽痰多色白。

【证析】本方治证由脾胃虚弱,湿浊内停所致。脾胃虚弱,纳运乏力,则食少纳差;脾胃气虚,运化失常,水湿停滞,则肠鸣泄泻;脾气既虚,气血生化不足,则气短乏力、面色萎黄、形体消瘦;湿阻气机,则胸脘痞闷;舌淡苔白腻,脉虚缓,为脾虚湿滞之征。治宜益气健脾,除湿止泻。

【方解】方以人参补益脾胃之气;白术、茯苓健脾燥湿渗湿,共为君药。山药、莲子肉协君药益气健脾,兼可收涩止泻;白扁豆、薏苡仁助术、苓健脾祛湿,共为臣药。砂仁芳香醒脾,行气化湿;桔梗宣利肺气以通调水道,并为舟楫之药,载药上行,使全方兼有脾肺双补之功,为佐药。炙甘草、大枣补脾和中,调和诸药,为佐使药。诸药相合,补脾气,助运化,祛湿浊,行气滞,脾胃纳运升降之职渐复,则诸症自除。至于肺脾气虚而生痰湿所致之咳嗽,本方能补肺脾之气,祛湿化痰,故可一并治之;因其重在补益脾土,又寓"培土生金"之意。

配伍特点:标本同治,治本为主;肺脾兼顾,补脾为主;药性平和,补而不滞。

【运用】

1. 辨证要点 本方为治脾虚湿滞证的常用方。以肠鸣泄泻,气短乏力,舌淡苔腻,脉虚缓为辨证要点。

2. 新药研制提要 本方属健脾除湿之剂。研发新药时,若为湿盛之腹泻而设,加芳香化湿的豆蔻、广藿香,升阳止泻的葛根、升麻;为湿滞之气阻较重而设,加行气导滞的陈皮、木香等。

3. 现代制剂 研制的剂型有丸剂、膏剂、胶囊剂、口服液、片剂(含咀嚼片)、颗粒剂。

【药理研究】①调节胃肠功能:对肠道运动具有双向调节作用,小剂量呈兴奋作用而大剂量则呈抑制作用;并能增强肠管对水和氯化物的吸收。②提高免疫功能:能明显改善肾上腺皮质功能,增强细胞免疫,提高肠道黏膜免疫功能。③调节肠道菌群:不仅可抑制致病菌或条件致病菌的过度增殖,还可明显促进肠道益生菌乳酸杆菌、双歧杆菌等的增殖,从而恢复肠道菌群失调。此外,本方还有降低炎性反应等作用。

【附方】见表9-2。

表 9-2 参苓白术散附方

方名	组成	功效	主治
止泻灵颗粒 (《中国卫生部药品标准》)	党参、白扁豆、山药、炒白术、炒薏苡仁、炒莲子、茯苓、泽泻、陈皮、甘草	补脾益气 渗湿止泻	脾胃虚弱证。大便溏泄,饮食减少,食后腹胀,倦怠懒言

续表

方名	组成	功效	主治
健脾康儿片 （《中国卫生部药品标准》）	人参、麸炒白术、茯苓、甘草、醋炙鸡内金、炒使君子肉、山药、陈皮、黄连、木香、炒山楂	健脾养胃 消食止泻	饮食不节，脾虚胃肠不和证。腹胀便溏，面黄肌瘦，食少倦怠，小便短少

【研制方举例】启脾丸（《中国药典》2020 年版） 组成：人参、麸炒白术、茯苓、陈皮、山药、炒莲子、炒山楂、炒六神曲、炒麦芽、泽泻、甘草。功效：健脾和胃。主治：脾胃气虚之饮食不消，腹胀便溏。

按： 启脾丸由参苓白术散加减而成。脾胃虚弱，运化无力，谷无以运而为积，水无以化而成湿，故而饮食不消、便溏腹泻；脾虚不运，加之湿、食之滞，必致气机不畅而脘腹痞胀。该方以四君子汤加山药、莲子补气健脾，兼以收涩止泻，配泽泻助白术、茯苓健脾祛湿；伍陈皮、山楂、神曲、麦芽行气宽中，消食化滞。诸药合用，为一首健脾除湿与行气消食并用之方。

补中益气汤
《脾胃论》

【组成】黄芪五分，病甚、劳役热甚者一钱（18g） 甘草炙，五分（9g） 人参去芦，三分（6g） 当归身酒焙干或晒干，二分（3g） 橘皮不去白，二分或三分（6g） 升麻二分或三分（6g） 柴胡二分或三分（6g） 白术三分（9g）

【用法】上㕮咀，都作一服，水二盏，煎至一盏，去渣，食远，稍热服。

【功效】补中益气，升阳举陷。

【主治】

1. 脾虚气陷证。头晕目眩，少气懒言，面色萎黄，纳差便溏，舌淡脉虚；以及脱肛、子宫脱垂，久泻久痢，崩漏等。

2. 气虚发热证。身热，自汗，渴喜热饮，气短乏力，舌淡，脉虚大无力。

【证析】本方证由脾胃气虚，清阳不升，固摄无力所致。脾虚纳运失司，则食少便溏；生化乏源，形体失养，则肢倦体软、面色萎黄、少气懒言；气虚卫外失固，阴液外泄，则自汗出；脾主升清，脾气虚弱，清阳不升，水谷精微不能上输于头，则头晕目眩；津液不能上承于口，则口渴而喜热饮；清阳陷于下焦，郁遏不达，则发热；若至中气下陷，升举无力，固摄无权，则呈脱肛、子宫脱垂等脏器下垂之疾及久泻、久痢、崩漏等津血滑脱之征。治宜补中益气，升阳举陷。

【方解】方中重用黄芪补中益气，升阳固表，为君药。人参、白术、炙甘草补气健脾，助黄芪补中益气之力，为臣药。柴胡、升麻升阳举陷，协黄芪升提中气，黄芪、柴胡、升麻同用，为补气升阳的常用药对；气虚日久，营血亦亏，故配当归补养营血；橘皮调理气机，使诸药补而不滞，俱为佐药。炙甘草调和药性，兼为使药。诸药配伍，可使中虚得补，清阳得升，气陷得举而诸症可除。全方均为甘温之品而能治气虚发热证，即所谓"甘温除大热"之法。

配伍特点：健脾与升阳并用，补气与养血兼施，以甘温益气为主。

【运用】

1. 辨证要点 本方既为治脾虚气陷及气虚发热的常用方，又是"补气升阳""甘温除热"法的代表方。以少气乏力，面色萎黄，或发热，舌淡，脉虚无力为辨证要点。

2. 新药研制提要 本方临床应用较广，新药研制时，可据病证侧重加味组方，以切中病机。

如兼气滞脘腹痞胀者，加枳壳、木香、砂仁等以行气消痞；兼头痛者，加蔓荆子、川芎以助升阳止痛之力；久泻不愈者，加莲子、诃子等以增健脾涩肠止泻之功。

3. 现代制剂　研制的剂型有丸剂（含蜜丸、水丸、浓缩丸）、膏剂、颗粒剂、合剂、口服液、片剂。

4. 使用注意　阴虚发热及实证发热者忌用。

【药理研究】①调节胃肠功能：对胃肠功能呈现双向调节作用，既可促进小肠吸收，亦能抑制胃酸分泌及胃平滑肌的过度收缩；小剂量促进胃液分泌，大剂量则相反。②调节免疫：可明显恢复激素引起的胸腺萎缩，增加 T 细胞数量，促进细胞免疫功能。③抗溃疡：能降低溃疡发生率和溃疡指数，其机制可能与激活病理状态胃黏膜钠钾泵及镁泵活性，提高环磷酸腺苷含量有关。此外，本方尚有保护胃黏膜、解热、抗疲劳、选择性兴奋子宫、抗肿瘤、抗突变、抗疲劳、抗不育、改善骨代谢等作用。

生脉散
《医学启源》

【组成】人参（9g）　麦门冬（9g）　五味子（6g）（原书未著用量）

【用法】水煎服。

【功效】益气生津，敛汗复脉。

【主治】心肺气阴两虚证。心悸不寐，气短懒言，神疲乏力，自汗，或干咳少痰，口燥咽干，舌干红少苔，脉细弱。

【证析】本方所治为心肺虚损，气阴两伤之证。心气虚衰，血运不足，加之心阴亦亏，则心体心神失养而见心悸失眠；肺气受损，则气短懒言、神疲乏力；肺气虚弱，表卫不固，则自汗；肺阴不足，肺失清肃，则干咳少痰；口燥咽干，舌干红少苔，脉细弱，乃气阴两伤之征。治宜益气生津，敛阴复脉。

【方解】方中人参归心、脾、肺经，补元气，生津液，安心神，是为君药。麦门冬归心、肺、胃经，功专养阴生津，用以为臣。君臣相伍，气阴双补，相得益彰，是补气生津的常用组合。五味子敛阴止汗，安神止咳，为佐药。三药合用，一补一润一敛，使气复津生，汗止阴存，脉气得充则可复生，故名"生脉"，正如《医方集解》谓："人有将死脉绝者，服此能复生之，其功甚大。"

李东垣取本方补敛气阴之功，用治暑热耗伤气阴之汗多神疲、咽干口渴等。

配伍特点：气阴双补，补气为主；补敛兼施，标本并治，治本为主。

【运用】

1. 辨证要点　本方为治心肺气阴两虚证的基础方。以体倦气短，自汗，口燥咽干，舌干红，脉虚为辨证要点。

2. 新药研制提要　本方现代多用治心系疾病而证为气阴不足者，研制新药时，可针对神志病变和心脉病变加味。兼见心神不安之失眠多梦、健忘者，宜加安神药远志、柏子仁、牡蛎等；兼见心脉痹阻之胸闷不舒、胸痛者，加活血化瘀药丹参、川芎、红花等。

3. 现代制剂　研制的剂型有注射剂、片剂、颗粒剂、口服液、胶囊剂（含软胶囊）、茶剂等。

【药理研究】①强心、抗休克：能增加冠脉流量，改善心肌供血，调整心肌代谢，增强耐缺氧能力，保护缺血再灌注导致的心肌损伤，加速损伤心肌的修复，增强心肌收缩力；同时还有抗心律失常，改善微循环、升高血压等作用。②抗凝血：可抑制体外血栓的形成，明显延长凝血酶原时间及凝血酶原消耗时间，对内、外源性凝血均有抑制作用。③调节免疫：能兴奋网状内皮系统，增强碳粒廓清能力，增加成熟 T 淋巴细胞数，其小剂量促进淋巴细胞转化，而大剂量则抑制。④调节激素：可增强垂体 – 肾上腺皮质功能，促进肾上腺皮质激素分泌。⑤保护肝脏：可提高肝脏线粒体的抗氧化应激能力，保护酒精性肝损伤。此外，本方还有镇静、镇痛、促进肝细胞生成、延缓衰老、抗肿瘤、降血糖、调节脂质代谢、调节肠道菌群、提高免疫功能等作用。

【研制方举例】参松养心胶囊（《中国药典》2020 版）　组成：人参、麦冬、五味子、山茱萸、酸枣仁、丹参、桑寄生、赤芍、土鳖虫、甘松、黄连、龙骨。功效：益气养阴，活血通脉，清心安神。主治：气阴两虚，心络瘀阻之心律失常。症见心悸，气短乏力，胸闷痛，失眠多梦，脉结代等。

按：参松养心胶囊系生脉散加味而成。胸痛乃气虚运血无力，瘀阻心脉所致；失眠则为气阴两伤，神失温养所致。故以生脉散益气养阴，配山茱萸、酸枣仁、桑寄生、龙骨养阴补心安神；伍丹参、赤芍、土鳖虫、甘松活血化瘀通络。合而成方，气阴两顾，心神心脉兼治，为一首据心之生理病理特点加减化裁的研制方。

玉屏风散
《究原方》，录自《医方类聚》

【组成】防风一两（30g）　黄芪蜜炙　白术各二两（60g）

【用法】上㕮咀，每服三钱（9g），水一盏半，加大枣一枚，煎至七分，去滓，食后热服。

【功效】益气固表止汗。

【主治】卫气虚弱，表卫不固证。汗出恶风，面色㿠白，舌淡，苔薄白，脉浮虚。亦治虚人易于感冒。

【证析】《灵枢·本脏》谓："卫气者，所以温分肉，充肌肤，肥腠理，司开合者也。"今卫气虚弱，不得温分肉，充肌肤，则腠理疏松而恶风；开合失司，卫表失固，津液外泄而汗出；面色白，舌淡，脉浮虚，皆为气虚之象。卫气亏损，风寒之邪乘虚而入，则易于感冒。治宜益气固表止汗。

【方解】方中黄芪既能补肺脾之气以实卫，又可固表止汗，标本兼顾，故为君药。臣以白术益气健脾，助黄芪补气以加强固表之力。佐以辛甘温润的防风走表而祛风邪。黄芪得防风，则固表而不留邪；防风得黄芪，则祛风而不伤正。煎加大枣，可助补气之力。方名"玉屏风"者，言其功效似御风屏障，珍贵如玉。

配伍特点：补中兼散，散中寓敛，标本同治，治本为主。

【类方比较】本方与桂枝汤均可用治表虚自汗。然本方所治自汗乃卫气虚弱，腠理不固所致，故以黄芪、白术配防风，共达益气固表止汗兼祛风之功。而桂枝汤所治自汗，系风寒袭表，营卫不和导致，故以桂枝、白芍伍生姜、大枣、炙甘草以解肌发表，调和营卫。

【运用】

1. 辨证要点　本方为治表虚自汗的常用方。以汗出恶风，面色白，舌淡脉虚为辨证要点。

2. 新药研制提要　本方重在治本，新药研制时，针对自汗者，可加收涩止汗之煅龙骨、煅牡蛎、五味子等以标本同治；针对虚人易于感冒者，可加人参、淫羊藿等补气温肾，充实卫气，以加强御邪之力。

3. 现代制剂　研制的剂型有丸剂（含滴丸）、颗粒剂、口服液、胶囊剂（含软胶囊）、茶剂。

4. 使用注意　外感自汗或阴虚盗汗者，不宜使用。

【药理研究】①调节免疫：能提高巨噬细胞的吞噬功能，对小鼠脾细胞空斑形成细胞及环磷酸腺苷具有双向调节作用，增加免疫器官重量，对细胞免疫及体液免疫均有一定的保护作用。②抗病毒：能明显抑制流感病毒。③抗应激：能促进肾上腺组织增生，增强垂体－肾上腺皮质系统功能。④抗氧化：能提高总超氧化物歧化酶活性、降低丙二醛活性和细胞活性氧含量，发挥抗氧化作用。此外，本方还有抗缺氧、抗疲劳、延缓衰老、调节细胞因子、抗肿瘤等作用。

第二节　补血剂

适应证　适用于血虚证。症见面色无华，头晕目眩，唇爪不荣，心悸，失眠，舌质淡，脉细；或月经不调，量少色淡，或闭经等。

组方思路　本类方剂常由以下药物构成：①补血药，如熟地黄、白芍、当归等以补其不足。②补阴药，如麦冬、北沙参等，此乃"津血同源"之故。③补气健脾药，如人参、党参、黄芪等，因脾为后天之本，生血之源。④行气药，如枳壳、木香等，使补而不滞。⑤兼顾相关病变的药，如活血之川芎、红花等，因营血亏虚，血行缓慢易不畅；安神之酸枣仁、远志等，由于血虚多见于心肝两脏，心肝血虚，神魂不安易见失眠健忘等症。

代表方　四物汤、当归补血汤、归脾汤。

四物汤
《仙授理伤续断秘方》

【组成】川当归（9g）　川芎（6g）　白芍药（9g）　熟地黄各等分（15g）

【用法】上为粗末，每服三钱（9g），水盏半，煎至七分，空心热服。

【功效】补血和血。

【主治】营血虚滞证。头晕目眩，心悸失眠，月经不调，或经闭不行，脐腹疼痛，面色、唇爪无华，舌淡，脉细弦或细涩。

【证析】本方治证由营血亏虚，血行不畅所致。心主血，藏神，其华在面；肝藏血，藏魂，其华在爪。心肝血虚，形体失荣，则心悸失眠、眩晕、面色唇甲无华；若妇人肝血不足，血海空虚，则月经不调，或经闭不行；营血既虚，运行不畅，则脐腹疼痛。舌淡，脉细弦，或脉细涩，为营血亏虚，血行不畅之征。治宜补血和血。

【方解】方中熟地黄甘温味厚，入肝肾经，功擅滋养阴血，补肾填精，故为君药。当归乃补血良药，兼具活血作用，且为妇科调经要药，用为臣药。佐以白芍养血柔肝，缓急止痛；川芎活血行气，与当归相伍，行血之力加强。四药合用，血虚得补，血滞得行，洵为补血调血之良方。

配伍特点：动静相合，刚柔相济，补而不滞。

【运用】

1. 辨证要点　本方原治外伤瘀血作痛，至《太平惠民和剂局方》用治妇人诸疾，今为治营血虚滞证之基础方。以头晕心悸，面色唇爪无华，舌淡，脉细为辨证要点。

2. 新药研制提要　本方是补血之基础方，后世众多治疗血分病的方剂常由此方化裁而来。新药研制过程中，若为血虚重证而设，加人参、黄芪等补气之品，以达补气生血之效；或酌加鹿角胶、阿胶等，以增补血之力；为血瘀偏重而设，宜加活血之桃仁、红花以协祛瘀之功。若治血虚兼瘀之月经不调、痛经等，加益母草、香附等活血疏肝以调经。

3. 现代制剂 研制的剂型有合剂、颗粒剂、膏剂、胶囊剂。

【药理研究】①改善造血功能：可使骨髓的造血功能改善，促进贫血的恢复，使血液有形成分均有不同程度的增加，以血红蛋白增加显著。②抗缺氧：对多种缺氧模型均表现出较好的拮抗作用。③调节免疫：能促进细胞免疫，同时抑制体液免疫。④抗氧化：可改善大脑血流状态，增加脑组织中超氧化物歧化酶和谷胱甘肽过氧化物酶的活力，改善空间学习记忆能力。此外，本方尚有抗炎、抗血栓、抑制子宫自发运动、抗辐射、抗肝损伤及雌激素样等作用。

【附方】见表9-3。

表9-3 四物汤附方

方名	组成	功效	主治
桃红四物汤 （《玉机微义》）	当归、川芎、白芍、熟地黄、桃仁、红花	养血活血	血虚兼血瘀证。妇女经期超前，血多有块，色紫稠黏，腹痛
圣愈汤 （《脉因症治》）	当归、川芎、白芍、熟地黄、人参、黄芪	补气养血	气血虚弱，气不摄血证。月经先期而至，量多色淡，四肢乏力，体倦神衰
复方阿胶浆 （《中国药典》2020版）	阿胶、熟地黄、红参、党参、山楂	补气养血	气血两虚证。头晕目眩，心悸失眠，食欲不振
复方益母草膏 （《中国卫生部药品标准》）	益母草、当归、川芎、白芍、地黄、木香	调经养血 化瘀生新	营血不足，血瘀气滞证。月经不调，经行腹痛，量少色暗

当归补血汤
《内外伤辨惑论》

【组成】黄芪一两（30g） 当归酒洗，二钱（6g）

【用法】上㕮咀，以水二盏，煎至一盏，去滓，温服，空心食前。

【功效】补气生血。

【主治】血虚发热证。肌热面赤，烦渴欲饮，舌淡，脉洪大而虚，重按无力。亦治妇人经期、产后血虚发热头痛；或疮疡溃后，久不愈合者。

【证析】本方证由营血亏虚，阳浮于外所致。血为气之母，运载阳气以行全身。劳倦内伤，血虚气亏，阴不维阳，则阳气无所依附，浮越于外，故见肌热面赤、烦渴引饮；脉洪大而虚，重按无力，为血虚气弱，阳气浮越之征。妇人素禀虚弱，复加经期或产后，气血更为虚弱，血不维气，阳浮于外而上攻，故见发热头痛；疮疡日久，气血虚弱而不能滋养肌肤，则疮疡久不愈合。治宜补气生血。

【方解】方中重用黄芪为君，其意有二：一是补气固表，以急固欲散之浮阳，即"有形之血不能速生，无形之气所当急固"（《成方便读》）之理；二是大补脾肺之气，以资化源。配伍少量当归为臣，养血和营。二药合用，使气旺血生，阴血渐充，浮阳秘敛，则虚热自退。至于疮疡溃后，因气血亏虚而久不愈合者，用本方补气养血，扶正托毒，以助生肌收口。

配伍特点：重用补气之品配伍少量补血之药，补气生血，固表顾阳。

【类方比较】当归补血汤与白虎汤均可治疗发热，然白虎汤证发热是因于外感，热盛于内，病证属实；而当归补血汤证发热因于内伤，为血虚气弱，病证属虚。白虎汤证身热，口渴而喜冷饮，脉洪大而有力；当归补血汤证身虽热，但口渴而喜温饮，脉大而虚，重按无力。所以《内外伤辨惑论》强调："惟脉不长实，有辨耳，误服白虎汤必死。"

【运用】

1. 辨证要点 本方为补气生血之代表方，所治发热亦属"甘温除热"之法。以肌热面赤，口渴喜热饮，脉大而虚，重按无力为辨证要点。

2. 新药研制提要 本方重在补气生血，新药研制时，若针对妇女经期或产后感冒发热头痛者，宜加葱白、生姜以疏风解表；针对疮疡久溃不愈，气血两虚而余毒未尽者而设，宜加金银花、生甘草以清热解毒。此外，对于血虚气弱出血不止者，可加仙鹤草、阿胶、山茱萸以固涩止血。

3. 现代制剂 研制的剂型有口服液、丸剂（含大蜜丸、水蜜丸）、胶囊剂等。

4. 使用注意 阴虚发热证忌用。

【药理研究】①调控造血：可升高红细胞、白细胞数量，促进骨髓有核细胞 DNA 的增殖，促进造血祖细胞增殖、分化与成熟。②调节免疫：通过提高 T 淋巴细胞转化增值能力，降低肿瘤坏死因子 –α、白介素 –1β 表达，恢复机体免疫功能。③保护心血管：可降低脂质堆积，抗动脉粥样硬化，抑制心肌细胞凋亡。④保肝：可抑制肝脏纤维化及脂质过氧化损伤。此外，本方还有抗氧化、抗疲劳和抗肿瘤等作用。

归脾汤
《正体类要》

【组成】白术　当归　白茯苓　黄芪炒　龙眼肉　远志　酸枣仁炒，各一钱（3g）　木香五分（1.5g）　甘草炙，三分（1g）　人参一钱（3g）

【用法】加姜、枣，水煎服。

【功效】益气补血，健脾养心。

【主治】

1. 心脾气血两虚证。心悸怔忡，健忘失眠，体倦食少，面色萎黄，舌淡，苔薄白，脉细弱。

2. 脾不统血证。便血，皮下紫癜，崩漏，月经超前，量多色淡，或淋漓不止，舌淡，脉细者。

【证析】本方治证由心脾两虚，气血不足所致。心藏神而主血，脾主思而统血。思虑过度，劳伤心脾，脾气亏虚则化源不足，气血衰少，心失所养，则心悸怔忡、健忘失眠；形失所荣，则体倦乏力、面色萎黄；血失所摄，则崩漏、月经先期、便血、紫癜等。治宜健脾养心与益气补血兼施。

【方解】方用人参益气健脾，宁心安神；龙眼肉补益心脾，养血安神，共为君药。黄芪、白术助人参益气补中；当归、酸枣仁助龙眼肉补血养心，为臣药。君臣合用，健脾养心安神之功尤著。远志补心安神宁志；茯苓、炙甘草补益心脾之气；木香行气醒脾，使补而不滞，并为佐药。炙甘草调和药性，兼为使药。煎药时少加生姜、大枣调和脾胃，以资生化之源。诸药合用，使脾气运，血有所生则神有所舍，血有所摄则血有所归，故方以"归脾"名之。

配伍特点：心脾同治，气血双补，以健脾益气为主。

【类方比较】补中益气汤与归脾汤两方均有补脾益气之功，同用人参、黄芪、白术、甘草、当归。但补中益气汤配伍升阳举陷之品，重在补气，且能升阳，主治脾虚气陷及气虚发热证；归脾汤则配伍补血养心安神之品，意在补养心脾，益气生血，主治心脾气血两虚之神志不宁及脾不统血之失血证。

【运用】

1. 辨证要点 本方既为治心脾气血两虚证的常用方，亦为治脾不统血证的常用方。以体倦食少，心悸失眠，或便血，或崩漏，舌淡，脉细弱为辨证要点。

2. 新药研制提要 若治心血亏虚而心悸失眠甚者，新药研制时，宜加五味子、夜交藤助补血安神之效；治脾气虚而食少便溏甚者，加芡实、山药增健脾止泻之功；治经血淋漓不尽者，加艾叶、地榆炭协止血之力。

3. 现代制剂 研制的剂型有片剂、颗粒剂、口服液、膏剂、合剂、胶囊剂、丸剂。

【药理研究】 ①对中枢神经系统的影响：能改善老龄大鼠脑内胆碱能神经功能低下，显著对抗东莨菪碱所致的记忆障碍，保护海马神经元，提高中枢神经系统单胺类神经递质水平，调节下丘脑—垂体—肾上腺皮质轴。②抗氧化：能显著抑制胆碱酯酶活性，对过氧化脂质生成有显著抑制作用，能增强超氧化物歧化酶和过氧化氢酶活性。③促进造血：可增强血液循环，促进蛋白质合成，使红细胞及血红蛋白增加，促进骨髓造血干细胞增殖。④调节免疫：能激活网状内皮系统，增强细胞免疫和体液免疫。此外，本方还有改善胃肠动力、减少肝损伤、保护血管内皮功能、抗休克、抗溃疡和抗抑郁等作用。

第三节　气血双补剂

适应证 适用于气血两虚证。症见面色无华，头晕目眩，心悸怔忡，食少倦怠，气短懒言，舌淡，脉虚无力等。

组方思路 本类方剂常由以下药物构成：①补气药，如人参、白术、黄芪等既补气之不足，又健脾以化生气血。②补血药，如当归、熟地黄、白芍、阿胶等补血之亏虚。③兼顾相关病变药，如脾虚生湿，加渗湿之茯苓；气行不畅，加行气之陈皮；血行不利，加活血之川芎等。

代表方 八珍汤、炙甘草汤。

八珍汤（原名八珍散）
《瑞竹堂经验方》

【组成】 当归去芦　川芎　熟地黄　白芍药　人参去芦　甘草炙　茯苓去皮　白术各一两（30g）

【用法】 上为㕮咀，每服三钱（9g），水一盏半，生姜五片，枣一枚，煎至七分，去滓，不拘时候，通口服。

【功效】 益气补血。

【主治】 气血两虚证。面色苍白或萎黄，头晕目眩，四肢倦怠，气短懒言，心悸怔忡，饮食减少，舌淡苔薄白，脉细弱或虚大无力。

【证析】 本方所治气血两虚证多由久病失治、或病后失调、或失血过多而致，病在心、脾、肝三脏。心主血，肝藏血，心肝血虚，不能上荣于头面，故见面色苍白、头晕目眩；心血不足，心体失养，则心悸怔忡；脾主运化而化生气血，脾胃气虚，故面黄肢倦、气短懒言、饮食减少；舌淡苔薄白，脉细弱或虚大无力，皆为气血两虚之征。治宜益气与养血并举。

【方解】 方中人参补气健脾，熟地黄补血滋阴，为君药。白术健脾燥湿，当归养血活血，为臣药。白芍养血益阴，川芎活血行气，使补而不滞，合地、归而彰补血之效；茯苓健脾渗湿，并能养心安神，炙甘草益气补中，伍参、术而助益脾之功，俱为佐药。甘草调和药性，兼作使药。煎加生姜、大枣，亦可调脾胃而和诸药。数药配伍，共收气血双补之功。本方乃四君子汤与四物汤的合方，两方分列补气与补血诸方之首，合而为一兼具两者之效，故以"八珍"名之。

配伍特点：四君合四物，甘温伍质润，气血得双补。

【运用】

1. 辨证要点　本方为治气血两虚证的基础方。以气短乏力，头晕心悸，舌淡，脉细弱为辨证要点。

2. 新药研制提要　新药研发，当视气血虚损程度轻重，结合病证，相应调配君药及用量，酌加相应药物。若脾胃气虚纳差者，重用人参、白术为君，加砂仁、神曲等；若血虚心悸失眠者，重用熟地黄为君，加柏子仁、酸枣仁等。

3. 现代制剂　研制的剂型有丸剂、颗粒剂等。

【药理研究】①调节免疫：对机体细胞免疫、体液免疫和非特异性免疫均有一定作用，能够保护免疫器官免受损伤，提高淋巴细胞功能及其细胞因子分泌功能。②促进造血：可促进红细胞再生。③改善血流变：降低全血黏度、血浆黏度和纤维蛋白原含量，抑制血小板聚集，促进血小板解聚。此外，本方还有抗氧化、抗衰老等作用。

【附方】见表9-4。

表9-4　八珍汤附方

方名	组成	功效	主治
十全大补汤《太平惠民和剂局方》	人参、白术、白芍、茯苓、黄芪、川芎、干熟地黄、当归、肉桂、炙甘草	温补气血	气血两虚证。面色萎黄，倦怠食少，头晕自汗，气短心悸，月经不调，舌淡，脉细弱
人参养荣汤《传信适用方》	黄芪、当归、桂心、炙甘草、橘皮、白术、人参、白芍、熟地黄、五味子、茯苓、远志	益气补血养心安神	心脾气血两虚证。倦怠无力，食少，心悸健忘，夜寐不安，自汗，咽干唇燥，形体消瘦
八珍益母丸（《中国药典》2020版）	益母草、熟地黄、当归、酒白芍、川芎、党参、麸炒白术、茯苓、甘草	益气养血活血调经	气血两虚兼瘀证。月经周期错后，经行量少，淋漓不尽，精神不振，肢体乏力

炙甘草汤（又名复脉汤）
《伤寒论》

【组成】甘草炙，四两（12g）　生姜切，三两（9g）　桂枝去皮，三两（9g）　人参二两（6g）　生地黄一斤（50g）　阿胶二两（6g）　麦门冬去心，半升（9g）　麻仁半升（9g）　大枣擘，三十枚（15g）

【用法】上以清酒七升，水八升，先煮八味，取三升，去滓，内胶烊消尽，温服一升，日三服。

【功效】滋阴养血，益气温阳。

【主治】阴血不足，阳气虚弱证。脉结代，心动悸，虚羸少气，舌淡少苔，或舌干而瘦小者。

【证析】本方是《伤寒论》中治疗"伤寒脉结代，心动悸"的名方，其证系气血阴阳俱虚所致。心主血脉，阴血充沛，阳气旺盛，血得阳气推动，始能畅行脉中。阴血亏虚，无以充盈血脉，阳气不足，无力行血鼓脉，脉气不续，故脉结代。阳气阴血亏损，不能温养心体，故心动悸。至于虚羸少气、舌淡少苔或质干瘦小，亦是气血阴阳亏虚，形体失养之征。治宜补养气血阴阳。

【方解】方中炙甘草补气生血，健脾益心；生地黄滋阴补血，充脉养心。二药重用，气血双补以复脉之本，共为君药。人参、大枣合炙甘草则补益心脾之功尤彰；阿胶、麦门冬、麻仁合生地黄则滋阴补血尤佳，俱为臣药。桂枝、生姜温心阳，通血脉，且使诸药滋而不腻，为佐药。加清酒煎服，可温通血脉以行药势，用之为使。诸药配伍，使阳气充，阴血足，血脉畅，则心悸可定，脉可复，故本方又名"复脉汤"。

配伍特点：气血阴阳并补，尤以滋阴养血之力为著；滋补之中寓有温通，滋而不腻，温而不燥，刚柔相济，相得益彰。

【运用】

1. 辨证要点 本方为治气血阴阳俱虚证的常用方。以虚羸少气，心动悸，脉结代，舌淡少苔为辨证要点。

2. 新药研制提要 本方属气血阴阳并补之剂。新药研制过程中，若以治气虚为主者，可加黄芪；血虚为主者，加当归；阳虚为主者，易桂枝为肉桂，甚者可加附子；阴虚为主者，易生地黄为熟地黄。

3. 现代制剂 研制的剂型有口服液、颗粒剂、合剂。

【药理研究】①抗心律失常：对多种原因所致动物实验性心律失常有明显的对抗作用。②对离体心肌电生理的影响：能减慢大鼠右心房窦房结的自律活动，明显抑制肾上腺素诱发的豚鼠乳头肌的自律性，并可延长心肌的功能不应期。③抗心肌缺血再灌注损伤：能降低大鼠心肌缺血再灌注诱发心律失常发生率；缩小再灌注后心肌梗死范围，减少再灌注后心肌肌酸激酶和乳酸脱氢酶的释放，减少丙二醛的生成。此外，本方尚有镇静、改善末梢微循环、抗休克、抗缺氧、利尿等作用。

第四节 补阴剂

适应证 适用于阴虚证。症见形体消瘦，潮热颧红，腰膝酸软，眩晕耳鸣，盗汗遗精，手足心热，咳嗽咯血，口燥咽干，舌红少苔，脉细数等。

组方思路 本类方剂常由以下药物构成：①补阴药，如熟地黄、北沙参、麦冬、百合、龟甲等。②补血药，如白芍、当归、枸杞子等，因阴血关系密切。③清热药，如知母、黄柏、牡丹皮之类，乃阴虚易生内热也。④兼顾脏腑病变特点的药：如肾阴虚而主水功能障碍，宜配伍利水渗湿之泽泻、茯苓等；肝阴虚而疏泄失常，宜配疏肝行气之川楝子、柴胡等；肺阴虚而宣降失常，宜配宣降肺气，化痰止咳之桔梗、川贝母等；胃阴虚而胃气上逆，宜伍和胃降逆之半夏、竹茹等。

代表方 六味地黄丸、左归丸、一贯煎、百合固金汤、益胃汤。

六味地黄丸（原名地黄丸）
《小儿药证直诀》

【组成】熟地黄炒八钱（24g） 山萸肉 干山药各四钱（12g） 泽泻 牡丹皮 茯苓去皮，各三钱（9g）

【用法】上为末，炼蜜为丸，如梧桐子大。空心温水化下三丸（9g）。

【功效】滋阴补肾。

【主治】肾阴不足证。腰膝酸软，头晕目眩，耳鸣耳聋，盗汗，遗精，消渴，骨蒸潮热，手足心热，口燥咽干，牙齿动摇，足跟作痛，以及小儿囟门不合，舌红少苔，脉沉细数。

【证析】本证由肾阴不足，虚热内扰所致。腰为肾之府，肾主骨生髓，齿为骨之余。肾阴不足，精亏髓少，形失所养，则腰膝酸软无力、牙齿动摇、头晕目眩、耳鸣耳聋、小儿囟门久不闭合；肾阴虚损，阴不制阳，虚热内扰，则骨蒸潮热、手足心热、消渴、遗精、盗汗等；舌红少苔、脉沉细数乃阴虚内热之征。治宜滋阴补肾，即王冰所谓"壮水之主，以制阳光"也。

【方解】方中重用熟地黄，味甘纯阴，主入肾经，长于滋阴补肾，填精益髓，为君药。山茱萸酸温，主入肝经补养肝肾，涩精敛汗，取"肝肾同源"之意；山药甘平，主入脾经，双补脾肾，兼能涩精，共为臣药。君臣配合，滋补肾肝脾之阴，是为"三补"。泽泻利湿泄浊，并防熟地黄之滋腻；牡丹皮清虚热，并制山茱萸之温涩；茯苓健脾渗湿，既助山药健脾气，又助泽泻利湿浊。三药合用，泄湿浊而清虚热，即为"三泻"，均为佐药。

配伍特点：肾肝脾三阴并补，补肾为主；三补三泻，以补为主；补中寓泻，补而不滞。

本方系宋·钱乙据《金匮要略》所载肾气丸减去桂枝、附子而成。《小儿药证直诀笺正》释云："仲阳意中，谓小儿阳气甚盛，因去桂附而创设此丸，以为幼科补肾专药"，后世拓展应用为滋补肾阴之圣剂。

【运用】

1. 辨证要点 本方为治肾阴不足证的基础方。以腰膝酸软，头晕目眩，口燥咽干，舌红少苔，脉沉细数为辨证要点。

2. 新药研制提要 本方属平补肾阴之基础方。研发新药时，若针对虚火甚者，加知母、黄柏以加强清热降火之力；耳鸣耳聋甚者，加磁石、龟甲滋肾聪耳；腰膝酸软甚者，加怀牛膝、桑寄生益肾壮骨。此外，因"肝肾同源""金水相生"，肾阴虚常可累及肝与肺，如针对肝肾阴虚而视物昏花者，加枸杞子、菊花等补肝明目；针对肺肾阴虚而虚喘、干咳等，加麦冬、川贝母等润肺止咳。

3. 现代制剂 研制的剂型有丸剂（含浓缩丸）、颗粒剂、片剂、胶囊剂（含软胶囊）、膏剂、合剂、口服液。

【药理研究】①调节免疫：能显著增强机体细胞及体液免疫功能，提高巨噬细胞吞噬功能，抑制活性自由基以保护免疫器官遭受攻击。②对心血管系统的影响：具有明显降压及抗动脉硬化的作用，其机制可能与抑制血小板聚集有关；对大鼠离体心脏低灌 – 再灌注心律失常有显著对抗作用。③对生殖系统的影响：能够升高血清黄体生成素、睾酮的浓度，并能降低血清促卵泡生成素的浓度，同时对垂体、精囊具有增重作用。④降血糖：能增加肝糖原的含量，明显降低空腹血糖。此外，本方还有降脂保肝、抗自由基、抗衰老、抗肿瘤、耐缺氧、抗疲劳、抗低温等作用。

【附方】见表9–5。

表9–5　六味地黄丸附方

方名	组成	功效	主治
大补阴丸 （《丹溪心法》）	熟地黄、龟甲、黄柏、知母、猪脊髓	滋阴降火	阴虚火旺证。骨蒸潮热，盗汗遗精，咳嗽咯血，舌红少苔，尺脉数而有力

续表

方名	组成	功效	主治
麦味地黄丸 （《体仁汇编》）	熟地黄、山茱萸、山药、泽泻、茯苓、牡丹皮、麦冬、五味子	滋补肺肾	肺肾阴虚证。或喘或咳，潮热盗汗，咽干口燥
知柏地黄丸 （《医方考》）	熟地黄、山茱萸、山药、泽泻、茯苓、牡丹皮、知母、黄柏	滋阴降火	阴虚火旺证。骨蒸潮热，虚烦盗汗，腰脊酸痛，遗精
七味都气丸 （《症因脉治》）	熟地黄、山茱萸、山药、泽泻、牡丹皮、茯苓、五味子	补肾纳气涩精止遗	肾不纳气证。喘促、久咳、气短、遗精、盗汗、咽干、小便频数
耳聋左慈丸 （《饲鹤亭集方》）	熟地黄、山茱萸、山药、泽泻、茯苓、牡丹皮、磁石、柴胡	滋阴补肾聪耳明目	肝肾阴虚证。耳鸣耳聋，头晕目眩，腰膝酸软，舌红少苔，脉细数
杞菊地黄丸 （《麻疹全书》）	熟地黄、山茱萸、山药、泽泻、茯苓、牡丹皮、枸杞子、菊花	滋肾养肝明目	肝肾阴虚证。两目昏花，视物模糊，或眼睛干涩，迎风流泪

【研制方举例】明目地黄丸（《中国药典》2020 版）　组成：熟地黄、酒萸肉、牡丹皮、山药、茯苓、泽泻、枸杞子、菊花、当归、白芍、蒺藜、煅石决明。功效：滋肾养肝，益精明目。主治：肝肾阴虚之目暗不明，视物模糊，目涩畏光，迎风流泪。

按：明目地黄丸乃由杞菊地黄丸加味而成。该方主治肝肾阴亏所致之目暗不明等症。故以六味地黄丸合枸杞子、当归、白芍滋补肝肾，益精养血，以充养目窍；配菊花、石决明、蒺藜清肝平肝，祛风明目。诸药合用，为一首肝肾同治，标本兼顾之研制方。

左归丸
《景岳全书》

【组成】大怀熟地八两（240g）　山药炒，四两（120g）　枸杞四两（120g）　山茱萸肉四两（120g）　川牛膝酒洗，蒸熟，三两（90g）　鹿胶敲碎，炒珠，四两（120g）　龟胶切碎，炒珠，四两（120g）　菟丝子制，四两（120g）

【用法】上先将熟地蒸烂，杵膏，炼蜜为丸，梧桐子大。每食前用滚汤或淡盐汤送下百余丸（6~9g）。

【功效】滋阴补肾，填精益髓。

【主治】真阴亏虚证。头晕目眩，腰膝酸软，遗精滑泄，自汗盗汗，口燥舌干，舌红少苔，脉细。

【证析】本证为真阴亏虚所致。肾藏精，主骨生髓，肾阴亏虚，精髓不充，清窍失养，封藏失职，则头晕目眩、腰膝酸软、遗精滑泄；阴虚阳失所化，则自汗；至于盗汗、口燥舌干、舌红少苔、脉细，皆为真阴亏虚之象。治宜滋阴补肾，填精益髓。

【方解】方中重用熟地黄滋肾阴，填精髓，补真阴之不足，为君药。山茱萸肉补养肝肾，涩精敛汗；山药健脾益阴，固肾涩精；龟板胶、鹿角胶，均为血肉有情之品，峻补精髓，鹿角胶兼能温补肾阳，为臣药。枸杞补益肝肾；菟丝子补肾阳，益肾精，合鹿角胶温补肾阳，配于补阴药中，乃"善补阴者，必于阳中求阴，则阴得阳升而泉源不竭"（《类经》）之意；川牛膝益肝肾，强筋骨，俱为佐药。

配伍特点：峻补真阴，纯补无泻；大剂补阴药与少量补阳药相配，意在"阳中求阴"。

【类方比较】本方与六味地黄丸同属滋肾补阴之剂，皆可用治肾阴不足证。但六味地黄丸补肾阴之中配有利湿浊与清虚热之品，寓泻于补，补力平和，适用于肾虚不著而兼内热之证；左归丸系六味地黄丸去"三泻"，加入枸杞子、龟甲胶、鹿角胶、菟丝子等药，纯补无泻，补力较峻，适用于真阴不足，精髓亏损之证。

【运用】

1.辨证要点　本方为治真阴亏虚证的常用方。以头目眩晕，腰膝酸软，舌红少苔，脉细为辨证要点。

2.新药研制提要　真阴亏虚之证候较多，研制新药时，如以治腰膝酸软为主者，加狗脊、桑寄生补肾强腰；须发早白为主者，加何首乌、女贞子、墨旱莲益精血，乌须发。脾为后天之本，真阴亏虚，亦可加人参、黄芪补后天以养先天。

3.现代制剂　研制的剂型有丸剂（含蜜丸、水丸）。

【药理研究】①调节免疫：对甲状腺功能亢进的肾阴虚大鼠的下丘脑－垂体－肾上腺轴有调节作用，可改善其免疫功能。②防治骨质疏松：通过多途径，使骨形成和骨吸收逐渐平衡，从而防治骨质疏松。③保护脑、血管：改善中枢神经细胞再生，提高抗氧化能力，延缓衰老，起到保护脑、血管的作用。④改善生殖系统紊乱：雌性可通过增加雌激素改善卵巢功能，雄性可抑制生精细胞的凋亡，改善生精功能。

【附方】见表9-6。

表9-6　左归丸附方

方名	组成	功效	主治
二至丸 （《医方集解》）	女贞子、墨旱莲	补益肝肾	肝肾阴虚证。眩晕耳鸣，咽干鼻燥，腰膝酸痛，月经量多
壮腰健身丸 （《中国药典》2020版）	酒女贞子、黄精、熟地黄、金樱子、狗脊、制何首乌、千斤拔	壮腰健肾	肾精亏虚证。腰酸腿软，头晕耳鸣，眼花心悸，阳痿遗精

一贯煎
《续名医类案》

【组成】北沙参　麦冬　当归身（9g）　生地黄（18g）　枸杞子（9g）　川楝子（6g）（原书未著用量）

【用法】水煎服。

【功效】滋阴疏肝。

【主治】肝阴不足，肝气郁滞证。胸脘胁痛，吞酸吐苦，咽干口燥，舌红少津，脉细弦。

【证析】本证为肝阴亏虚，肝气郁滞所致。肝藏血，主疏泄，体阴而用阳，喜条达而恶抑郁。肝阴不足，疏泄失常，气郁不畅，故胸脘胁痛；肝气犯胃，胃气失和，则吞酸吐苦；咽干口燥，舌红少津，脉细弦，皆为肝阴不足之征。治宜当滋养肝阴，疏达肝气。

【方解】方中重用生地黄滋补肝肾之阴，滋水涵木，为君药。枸杞子补肝肾，益精血；当归养血活血；北沙参、麦冬滋养肺胃之阴，佐金制木，培土抑木，同为臣药。川楝子苦寒，疏肝清热，行气止痛，顺其条达之性为佐药。诸药合用，养阴血而补肝之体，疏肝气而调肝用，体用兼治，则诸症可解。

配伍特点：滋阴柔肝为主，兼以滋水涵木，佐金制木，培土抑木；大队滋阴养血药中，少佐苦寒行气之品，既助肝用，又补而不滞。

【类方比较】一贯煎与逍遥散都能疏肝行气，均可治肝郁气滞之胁痛。但逍遥散疏肝养血健脾并进，主治肝郁血虚之胁痛，并伴有神疲食少等脾虚症状者；一贯煎重在滋养肝肾之阴，主治肝肾阴虚之胁痛，且见吞酸吐苦等肝气犯胃症状者。

【运用】

1. 辨证要点　本方为治阴虚肝郁证的常用方。以脘胁疼痛，吞酸吐苦，舌红少津，脉虚弦为辨证要点。

2. 新药研制提要　本方属滋阴疏肝之剂，可据肝郁与阴亏之轻重加味组方，以切中病机。如肝郁之胸胁胀痛较甚者，加柴胡、枳壳以助疏肝行气；脘腹疼痛甚者，加白芍、甘草以缓急止痛；若阴伤之咽干口燥较甚者，加石斛、天花粉以养阴生津。

【药理研究】①保肝：对肝损伤模型有良好保护作用，能降低血清丙氨酸氨基转移酶，减轻病理损害。②抗胃溃疡：有良好的抗溃疡、抗痉挛作用，其机制与增强胃黏膜抵抗力有关。③抗菌：对大肠杆菌、伤寒杆菌、金黄色葡萄球菌等均有明显的抑制作用。此外，本方尚有抗炎、镇痛、增强免疫、抗疲劳、抗缺氧等作用。

百合固金汤
《慎斋遗书》

【组成】百合　贝母（川贝母）　麦冬各一钱半（4.5g）　熟地　生地　当归身各三钱（9g）　白芍　甘草各一钱（3g）　桔梗　玄参各八分（3g）

【用法】水煎服。

【功效】润肺滋肾，化痰止咳。

【主治】肺肾阴亏，虚火上炎证。咳嗽气喘，痰中带血，咽喉燥痛，午后潮热，舌红少苔，脉细数。

【证析】本证由肺肾阴亏，虚火上炎而致。肺肾为母子之脏，肺虚及肾，病久则肺肾阴虚，阴虚生内热，虚火上炎，肺失肃降，则咳嗽气喘、咽喉燥痛；灼伤肺络，则痰中带血；午后潮热，舌红少苔，脉细数，为阴虚内热之征。治宜滋养肺肾之阴，兼以清热化痰止咳，以图标本兼顾。

【方解】方中百合甘而微寒，滋肺阴，清肺热，并能止咳化痰，用为君药。生地、熟地并用，滋阴补肾，生地兼能清热凉血；麦冬乃清润之品，润肺养阴，又可清热，助百合养阴清热，三药合而为臣。君、臣配合，金水相生。当归、白芍益阴润燥，当归兼治"咳逆上气"；玄参养阴清热利咽；川贝母清热润肺，化痰止咳；桔梗宣肺化痰，止咳利咽，俱为佐药。生甘草伍桔梗清利咽喉，化痰止咳，兼和胃调药，为佐使。诸药相合，滋阴清热，止咳化痰。本方以百合益肺，地黄滋肾，服后可使肺阴得润，肾水得充，虚火得清，则肺金得以固护，故名"百合固金汤"。

配伍特点：肺肾同治，金水相生，补肾为主；标本并治，治本为主。

【运用】

1. 辨证要点　本方为治肺肾阴亏，虚火上炎证的常用方。以咳嗽气喘，咽喉燥痛，舌红少苔，脉细数为辨证要点。

2. 新药研制提要　本方重在治本，可据病证侧重配伍治标之品以组成新方。若治咳喘重者，加百部、紫菀以润肺止咳；若治咳血重者，可去升提之桔梗，加白及、白茅根、藕节以凉血止血；若治声音嘶哑者，加诃子、蝉蜕开音利咽。

3. 现代制剂　研制的剂型有丸剂、颗粒剂、口服液。

益胃汤
《温病条辨》

【组成】沙参三钱（9g） 麦冬五钱（15g） 冰糖一钱（3g） 细生地五钱（15g） 玉竹炒香一钱五分（4.5g）

【用法】水五杯，煮取二杯，分二次服，渣再煮一杯服。

【功效】养阴益胃。

【主治】胃阴不足证。食欲不振，口干咽燥，大便干结，或干呕，舌红少苔，脉细数。

【证析】本证为胃阴不足所致。胃喜润恶燥，主纳谷，其气以降为顺。胃阴损伤，受纳功能减弱，则食欲不振；胃阴亏虚，上不能滋润口咽，则口燥咽干，下不能濡润大肠，则大便干结；胃气上逆，则干呕；舌红少苔，脉细数，皆阴虚内热之征。治宜养阴益胃。

【方解】本方重用味甘性寒之生地黄、麦冬为君，滋养胃阴，清热润燥。北沙参、玉竹为臣，养阴生津，以加强君药益胃养阴之力。冰糖濡养肺胃，调和诸药，为佐使药。全方甘凉清润，清而不寒，滋而不腻，药简力专，为"益胃"之良方。

配伍特点：本方集甘凉益胃之品于一方，旨在养阴清热，治病求本。

【运用】

1. 辨证要点 本方为滋养胃阴的常用方。以食欲不振，口干咽燥，舌红少苔，脉细数为辨证要点。

2. 新药研制提要 本方为治本之剂。研制新药时，可据病证之轻重或兼夹而加味以构成标本兼顾之方。如治食欲不振甚者，加神曲、谷芽以和胃消食；治呕吐甚者，加竹茹、芦根和胃降逆；兼治胃脘隐痛者，加陈皮、川楝子以行气止痛。

第五节 补阳剂

适应证 适用于肾阳亏虚证。症见畏寒肢冷，腰膝酸软或疼痛，少腹拘急，小便清长，或小便不利，阳痿早泄，不孕，舌淡苔白，脉沉细。

组方思路 本类方剂常由以下药物构成：①补阳药，如附子、巴戟天、杜仲、续断、补骨脂、菟丝子、肉苁蓉等。②补阴药，如枸杞子、地黄之类，以"阴中求阳"。③利水渗湿药，如茯苓、车前子、泽泻等，乃肾阳亏虚，气化乏力，水湿停滞也。④收涩药，如五味子、山茱萸、覆盆子、桑螵蛸等涩精缩泉之品。因肾司二便，为"封藏之本"，肾阳虚衰，封藏失职，固摄无权，精津外流，则见遗精尿频等。

代表方 肾气丸、右归丸。

肾气丸（又名崔氏八味丸）
《金匮要略》

【组成】干地黄八两（240g） 薯蓣（山药） 山茱萸各四两（120g） 泽泻 茯苓 牡丹皮各三两（90g） 桂枝 附子炮，各一两（30g）

【用法】上八味，末之，炼蜜和丸梧子大，酒下十五丸，加至二十五丸，日再服。

【**功效**】补肾助阳。

【**主治**】肾阳不足证。腰痛脚软，身半以下常有冷感，少腹拘急，小便不利，或小便反多，入夜尤甚，阳痿早泄，舌淡而胖，脉虚弱，尺部沉细，以及水肿，消渴等。

【**证析**】本方治症较多，皆由肾阳不足而致。肾居腰部，脉贯脊胫。肾阳不足，下焦失于温养，则腰痛脚软、身半以下常有冷感、少腹拘急；肾阳亏损不能化气行水，水湿内停，则小便不利，或发为水肿等；阳虚固摄无权，则小便反多；至于消渴乃肾阳不足，水液失于蒸化，津不上承之故；阳痿早泄，舌质淡而胖，尺脉沉细或沉弱而迟，皆为肾不足之象。治宜补肾助阳，即王冰所谓"益火之源，以消阴翳"。

【**方解**】方中附子大辛大热，温肾补火；桂枝辛甘而温，温助阳气，二药伍用，补肾阳，助气化，为君药。元阴元阳同寄于肾，若单补阳而不顾阴，则阳无阴以化，故配干地黄补肾填精，合山茱萸、山药补肝脾肾而滋阴，共为臣药。即所谓"善补阳者，必于阴中求阳，则阳得阴助而生化无穷"（《类经》）之意。佐以泽泻、茯苓利水渗湿，合桂枝以化气行水；牡丹皮活血化瘀，合桂枝以行血分之滞。诸药合用，振奋肾阳，使气化复常，故名之"肾气丸"。

配伍特点：一是补阳之中配伍滋阴之品，意在"阴中求阳"；二是少量补阳药与大队补阴药为伍，旨在"少火生气"；三是温补之中佐用渗利行血之药，则补而不滞。

【**运用**】

1. 辨证要点 本方为治肾阳不足证的常用方。以腰痛脚软，小便不利或反多，舌淡而胖，脉沉无力为辨证要点。

2. 新药研制提要 本方功效补肾助阳，兼以利水。新药研制时，可据阳虚与湿滞之轻重调整剂量，或加味药物，以切中病机。如阳虚较甚者，可将桂枝易为肉桂，并加重桂、附之量，以增温肾之力；水湿停滞较甚者，加车前子、通草等以助利水之功；兼气衰神疲者，加人参、黄芪以大补元气。

3. 现代制剂 研制的剂型有丸剂和片剂。

【**药理研究**】①对免疫及血液系统的影响：具有免疫增强作用，能提高胸腺重量和溶血素含量，促进淋巴细胞转化功能，提高红细胞数，促进造血功能的恢复。②对生殖系统的影响：能明显促进睾丸生精功能和性腺发育。③对循环系统的影响：可明显延长常压耐缺氧存活时间，改善急性心肌缺血，降低室颤的发生率，延长心律失常出现的时间，抑制血小板的聚集。④对神经系统的影响：能控制和降低因惊恐刺激引起的丘脑、海马 c-fos 基因表达，从而调节和减缓"恐伤肾"所致的病理状态。⑤抗炎：可通过调节下丘脑-垂体-靶腺轴，减轻气道炎症反应，降低肺组织中多种炎性细胞因子，减轻肺泡炎症及纤维化程度。此外，本方尚有降血糖、降血脂、抗氧化、抗衰老及抗肿瘤等作用。

【**附方**】见表 9-7。

表 9-7 肾气丸附方

方名	组成	功效	主治
青娥丸 （《太平惠民和剂局方》）	杜仲、补骨脂、核桃仁、大蒜	补肾强腰	肾阳亏虚证。腰痛，起坐不利，膝软乏力
济生肾气丸 （《济生方》）	附子、肉桂、熟地黄、山茱萸、山药、泽泻、茯苓、牡丹皮、车前子、川牛膝	温补肾阳 利水消肿	肾阳不足，水湿内停证。水肿，小便不利
十补丸 （《济生方》）	附子、肉桂、熟地黄、山茱萸、山药、泽泻、茯苓、牡丹皮、五味子、鹿茸	补肾阳 益精血	肾阳虚损，精血不足证。面色黧黑，足冷足肿，耳鸣耳聋，羸瘦，足膝软弱，小便不利，腰脊疼痛

【研制方举例】慢肾宁合剂（《中国卫生部药品标准》） 组成：黄芪、桂枝、淫羊藿、地黄、阿胶、茯苓、泽泻（盐炒）、牡丹皮、益母草、黄芩（酒炒）、败酱草。功效：温阳益气，利湿化瘀。主治：肾阳不足，脾肺气虚，水停血滞之慢性肾炎。症见水肿，头晕乏力，纳差等。

按：慢肾宁合剂系肾气丸去附子、山药、山茱萸，加淫羊藿、阿胶、黄芪、益母草等化裁而成。该方主治肾阳不足，脾肺气虚，水停血滞证。方以肾气丸温肾利水；配淫羊藿则温阳而不燥；遣阿胶则补阴之功著；加黄芪补益肺脾之气，并能利水，既兼治气虚之证，又增行水消肿之功；益母草活血利水，对水肿兼血行不利者颇佳。湿停血滞可郁而化热，故配黄芩、败酱草以清热。诸药合用，为肺脾肾三脏同治，温阳益精兼顾，利水祛瘀并举之方。

右归丸
《景岳全书》

【组成】熟地黄八两（240g） 山药炒，四两（120g） 山茱萸微炒，三两（90g） 枸杞子微炒，四两（90g） 菟丝子制，四两（120g） 鹿角胶炒珠，四两（120g） 杜仲姜汁炒，四两（120g） 肉桂二两，渐可加至四两（60～120g） 当归三两（90g） 制附子二两，渐可加至五六两（60～180g）

【用法】将熟地蒸烂，杵膏，余为细末，加炼蜜为丸，如弹子大，每嚼服二三丸（6～9g），以滚白汤送下。

【功效】温补肾阳，填精益髓。

【主治】肾阳亏虚，命门火衰证。年老或久病气衰神疲，畏寒肢冷，腰膝软弱，阳痿遗精，或阳衰无子，或饮食减少，大便不实，或小便自遗，舌淡苔白，脉沉而迟。

【证析】本证为肾阳虚弱，命门火衰而致。命门火衰，火不生土，则气衰神疲、畏寒肢冷、饮食减少、大便不实；肾阳虚损，精气亏耗，封藏失职，膀胱失约，则腰膝软弱、遗精滑泄，或无子，或小便自遗。治宜温补肾阳，填精益髓。

【方解】方中附子、肉桂功善温肾益火；鹿角胶温肾益精，共为君药。熟地黄、山茱萸、枸杞子、山药滋阴益肾，填精补髓，乃"阴中求阳"，均为臣药。菟丝子、杜仲补肝肾，强腰膝；当归养血活血，共补肝肾精血，为佐药。诸药合用，温肾阳，益精血，使元阳得以归原，即"益火之源，以培右肾之元阳"（《景岳全书》）之意，故名"右归丸"。

配伍特点：峻温命门，纯补无泻；温阳之中辅以滋阴之品，意在"阴中求阳"。

【类方比较】本方与肾气丸均有温补肾阳之功，主治肾阳不足证。但肾气丸中配有泽泻、茯苓、牡丹皮"三泻"之品，补中寓泻，则补力平和，宜于肾阳气不足而兼水湿内停之证；右归丸去"三泻"而加鹿角胶、菟丝子、杜仲、枸杞子等温肾益精之品，补而无泻，则温补之力尤强，宜于肾阳亏虚，命门火衰之证。

【运用】

1.辨证要点 本方为治肾阳亏虚，命门火衰证的常用方。以神疲乏力，畏寒肢冷，腰膝酸软，脉沉迟为辨证要点。

2.新药研制提要 命门火衰之证候较多，研制新药时，可据证候之侧重加味组方。如为夜尿多、遗精甚者而设，可加巴戟天、益智仁、金樱子、芡实等以温阳涩精缩泉；为食少便溏甚者而设，加干姜、白术以温中健脾助运；为腰膝软弱甚者而设，加桑寄生、怀牛膝、狗脊以温肾强腰；为阳痿者而设，加巴戟天、肉苁蓉、海狗肾等以补肾壮阳。

3.现代制剂 研制的剂型有丸剂、胶囊剂。

【**药理研究**】①增强免疫：能增强机体体液免疫和细胞免疫功能。②调节下丘脑－垂体－靶腺轴：通过下丘脑－垂体－性腺轴调节黄体生成素、雌二醇、睾酮等性激素分泌和影响生殖细胞功能；通过下丘脑－垂体－肾上腺轴调节促肾上腺皮质释放激素、促肾上腺皮质激素和皮质酮的分泌水平；通过下丘脑－垂体－甲状腺轴调节促甲状腺素，三碘甲腺原氨酸、四碘甲腺原氨酸的水平。③保肝：能明显抑制血清丙氨酸氨基转移酶升高。④改善肾功能：能降低血肌酐、尿素氮、丙二醛及炎症因子白细胞介素－1β和白细胞介素－6分泌水平，增加超氧化物歧化酶分泌，从而改善肾组织病理变化。⑤调节骨代谢：可通过调节骨代谢而具有防治骨质疏松和骨关节炎的作用。此外，本方尚有抑制血小板聚集、抗衰老、抗疲劳等作用。

【**附方**】见表9-8。

表9-8 右归丸附方

方名	组成	功效	主治
五子衍宗丸 （《摄生众妙方》）	枸杞子、菟丝子、覆盆子、五味子、车前子	补肾益精	肾虚精亏证。阳痿不育，遗精早泄，腰痛，尿后余沥
补肾强身片 （《中国卫生部药品标准》）	淫羊藿、狗脊（烫）、女贞子、菟丝子、金樱子	补肾填精	肾虚精亏证。腰膝酸软，头晕耳鸣，心悸目眩，阳痿遗精

第六节　阴阳并补剂

适应证　适用于阴阳两虚证。症见头晕目眩，腰膝酸软，阳痿遗精，畏寒肢冷，自汗盗汗，午后潮热等。

组方思路　本类方剂常由以下药物构成：①补阴药，如熟地黄、山茱萸、龟甲、何首乌、枸杞子等。②补阳药，如肉苁蓉、巴戟天、附子、肉桂、鹿角胶等。③补气健脾药，如人参、黄芪之类，以补后天之本，助气血生化之源。

代表方　龟鹿二仙胶。

龟鹿二仙胶
（《医便》）

【**组成**】鹿角用新鲜麋鹿杀取角，解的不用，马鹿角不用；去角脑梢，角二寸绝断，劈开，净用，十斤（5000g）龟板去弦，洗净，捶碎，五斤（2500g）人参十五两（450g）枸杞子三十两（900g）

【**用法**】前二味袋盛，放长流水内浸三日，用铅坛一只，如无铅坛，底下放铅一大片亦可，将角并板放入坛内，用水浸，高三五寸，黄蜡三两封口，放大锅内，桑柴火煮七昼夜，煮时坛内一日添热水一次，勿令沸起，锅内一日夜添水五次；候角酥取出，洗，滤净取滓，其滓即鹿角霜、龟板霜也。将清汁另放，另将人参、枸杞子用铜锅以水三十六碗，熬至药面无水，以新布绞取清汁，将滓置石臼水捶捣细，用水二十四碗又熬如前；又滤又捣又熬，如此三次，以滓无味为度。将前龟、鹿汁并参、杞汁和入锅内，文火熬至滴水成珠不散，乃成胶也。每服初起一钱五分（4.5g），十日加五分（1.5g），加至三钱（9g）止，空心酒化下。

【**功效**】滋阴填精，益气壮阳。

【**主治**】真元虚损，精血不足证。腰膝酸软，形体瘦削，两目昏花，发脱齿摇，阳痿遗精，久不孕育。

【证析】本证乃真元虚损，阴阳精血俱不足之证。其病或因先天肾精不足，真元亏损；或因后天脾胃虚弱，气血化生不及；或因病后失养，以致阴阳精血俱虚，故见腰膝酸软、形体瘦削、两目昏花、发脱齿摇、阳痿遗精、久不孕育诸症。治宜培补真元，填精补髓，益气养血，阴阳并补。

【方解】方中鹿角胶甘咸而温，通督脉而补阳，且益精补血；龟板胶甘咸而寒，通任脉而养阴，滋补阴血。二药均为血肉有情之品，合而用之，能峻补阴阳，填精补髓，滋养阴血，共为君药。人参大补元气，以助后天气血生化之源；枸杞子益肝肾，补精血，以助龟、鹿二胶之力，共为臣药。四药同用，壮元阳，填真阴，益精髓，补气血。故又能延年益寿，生精种子。"由是精生而气旺，气旺而神昌，庶几龟鹿之年矣，故曰二仙。"（《古今名医方论》）

配伍特点：主以血肉有情之品，阴阳气血并补，但以调补阴阳为主。

【运用】

1. 辨证要点 本方为阴阳并补的常用方。以见腰膝酸软，两目昏花，阳痿遗精为辨证要点。

2. 新药研制提要 阴阳气血俱虚证候较多，研发新药时，可根据证候之侧重加味组方。若针对兼见乏力神疲者，可加黄芪、白术、山药等。若针对腰膝酸软较甚者，可加狗脊、怀牛膝、杜仲等。

【药理研究】①抗贫血：能升高红细胞、白细胞、血小板和血红蛋白数量，能刺激骨髓造血干细胞增殖。②抗辐射和增强免疫：能保护辐照小鼠的睾丸、附睾、脾脏、胸腺，升高其骨髓细胞数，增强自然杀伤细胞的活性，提高脾淋巴细胞、巨噬细胞和碳粒吞噬功能。③抗衰老：能提高红细胞中过氧化物歧化酶含量，降低血中过氧化脂质含量，升高脑内过氧化物歧化酶活性，降低丙二醛含量。④调节性腺及内分泌：能升高雄性睾酮水平和肾阳虚小鼠血中环磷酸腺苷、环磷酸鸟苷含量及脾细胞脱氧核糖核酸合成率，防治附性器官萎缩。

【附方】见表9-9。

表 9-9　龟鹿二仙胶附方

方名	组成	功效	主治
七宝美髯丹 （《积善堂方》）	何首乌、白茯苓、牛膝、当归、菟丝子、补骨脂、枸杞子	补益肝肾 乌发壮骨	肝肾不足证。须发早白，脱发，齿牙动摇，腰膝酸软，梦遗滑精
活力苏口服液 （《中国药典》2020版）	制何首乌、淫羊藿、制黄精、枸杞子、黄芪、丹参	益气补血 滋养肝肾	气血不足，肝肾亏虚证。须发早白或脱发，精神萎靡，失眠健忘，眼花耳聋
乌鸡白凤丸 （《中国药典》2020版）	乌鸡（去毛爪肠）、人参、丹参、黄芪、当归、川芎、白芍、地黄、熟地黄、甘草、醋香附、鹿角胶、鹿角霜、银柴胡、煅牡蛎、醋鳖甲、桑螵蛸、炒芡实、山药、天冬	补气养血 调经止带	气血不足，阴阳两虚证。身体瘦弱，腰膝酸软，月经不调，崩漏带下

思考题

1. 四君子汤与理中丸在组成、功效、主治方面有何异同？

2. 补中益气汤主治何证？为何配伍升麻、柴胡？

3. 四君子汤、参苓白术散、补中益气汤、归脾汤均有益气健脾之方，当如何区别使用？

4. 玉屏风散与桂枝汤均可用治表虚自汗，两方在功效、主治方面有何区别？

5. 四物汤的功效、主治及配伍特点是什么？

6. 炙甘草汤当以何药为君？为什么？

7. 一贯煎与逍遥散皆有疏肝之功，应如何区别使用？

8. 六味地黄丸与肾气丸在组成、功效、主治方面有何异同？

9. 从补益剂的新药研制提要及研制方举例中，你可以得到哪些启示？

第十章

固涩剂

扫一扫，查阅本章数字资源，含PPT、音视频、图片等

凡以收敛固摄作用为主，用于治疗气、血、精、津耗散滑脱证的方剂，称为固涩剂。

气、血、精、津是营养及维持机体生命活动的重要物质，既不断被利用消耗，同时又不断得到化生补充，盈亏消长，周而复始。一旦耗散过度，正气亏虚，则致滑脱不禁，散失不收，轻则影响健康，甚者危及生命。正如《灵枢·本脏》所谓："人之血气精神者，所以奉生而周于性命者也。"气、血、精、津之耗散滑脱，虽有自汗、盗汗、久咳不止、久泻久痢、遗精滑泄、小便失禁、崩漏、带下等不同表现，但其基本病机均为久病正虚，失于固摄，故治疗宜遵"散者收之""涩可固脱""虚者补之"等法则，遣收涩药治其标，补益药治其本，以标本兼顾。据本章病证不同，分为固表止汗、敛肺止咳、涩肠固脱、涩精止遗、固崩止带五类。

使用固涩剂须注意以下事项：一是固涩剂为正虚无邪者而设，凡属热病汗出、痰饮咳嗽、火扰精泄、伤食及湿热泻痢，或带下、崩漏等因实邪而致者，均非本类方剂所宜；若病证由实转虚，但邪气未尽者，亦不宜早用固涩之剂，以免"闭门留寇"。二是元气大虚，亡阳欲脱而致的大汗淋漓、小便不禁或崩中不止等，当急用大剂参附之类回阳固脱，非单纯固涩所能治。

第一节　固表止汗剂

适应证　适用于卫虚不固，或阳不潜藏，阴液外泄之自汗、盗汗。

组方思路　本类方剂常由以下药物构成：①收敛止汗药，如麻黄根、浮小麦、煅牡蛎等，敛汗以治标。②益气健脾药，如黄芪、白术等。卫气由水谷精气化生，脾肺气虚可导致卫气不固，故补脾肺之气能实卫固表。③滋阴养血药，如麦冬、小麦、当归、熟地黄等，因血汗同源，汗出既久，易伤阴耗血之故。

代表方　牡蛎散。

牡蛎散
《太平惠民和剂局方》

【组成】黄芪去苗、土　麻黄根洗　牡蛎米泔浸，刷去土，火烧通赤，各一两（30g）

【用法】上三味为粗散。每服三钱（9g），水一盏半，小麦百余粒（30g），同煎至八分，去渣，热服，日二服，不拘时候。

【功效】益气固表，敛阴止汗。

【主治】卫外不固，心阳不潜之自汗、盗汗。常自汗出，夜卧更甚，心悸惊惕，短气体倦，

舌淡红，脉细弱。

【证析】本方所治出汗，因卫虚肌表失固，阴亏心阳不潜所致。表卫气虚，卫外不固，腠理疏松，津液外泄，则自汗；汗为心之液，汗出过多，心阴不足，心阳不潜，虚热内生，阴津外泄，则汗出夜卧更甚；汗出过多，心之气阴俱损，则心悸惊惕、短气体倦。治宜益气固表，敛阴止汗。

【方解】方中牡蛎咸涩微寒，敛阴潜阳，镇惊安神，煅制功善收涩止汗，为君药。黄芪益气实卫，固表止汗，为臣药。君臣相配，标本兼顾，止汗之力尤佳。麻黄根功专收敛止汗；小麦专入心经，补心阴，益心气，清虚热，为佐药。全方配合，使腠理密固，心阳内潜，则汗出可止。

配伍特点：涩补并用，以涩为主。

《医方集解》牡蛎散方将小麦易为浮小麦，则止汗之力更强，但养心之功稍逊。

【类方比较】牡蛎散与玉屏风散均用黄芪固表止汗，用于卫气虚弱，腠理不固之自汗。但前方补敛并用而以收敛止汗为主，并能益阴潜阳，常用于体虚卫外不固，又复心阳不潜之自汗盗汗；后方以补气为主，以补为固，且黄芪、防风相配，补中寓散，故宜于表虚自汗，或虚人易感风邪者。

【运用】

1. 辨证要点　本方为治气虚卫外不固，阴亏心阳不潜之自汗、盗汗的常用方。以汗出，心悸，短气，舌淡，脉细弱为辨证要点。

2. 新药研制提要　本方重在治标，研发新药时，可据气阴虚损之轻重配伍补益药，以求标本同治。如气虚明显者，可加人参、白术以益气；阴虚明显者，可加地黄、麦冬以养阴。若汗出甚者，可加五味子、糯稻根、煅龙骨以助止汗之功。

【研制方举例】龙牡壮骨颗粒（《中国药典》2020 版）　组成：黄芪、党参、山麦冬、醋龟甲、山药、醋南五味子、炒白术、龙骨、煅牡蛎、茯苓、大枣、甘草、乳酸钙、鸡内金、维生素 D_2、葡萄糖酸钙。功效：健脾和胃，止汗壮骨。主治：脾胃气虚，表卫不固之小儿多汗，夜惊，食欲不振，消化不良，发育迟缓等，以及小儿佝偻病、软骨病。

按：龙牡壮骨颗粒系牡蛎散合玉屏风散、生脉散加减而成。该方主治脾胃气虚，表卫不固证。方用黄芪、党参、山药、白术、茯苓、大枣、甘草益气健脾以助运化，充卫气，固肌表；五味子、龙骨、牡蛎收敛止汗；汗出易伤阴，故配麦冬、龟甲滋阴潜阳；鸡内金和胃消食，既补而不滞，又防金石药物伐胃。西医认为佝偻病因维生素 D 缺乏，引起机体内钙、磷代谢失调所致，故又配乳酸钙、维生素 D_2、葡萄糖酸钙兼顾其病因。诸药合用，为健脾实卫与收涩止汗同用，中药与西药并用之研制方。

第二节　敛肺止咳剂

适应证　适用于久咳肺虚，气阴耗伤证。症见久咳不已，喘促自汗，脉虚数等。

组方思路　本类方剂常由以下药物构成：①敛肺止咳药，如五味子、罂粟壳、乌梅等，以收敛耗散之气并止咳。②补益肺气药，如人参、黄芪等，因久咳不止，每耗散肺气而致肺气不足，故宜补肺以宁嗽。③滋补肺阴药，如麦冬、阿胶等，乃肺气不足，卫外失固，汗出而致阴伤之故。④化痰止咳药，如川贝母、桔梗、款冬花、百部等，以兼顾久咳之症。

代表方　九仙散。

九仙散
王子昭方，录自《卫生宝鉴》

【组成】人参　款冬花　桔梗　桑白皮　五味子　阿胶　乌梅各一两（30g）　贝母（川贝母）半两（15g）　罂粟壳去顶，蜜炒黄，八两（240g）

【用法】上为末，每服三钱（9g），白汤点服，嗽住止后服。

【功效】敛肺止咳，益气养阴。

【主治】久咳肺虚，气阴两伤证。久咳不已，甚则气喘自汗，痰少黏稠，舌红少苔，脉虚数。

【证析】本方证乃因久咳不愈，肺气耗散，肺阴亏损所致。久咳伤肺，肺气虚损，肺失肃降，则咳嗽不已，甚则气喘；肺阴亏损，虚热内生，灼津为痰，则咳痰量少而黏稠；肺气不足，腠理失固，则自汗出；舌红少苔，脉虚数为气阴两伤之象。治当敛肺止咳，益气养阴。

【方解】方中罂粟壳味酸涩，功擅敛肺止咳，蜜制兼能润肺，故重用为君药。乌梅、五味子敛肺止咳，生津润肺；人参补益肺气，阿胶滋养肺阴，共为臣药。君臣相配，既增敛肺止咳之功，又气阴双补，顾及气阴之亏。桔梗、桑白皮、款冬花、川贝母宣肺降气，清热化痰，止咳平喘，共为佐药。诸药合用，使肺气旺，肺阴复，则诸症渐愈。

配伍特点：敛中有补，标本同治，重在敛肺治标；宣降结合，气阴双补。

【运用】

1. 辨证要点　本方为治久咳肺虚，气阴两伤证的常用方。以久咳不愈，气喘自汗，脉虚而数为辨证要点。

2. 新药研制提要　本方属治标为主之剂，新药研制应据病证之侧重加味，以图标本兼顾。若为肺肾亏虚而见喘咳甚，呼多吸少而设，宜加蛤蚧、胡桃肉纳气归肾；为气虚明显而见气短，体倦，乏力而设，宜加黄芪、西洋参以补肺益气；为阴伤明显而见口燥咽干而设，宜加麦冬、北沙参以养阴润肺。

3. 使用注意　方中罂粟壳有毒，且有成瘾性，不可久服，以免中毒成瘾。

第三节　涩肠固脱剂

适应证　适用于脾肾虚寒之久泻久痢。症见大便滑脱不禁，腹痛喜温喜按，神疲乏力，饮食减少，舌淡苔白，脉沉迟等。

组方思路　本类方剂常由以下药物构成：①涩肠止泻药，如罂粟壳、诃子、肉豆蔻、赤石脂等，固涩肠道以塞流。②温里祛寒药，如肉桂、干姜、补骨脂等，温肾暖脾以振奋阳气。③兼顾脏腑病变特点的药，如脾气虚弱，宜伍人参、白术补气健脾以助运化；如兼气机不畅，可配木香、陈皮、枳壳之类以行气导滞。

代表方　真人养脏汤、四神丸。

真人养脏汤
《太平惠民和剂局方》

【组成】人参　当归去芦　白术焙，各六钱（18g）　肉豆蔻面裹，煨，半两（15g）　肉桂去粗皮甘草炙，各八钱（24g）　白芍药一两六钱（48g）　木香不见火，一两四钱（42g）　诃子去核，一两二钱（36g）罂粟壳去蒂萼，蜜炙，三两六钱（108g）

【用法】上锉为粗末。每服二大钱（6g），水一盏半，煎至八分，去滓，食前温服。忌酒、面、生、冷、鱼腥、油腻。

【功效】涩肠固脱，温补脾肾。

【主治】脾肾阳虚之久泻久痢。大便滑脱不禁，甚至脱肛坠下，脐腹疼痛，喜温喜按，或下痢赤白，里急后重，倦怠食少，舌淡苔白，脉沉迟。

【证析】泻痢初起，病性多属热属实，日久不愈，由实转虚，遂致脾肾阳气受损，肠失固摄而大便滑脱不禁，甚则中气下陷，脱肛坠下；脾肾阳虚，寒邪凝滞，气血不和，则腹痛喜温喜按，或下痢赤白，里急后重；倦怠食少，舌淡苔白，脉沉迟，皆为脾肾阳虚之征。是证虽以虚寒为本，但已至滑脱失禁，遵"急则治标"之旨，治当涩肠固脱为主，温补脾肾为辅。

【方解】方中罂粟壳长于涩肠止泻，故重用为君。诃子苦酸温涩，功专涩肠止泻；肉豆蔻既温中祛寒，又涩肠止泻，二药共为臣药。肉桂温肾暖脾；人参、白术益气健脾；当归、白芍补血活血，白芍又可缓急止痛；木香行气醒脾，既使全方涩补不滞，又合归、芍调气和血，寓"行血则便脓自愈，调气则后重自除"之意，同为佐药。甘草合参、术补中益气，并调和诸药，为佐使药。全方配合，涩肠固脱治标急，温补脾肾治本虚，诚为虚寒泻痢、滑脱不禁之良方，故费伯雄言其"于久病正虚者尤宜"。

配伍特点：温涩兼用，重在涩肠；脾肾兼顾，温中为主；涩中寓通，补而不滞。

【运用】

1. 辨证要点　本方为治脾肾阳虚之泻痢日久的常用方。以大便滑脱不禁，腹痛喜温喜按，食少神疲，舌淡苔白，脉沉迟为辨证要点。

2. 新药研制提要　本方适用于久泻久痢，日久不愈而成脾肾阳虚之证。研制新药过程中，若偏肾阳虚衰而腰酸肢冷，泻下完谷不化者，加附子、补骨脂以温补肾阳；若偏脾阳虚衰而手足不温，不思饮食者，加干姜、高良姜以温中暖脾；兼中气下陷而脱肛坠下者，加黄芪、升麻以益气升陷。

3. 现代制剂　研制的剂型有颗粒剂。

【药理研究】①抗炎：能明显减少溃疡性结肠炎模型大鼠肿瘤坏死因子的表达，改善恢复期炎性反应。②抗溃疡：可通过中和胃酸，抑制胃蛋白酶活性，从而抑制溃疡的发生或保护溃疡面而利于其修复。③保护肠上皮细胞黏膜屏障：可通过上调紧密连接相关蛋白闭锁小带蛋白1和闭合蛋白，降低肠道黏膜通透性，从而保护溃疡性结肠炎大鼠肠上皮细胞黏膜屏障功能。

【研制方举例】泻痢固肠丸（《中国卫生部药品标准》）组成：罂粟壳、诃子肉、人参、麸炒白术、肉豆蔻（煨）、甘草、白芍药、茯苓、陈皮。功效：涩肠止泻，健脾和中。主治：久痢久泻，脾胃虚弱证。症见泻痢日久不愈，脱肛，腹胀腹痛，肢体疲乏，舌淡苔白，脉虚。

按：泻痢固肠丸系将真人养脏汤之木香易为陈皮，去肉桂、当归，加茯苓而成。该方主治脾胃虚弱之久痢久泻，故去温里祛寒之肉桂，加茯苓健脾渗湿以止泻。如此，则变温涩之方为补涩之剂。

四神丸
《证治准绳》

【组成】肉豆蔻二两（60g）　补骨脂四两（120g）　五味子二两（60g）　吴茱萸浸，炒，一两（30g）

【用法】上为末，生姜八两，红枣一百枚，煮熟，取枣肉和末丸，如桐子大。每服五七十丸（6～9g），空心或食前送下。

【功效】温肾暖脾，涩肠止泻。

【主治】脾肾阳虚之肾泄。五更泄泻，不思饮食，食不消化，或久泻不愈，腹痛喜温，腰酸肢冷，神疲乏力，舌淡，苔薄白，脉沉迟无力。

【证析】肾泄，又称五更泄、鸡鸣泄，多由命门火衰，火不暖土，脾失健运所致。《素问·金匮真言论》说："鸡鸣至平旦，天之阴，阴中之阳也，故人亦应之。"五更正是阴气极盛，阳气萌发之际，命门火衰者因阳气当至而不至，命门之火不能上温脾土，脾不升清而水谷下趋，故令五更泄泻；脾肾阳虚，阴寒内盛，则腹痛喜温、腰酸肢冷；脾失健运，则不思饮食、食不消化、神疲乏力；舌淡，苔薄白，脉沉迟无力，皆为脾肾阳虚之候。治宜温肾暖脾，涩肠止泻。

【方解】方中补骨脂温补肾阳，暖脾止泻，为治肾泄之要药，故重用为君药。臣以肉豆蔻温脾暖胃，涩肠止泻。君臣配伍，相辅相成，相得益彰。吴茱萸温脾暖肾以祛寒，五味子固肾涩肠以止泻，二药共助君、臣药温涩之力，为佐药。以姜、枣同煮，取枣肉为丸，意在健脾和胃，鼓舞运化，为佐使药。诸药合用，俾命火复旺，脾土自强，肾泄自愈。

配伍特点：温涩并用，以温为主；脾肾同治，益肾为主。

《医方集解》记载，本方服法宜"临卧盐汤下"，认为"若平旦服之，至夜药力已尽，不能敌一夜之阴寒故也"，可资参考。

【类方比较】四神丸与真人养脏汤均具有温补脾肾、涩肠止泻之功而主治脾肾虚寒之泄泻。但前方重用补骨脂为君药，配伍吴茱萸、五味子、肉豆蔻，以温肾为主，兼以暖脾涩肠，主治命门火衰、火不暖土所致的肾泄；后方重用罂粟壳为君药，配伍肉豆蔻、诃子、肉桂、人参、白术等，以固涩为主，兼以温补脾肾，主治泻痢日久、脾肾虚寒而以脾虚为主的大便滑脱不禁。

【运用】

1. 辨证要点　本方为治命门火衰，火不暖土所致五更泄泻或久泻的常用方。以五更泄泻，不思饮食，腰酸肢冷，舌淡苔白，脉沉迟无力为辨证要点。

2. 新药研制提要　本方功能温肾暖脾，凡脾肾阳虚，肠道失固久泻皆可用之，故研制新药时，可据偏脾偏肾之异加味，以切中病机。若中焦虚寒甚者，可与理中丸合用，以增强温中止泻之力；若命门火衰甚者，加附子、肉桂以增强温肾助阳之功。

3. 现代制剂　研制的剂型有片剂、茶剂、滴丸剂。

【药理研究】①止痛、止泻：可降低肠道敏感性、减少血浆胆囊收缩素，调节小肠及结肠的机械运动功能，以缓解腹痛腹泻。②保护肠黏膜：通过多途径防止上皮细胞过度凋亡，促进上皮细胞增殖及迁移，修复肠道损伤。③调节肠道微生态平衡：可通过营养竞争、代谢平衡抵抗外来致病菌，恢复肠道菌群的多样性、肠道物种的丰度及物种数，调节肠道微生态的平衡。④恢复、调节肠免疫屏障功能：通过升高分泌型免疫球蛋白A、白细胞介素 –2 的含量，调节 Treg/Th17 平衡，恢复或调节肠免疫屏障功能。

第四节　涩精止遗剂

适应证　适用于肾虚失藏，精关不固之遗精滑泄；或肾虚不摄，膀胱失约之遗尿、尿频。

组方思路　本类方剂常由以下药物构成：①涩精止遗药，如龙骨、牡蛎、莲子、芡实、金樱子等，固其精液，缩其小便。②补阳药，如沙苑蒺藜、桑螵蛸、益智仁等，以补肾助阳，振奋机能。③安神药，如远志、茯神、酸枣仁等，因肾主藏精，与心相交，心主神志与肾精摄藏密切相关。

代表方 金锁固精丸、桑螵蛸散。

<h2 style="text-align:center">金锁固精丸</h2>
《医方集解》

【组成】沙苑蒺藜炒　芡实蒸　莲须各二两（60g）　龙骨酥炙　牡蛎盐水煮一日一夜，煅粉，各一两（30g）

【用法】莲子粉糊为丸，盐汤下。

【功效】补肾涩精。

【主治】肾阳不足，精关不固证。遗精滑泄，神疲乏力，腰痛耳鸣，舌淡苔白，脉细弱。

【证析】《素问·六节藏象论》谓："肾者，主蛰，封藏之本，精之处也。"肾阳不足，封藏失职，精关不固，则遗精滑泄；腰为肾之府，肾开窍于耳，肾阳不足，肾精亦亏，则神疲乏力、腰痛耳鸣；舌淡苔白，脉细弱是肾阳亏损之象。治宜补肾涩精。

【方解】方中沙苑蒺藜甘涩性温，"为泄精虚劳要药"（《本经逢原》），兼具补肾阳，益肾精之功，用为君药。臣以芡实、莲须益肾固精，且补脾气以充养先天。君臣相须为用，补肾固精之功益彰。佐以煅龙骨、煅牡蛎收敛涩精。以莲子粉糊丸，助诸药益肾固精之力。综观全方，补肾阳，固精关，专为肾虚滑精者设，故美其名曰"金锁固精"。

配伍特点：补肾阳之不足以治本，涩精之外泄以治标，标本并图，治标为主。

【运用】

1. 辨证要点　本方为治肾阳不足，精关不固的常用方。以遗精滑泄，腰痛耳鸣，舌淡苔白，脉细弱为辨证要点。

2. 新药研制提要　本方属补肾涩精之名方。研制新药时，应据病证之侧重或兼夹加味组方。如肾虚而腰膝酸痛甚者，加杜仲、续断以补肾壮腰；气虚而神疲乏力甚者，加人参、黄芪以补益元气；兼见阳痿者，加锁阳、淫羊藿以补肾壮阳；兼遗尿、尿频者，加菟丝子、覆盆子以补肾缩尿。

【研制方举例】锁阳固精丸（《中国药典》2020版）　组成：锁阳、蒸肉苁蓉、巴戟天、盐炒补骨脂、菟丝子、杜仲炭、八角茴香、韭菜子、炒芡实、莲子、莲须、煅牡蛎、煅龙骨、鹿角霜、熟地黄、制山茱萸、牡丹皮、山药、茯苓、泽泻、知母、黄柏、牛膝、大青盐。功效：温肾固精。主治：肾阳不足所致的腰膝酸软，头晕耳鸣，遗精早泄。

按： 锁阳固精丸系金锁固精丸合知柏地黄丸加减而成。该方主治肾阳不足所致诸症，故以锁阳、肉苁蓉、巴戟天、补骨脂、菟丝子、八角茴香、韭菜子温肾壮阳；金锁固精丸（去沙苑蒺藜）合鹿角霜补肾固精；知柏地黄丸滋肾降火，既取"阴中求阳"之意，又顾及虚火扰动精室；杜仲、牛膝补肾强腰；其中茯苓、泽泻健脾渗湿，使本方补而不滞。诸药合用，共成温肾壮阳、益阴固精之功，是一首温肾固精与滋阴降火相结合的研制方。

<h2 style="text-align:center">桑螵蛸散</h2>
《本草衍义》

【组成】桑螵蛸　远志　菖蒲　龙骨　人参　茯神　当归　龟甲酥炙，以上各一两（30g）

【用法】上为末，夜卧人参汤调下二钱（6g）。

【功效】调补心肾，涩精止遗。

【主治】心肾两虚证。小便频数，或尿如米泔色，或遗尿，或遗精，心神恍惚，健忘，舌淡苔白，脉细弱。

【证析】本方证之心肾两虚，当为肾气不足，心气亦虚使然。肾气不足，固摄无权，以致膀胱失约，清浊不分，精关不固，则尿频遗尿，或尿如米泔色，或遗精；肾之精气不足，不能上助于心，以致心气不足，神失所养，则心神恍惚、健忘；舌淡苔白，脉细弱，均为心肾两虚之象。治宜调补心肾，涩精止遗。

【方解】方中桑螵蛸味甘咸而性平，入肾经，固精止遗，兼补肾阳，因其"功专收涩，故男子虚损，肾衰阳痿，梦中失精，遗溺白浊方多用之"（《本经逢原》），是为君药。肾气乃肾阳蒸化阴精而生，故伍龟甲滋肾益精，合桑螵蛸以化生肾气；心气已亏，心神不安，故配人参补心气，宁心神，健脾气；龙骨收敛固涩，且镇心安神，桑螵蛸得龙骨则涩精止遗之功著，同为臣药。当归补心血，与龟甲合用，能补益精血；茯神宁心安神，合人参补益心脾；菖蒲、远志安神定志，交通心肾，俱为佐药。诸药相合，共奏调补心肾，交通上下，涩精止遗之功。

配伍特点：涩补同用，标本兼顾；心脾肾并治，补肾为主。

【运用】

1. 辨证要点　本方为治心肾两虚，水火不交的常用方。以尿频或遗尿，心神恍惚，舌淡苔白，脉细弱为辨证要点。

2. 新药研制提要　本方属调补心肾之剂，研制新药时，应据病证之侧重加味组方。如治肾气不足而遗尿、尿频者，可加益智仁、覆盆子等以协补肾缩尿之力；治心之气血两虚而健忘心悸者，可加炙甘草、酸枣仁、五味子以助补心安神之功。

【附方】见表10–1。

表 10–1　桑螵蛸散附方

方名	组成	功效	主治
缩泉丸《魏氏家藏方》	山药、益智仁、乌药	温肾祛寒缩尿止遗	膀胱虚寒证。小便频数，或遗尿不禁，舌淡，脉沉弱。
菟丝子丸《济生方》	菟丝子、五味子、煅牡蛎、肉苁蓉、附子、鹿茸、桑螵蛸、鸡膍胵（鸡肫）	补肾助阳涩精缩尿	肾阳不足之尿频或尿不禁证。神疲怯寒，形体衰弱，头晕腰酸，两足无力，小便淋漓不断，脉沉细、迟脉弱。

第五节　固崩止带剂

适应证　适用于脾虚或肾虚所致崩中或漏下不止，及带下淋漓不断等病证。

组方思路　本类方剂常由以下药物构成：①固崩止带药：如煅龙骨、煅牡蛎、海螵蛸、五倍子、芡实、椿根皮、棕榈炭等，针对出血或带下以塞流。②消除病因药：如健脾的黄芪、人参、山药，清热的黄芩、黄柏等，针对脾虚或血热以澄源。③兼顾相关病变药：如崩漏出血易耗伤阴血，宜伍白芍、龟甲之属以滋阴养血；"带下俱是湿证"，宜配苍术、薏苡仁、车前子之品以燥湿、渗湿。

代表方　固冲汤、固经丸、完带汤。

固冲汤

《医学衷中参西录》

【组成】白术炒，一两（30g）　生黄芪六钱（18g）　龙骨煅，捣细，八钱（24g）　牡蛎煅，捣细，八钱（24g）　黄肉（山茱萸）去净核，八钱（24g）　生杭芍（白芍）四钱（12g）　海螵蛸捣细，四钱（12g）　茜草三钱（9g）　棕边炭二钱（6g）　五倍子轧细，药汁送服，五分（1.5g）

【用法】水煎服。

【功效】固冲摄血，益气健脾。

【主治】脾气亏虚，冲脉不固证。血崩或月经过多，色淡质稀，面色萎黄，心悸气短，四肢乏力，舌淡，脉细弱。

【证析】本方所治崩漏是因脾气亏虚，冲脉不固所致。脾气虚弱，统摄无权，以致冲脉不固，则血崩或月经过多、色淡质稀；面色萎黄、心悸气短、四肢乏力、舌淡、脉细弱诸症，皆为脾气亏虚之象。亟宜益气健脾，固冲摄血为治。

【方解】冲脉隶于肝肾、阳明，冲为血海，肝主藏血，故方以酸涩而温之山茱萸补肝血、固冲脉而止血；脾为气血生化之源，主统血，又以甘温之白术补气健脾，俟脾气健旺则统摄有权。二药伍用，标本并治，故重用为君。黄芪资白术益气摄血，白芍助山萸肉补肝敛阴，共为臣药。煅龙骨、煅牡蛎、棕榈炭、海螵蛸、五倍子收涩止血；茜草化瘀止血，使血止而无留瘀之弊，以上俱为佐药。诸药相伍，确有益气健脾，固冲摄血之功，故方以"固冲"名之。

配伍特点：补涩并用，遵标本兼顾之旨；涩中寓通，寓"止血防瘀"之意。

【类方比较】固冲汤与归脾汤皆治脾气虚弱，统摄失职的月经过多及崩漏。然固冲汤以山萸肉、黄芪、白术配伍龙骨、牡蛎等，涩补并举，以涩为主，宜于脾气虚弱，冲脉不固之血崩或月经过多重证；归脾汤以黄芪、人参配伍当归、酸枣仁等，补气养血，健脾养心，益气摄血，适用于心脾两虚，气血不足，气不摄血之崩漏或月经过多。

【运用】

1. 辨证要点　本方为治脾气亏虚，冲脉不固之血崩或月经过多的常用方。以出血量多，色淡质稀，面色萎黄，四肢乏力，舌淡，脉细弱为辨证要点。

2. 新药研制提要　出血较多，既伤阴血，又因气随血耗而气虚加重，故新药研制中，可合二至丸以滋阴养血，加人参以益气摄血。

固经丸

《丹溪心法》

【组成】黄芩炒　白芍炒　龟板炙，各一两（各30g）　黄柏炒，三钱（9g）　椿树根皮七钱半（22.5g）　香附二钱半（7.5g）

【用法】为末，酒糊丸，如梧桐子大，每服五十丸，空心温酒或白汤送下。

【功用】滋阴清热，固经止血。

【主治】阴虚血热之崩漏。月经过多，或崩中漏下，血色深红或紫黑黏稠，手足心热，腰膝酸软，舌红，脉弦数。

【证析】本方治证由阴虚血热，损伤冲任，迫血妄行所致。《素问·阴阳别论》曰："阴虚阳搏谓之崩。"肝肾阴虚，虚热内盛，损伤冲任，迫血妄行，则月经过多，或崩中漏下，血色深红或紫黑黏稠；腰为肾之府，膝为筋之会，肝肾阴虚，故腰膝酸软；手足心热，舌红，脉弦数，皆为阴虚内热之征。治宜滋阴清热，固经止血。

【方解】迫血妄行而呈崩漏，出血仅是现象，阴虚血热才是本质，治当塞流澄源，双管齐下。方用龟板、白芍补益肝肾，滋阴养血，壮水以降火，为君药。黄芩清热止血；黄柏清降虚火，为臣药。君臣配伍，养阴清热，消除出血之因，体现正本清源之法。佐以苦涩性寒的椿根皮收涩止血，兼能清热，体现塞流止血之法。本方妙在配入少量香附行气疏肝，使血止而不留瘀，亦为佐药。以酒糊丸，并以温酒送服，引诸药以行药势。六药合用，阴血得充，虚火得降，血自循经，则经水自调，崩漏可止。

配伍特点：于滋阴、清热、止血之中伍以香附，乃止血勿忘疏肝。

【类方比较】固经丸与固冲汤均有固冲止血之功。但固经丸功能滋阴清热止血，主治阴虚血热，迫血妄行所致之经血色深红、舌红、脉弦数诸症；而固冲汤功能健脾补肾止血，主治脾肾亏虚，冲脉不固所致之经血色淡质稀、舌淡、脉细弱诸症。两方皆为标本同治之剂，固经丸收涩之力较弱，重在治本；固冲汤止血之力较强，重在治标。

【运用】

1. 辨证要点　本方为治阴虚血热之月经过多及崩漏的常用方。以经血量多，色深红，舌红，脉弦数为辨证要点。

2. 新药研制提要　本方固经止血之功逊，研制新药时，宜加补阴清热之女贞子、墨旱莲及凉血止血之地榆、侧柏叶、茜草炭等以增效。

完带汤

《傅青主女科》

【组成】白术土炒，一两（30g）　山药炒，一两（30g）　人参二钱（6g）　白芍酒炒，五钱（15g）　车前子酒炒，三钱（9g）　苍术制，三钱（9g）　甘草一钱（3g）　陈皮五分（2g）　黑芥穗五分（2g）　柴胡六分（2g）

【用法】水煎服。

【功效】补脾疏肝，祛湿止带。

【主治】脾虚肝郁，湿浊下注之带下。带下量多色白，清稀无臭，面色㿠白，倦怠便溏，舌淡苔白，脉缓或濡弱。

【证析】本方所治带下由脾气虚弱，肝气不疏，湿浊下注所致。脾气既虚，运化失常，水湿内停，下注前阴，则带下量多色白、清稀无臭；若肝郁侮土，脾失健运，清阳不升，湿浊下注，亦致带下。面色㿠白，倦怠便溏，舌淡苔白，脉缓或濡弱，俱为脾虚湿滞之象。治当补气健脾，祛湿止带为主，辅以疏肝解郁。

【方解】方中重用白术、山药益气补脾，白术善健脾燥湿，山药兼能固涩止带，二药重用为君。人参补中益气，资君药补脾之力；苍术燥湿运脾，助白术祛湿之功；白芍养血柔肝，使木达而脾土自强，同为臣药。车前子渗利湿浊；柴胡、芥穗之辛散，得白术、人参则升发脾胃清阳，配白芍则疏肝解郁；陈皮行气和中，既可使气行则湿化，又能使诸药补而不滞，皆为佐药。甘草益气调药，为佐使药。

配伍特点：肝脾同治，补脾为要；寓补于散，寄消于升；标本兼顾，治本为主。

【运用】

1. 辨证要点　本方为治脾虚肝郁，湿浊下注之带下的常用方。以带下量多色白，清稀无臭，舌淡苔白，脉濡缓为辨证要点。

2. 新药研制提要　研发新药时，可据带下之特点加味组方。如带下清稀，腰膝酸软者，加鹿角霜、巴戟天以温肾涩带；日久病涉滑脱者，宜加煅龙骨、煅牡蛎以固涩止带；湿郁化热而带下色黄者，宜加黄柏、龙胆以清热燥湿。

3. 现代制剂　研制的剂型有片剂、糖浆剂。

思考题

1. 固涩剂与补益剂在主治、立法及配伍方面有何异同？
2. 牡蛎散与玉屏风散均可用治自汗，应如何区别使用？
3. 四神丸为什么能治五更泄？
4. 固冲汤、固经丸与归脾汤均可治疗月经过多，其主治、立法及用药配伍有何不同？
5. 从固涩剂的新药研制提要及研制方举例中，你可以得到哪些启示？

第十一章

安神剂

扫一扫，查阅本章数字资源，含PPT、音视频、图片等

凡以安神定志作用为主，用于治疗神志不安证的方剂，称为安神剂。

所谓神志不安，是指以心悸怔忡、失眠健忘、烦躁惊狂为主要临床表现的一类病证。心藏神，肝藏魂，肾藏志，故神志不安主要责之于心、肝、肾三脏之阴阳偏盛偏衰。发病原因或为外受惊恐，神魂不安；或郁怒所伤，肝郁化火，内扰心神；或思虑太过，暗耗阴血，心失所养等。其病性属实证者，根据《素问·至真要大论》"惊者平之"的治疗大法，治宜重镇安神；病性属虚证者，根据《素问·三部九候论》"虚则补之"的治疗大法，治宜滋养安神。故本章方剂分为重镇安神和滋养安神两类。

导致神志不安的原因很多，病机亦较为复杂，临床表现多样，治疗不可拘泥安神一法，如因火热而狂躁谵语者，治当清热泻火；因痰而癫狂者，则宜祛痰；因瘀而发狂者，治宜活血；因阳明腑实而狂乱者，则应攻下；以虚损为主而兼见神志不安者，又重在补益。诸如此类，应与相关章节互参，以求全面掌握。

使用安神剂须注意以下事项：一是和中护胃。重镇安神剂多由金石、贝壳类药物组方，易伤胃气；滋养安神剂多配伍滋腻补虚之品，有碍运化，均不宜久服。二是把握用法用量。某些安神药，如朱砂有毒性，不宜长期、大剂量服用。

第一节　重镇安神剂

适应证　适用于心肝阳亢，热扰心神证。症见心烦神乱，失眠多梦，惊悸怔忡，癫痫，舌红，脉数等。

组方思路　本类方剂常由以下药物构成：①重镇安神药，如朱砂、磁石、生铁落、珍珠母及牡蛎等，以镇安心神，平惊定志。②清热泻火药，如黄连、栀子等，以消除致病原因。③滋阴养血药，如地黄、当归等，乃火热之邪每易耗伤阴血之故。

代表方　朱砂安神丸。

朱砂安神丸
《内外伤辨惑论》

【组成】朱砂另研，水飞为衣，五钱（15g）　黄连去须，净，酒洗，六钱（18g）　甘草五钱五分（16.5g）　生地黄一钱五分（4.5g）　当归去芦，二钱五分（7.5g）

【用法】上药除朱砂外，四味共为细末，汤浸蒸饼为丸，如黍米大，以朱砂为衣。每服十五

丸或二十丸（6g 或 9g），津唾咽下，食后，或温水、凉水少许送下亦得。

【功效】镇心安神，清心养阴。

【主治】心火亢盛，阴血不足证。失眠多梦，惊悸怔忡，心烦，舌红，脉细数。

【证析】本方所治之证，乃因心火亢盛，灼伤阴血所致。心火亢盛，心神被扰，阴血不足，心失所养，故见失眠多梦、惊悸怔忡、心烦等；舌红，脉细数是火盛阴伤之征。治宜重镇安神、清心泻火为主，兼以滋阴养血。

【方解】方中朱砂甘寒质重，专入心经，既能重镇安神，又可清心泻火，标本兼治，是为君药。黄连清心泻火，以除烦热，为臣药。当归补血养心；生地黄清热滋阴，合朱砂、黄连则清心之力著，合当归则补心之功彰，共为佐药。甘草既健脾护中，防黄连苦寒败胃与朱砂质重碍胃，又调和药性，是为佐使。合而用之，使心火得清，阴血得充，心神得养，则神志安定，故以"安神"名之。

配伍特点：镇清并清，清中兼补，治标为主。

【运用】

1. 辨证要点 本方为治心火亢盛，阴血不足而致神志不安的常用方。以心烦失眠，惊悸，舌红，脉细数为辨证要点。

2. 新药研制提要 本方重在治标，研制新药时，宜据火热与阴亏之偏盛加味，以增强疗效。如心肝火旺而心烦、口苦甚者，加龙胆、栀子等以清肝泻火；阴血不足而心悸、咽干口燥甚者，加麦冬、白芍等以滋阴养血。此外，久服金石类药物易伤胃气，宜加神曲、麦芽等消食药以护胃；因朱砂有毒不宜久服，可易为无毒的重镇安神药，如珍珠母、龙骨、牡蛎等。

3. 现代制剂 研制的剂型有丸剂、片剂。

4. 使用注意 忌食辛辣、油腻食物；方中朱砂含硫化汞，不宜多服、久服，以免引起汞中毒；孕妇忌服。

【药理研究】①改善睡眠：可缩短觉醒期及睡眠各相潜伏期时间，延长慢波睡眠及睡眠持续时间。②抗心律失常：能明显缩短心律失常持续时间。③抗惊厥：可降低中枢神经系统兴奋性。

【附方】见表 11-1。

表 11-1 朱砂安神丸附方

方名	组成	功效	主治
磁朱丸 （《备急千金要方》）	磁石、朱砂、神曲	重镇安神 益阴明目	心肾不交证。心悸失眠，视物昏花，耳鸣耳聋。亦治癫痫
珍珠母丸 （《普济本事方》）	珍珠母、当归、熟地、人参、酸枣仁、柏子仁、犀角（现用水牛角）、茯神、沉香、龙齿、朱砂	镇心安神 滋阴潜阳	阴血不足，心肝阳亢证。夜卧不宁，时而惊悸，或入夜少寐，头晕目花，脉细弦

【研制方举例】镇心安神丸（《中国卫生部药品标准》） 组成：朱砂、黄连、甘草、当归、生龙齿、茯苓、熟地黄、地黄、黄芪、炒远志、柏子仁、酸枣仁。功效：镇心安神，养血除烦。主治：心血不足，热邪内扰之精神恍惚，惊悸怔忡，烦躁不眠等。

按： 镇心安神丸由朱砂安神丸加味组成。该方主治心血不足，兼热邪内扰证。故在朱砂安神丸镇心、清心、养心的基础上，加熟地黄、酸枣仁、柏子仁、远志、生龙齿、茯苓，则滋阴养血，宁心安神之功尤佳；脾为生血之源，故配黄芪益气生血。诸药合用，乃重镇安神与滋养安神相伍，补血与补气相配的研制方。

第二节　滋养安神剂

适应证　适用于阴血不足，心神失养证。症见心烦不眠，心悸怔忡，健忘多梦，舌红少苔，脉细数等。

组方思路　本类方剂常由以下药物构成：①滋养安神药，如酸枣仁、柏子仁、五味子、小麦等，以滋养心肝，安神定志。②滋阴养血药，如地黄、当归、麦冬、天冬等，以补其虚损，消除病因。③清热药，如知母、玄参等，因阴血不足，水不制火，每生内热。④补气健脾药，如人参、茯苓等，此即脾为气血生化之源故也。

代表方　天王补心丹、酸枣仁汤。

天王补心丹
《校注妇人良方》

【组成】人参去芦　茯苓　玄参　丹参　桔梗　远志各五钱（15g）　当归酒浸　五味　麦门冬去心　天门冬　柏子仁　酸枣仁炒，各一两（30g）　生地黄四两（120g）

【用法】上为末，炼蜜为丸，如梧桐子大，用朱砂为衣。每服二三十丸（6～9g），临卧，竹叶煎汤送下。

【功效】滋阴养血，清热安神。

【主治】阴血亏虚，虚热内扰证。心悸怔忡，心烦失眠，神疲健忘，或梦遗，手足心热，口舌生疮，大便干结，舌红少苔，脉细数。

【证析】本方治证由心肾两虚，阴血不足，虚火内扰所致。阴虚血少，心体失养，则心悸怔忡；心神失养，则失眠、神疲健忘；阴虚生内热，虚热内扰，则手足心热、梦遗、心烦、口舌生疮；阴血不足，肠道失润，则大便干结；舌红少苔，脉细数是阴虚内热之征。治宜滋阴养血，清热安神。

【方解】方中生地黄甘寒，入心肾二经，既补阴血，又清虚热，标本兼顾，重用为君。天门冬、麦门冬滋阴清热，酸枣仁、柏子仁养心安神，当归补血润燥，共助生地黄滋阴补血，并养心安神，俱为臣药。玄参滋阴清热以降火；远志宁心安神，交通心肾；人参、茯苓补气健脾，滋心血又可安神益智；五味子补益心肾，宁心安神；丹参清心活血，合滋阴补血药使补而不滞；朱砂镇心安神，以上共为佐药。桔梗既"主惊恐悸气"（《神农本草经》）而能安神，又载药上行而使药力缓留于上，为佐使药。临卧以竹叶煎汤送服，以助清心除烦安神之力。

配伍特点：滋阴补血以治本，安神宁心以治标，标本同治，治本为主；心脾肾兼顾，补心为主。

【类方比较】天王补心丹与归脾汤同用酸枣仁、远志、当归、人参、茯苓，均有宁心安神之功而治疗失眠、心悸等症。但天王补心丹重用生地黄为君，且与二冬、玄参等大队滋阴养血之品相伍，主治心肾阴亏血少，虚火内扰之心神不安证，故而伴见手足心热、舌红少苔、脉细数等；归脾汤遣用黄芪、白术、龙眼肉等众多补气健脾养血之品，主治心脾气血两虚之神志不宁证，则伴见体倦食少、面色萎黄、舌淡苔薄白、脉细弱等。

【运用】

1. 辨证要点 本方为治阴血亏虚，虚热内扰证的常用方。以心悸失眠，手足心热，舌红少苔，脉细数为辨证要点。

2. 新药研制提要 本方偏于治本，新药研制过程中，若针对心神不安之心悸失眠甚者，可加龙骨、琥珀等重镇之品以加强安神治标之功；针对心火上炎而心烦、口舌生疮甚者，加百合、栀子、川木通以养阴清心。

3. 现代制剂 研制的剂型有丸剂、口服液、片剂。

4. 使用注意 本方滋阴之品较多，脾胃虚弱及湿滞中焦而纳食欠佳，大便不实者，不宜服用；本方含有朱砂，长期服用可致汞的蓄积中毒，不宜久服。

【药理研究】①益智：对记忆获得性障碍、巩固障碍及再现障碍均有明显改善作用，能显著提高学习记忆能力。②保护心肌：可改善冠状动脉循环以对抗急性心肌缺血，可减轻异丙肾上腺素所致心肌缺血坏死的程度，能改善心肌的生化代谢及提高心肌耐缺氧能力。此外，本方还有改善睡眠、抗衰老、抗氧化损伤等作用。

【附方】见表 11-2。

表 11-2 天王补心丹附方

方名	组成	功效	主治
孔圣枕中丹 （《备急千金要方》）	龟甲、龙骨、远志、菖蒲、黄酒	补肾宁心 益智安神	心肾阴亏，心神不安证。健忘失眠，头目眩晕，舌红苔薄白，脉细
柏子养心丸 （《体仁汇编》）	柏子仁、枸杞子、麦门冬、当归、石菖蒲、茯神、玄参、熟地黄、甘草	养心安神 滋阴补肾	阴血亏虚，心肾失调证。精神恍惚，惊悸怔忡，夜寐多梦，健忘盗汗，舌红少苔，脉细而数
安神补心颗粒 （《中国药典》2020 版）	丹参、蒸五味子、石菖蒲、合欢皮、菟丝子、墨旱莲、首乌藤、地黄、珍珠母、蒸女贞子	养心安神	心血不足，虚火内扰证。心悸失眠，头晕耳鸣

酸枣仁汤
《金匮要略》

【组成】酸枣仁二升（30g） 甘草一两（3g） 知母二两（6g） 茯苓二两（6g） 芎䓖（川芎）二两（6g）

【用法】上五味，以水八升，煮酸枣仁，得六升，内诸药，煮取三升，分温三服。

【功效】养血安神，清热除烦。

【主治】肝血不足，虚热内扰证。心烦失眠，心悸不安，头晕目眩，咽干口燥，舌红，脉弦细。

【证析】本方证是由肝血不足，血不养心，虚热内扰所致。肝藏血，血舍魂；心藏神，血养心。肝血不足，既致魂不守舍，又使血不养心而神失所藏，加之阴血不足，虚热内生，热扰心神，故心烦失眠、心悸不安；头晕目眩、咽干口燥、舌红、脉弦细，皆为肝血不足，虚热内扰之征。治宜养血以安神，清热以除烦。

【方解】方中重用酸枣仁为君，以其甘酸质润，入心肝二经，养血补肝，宁心安神。茯苓益气健脾，宁心安神；知母滋阴润燥，清热除烦，共为臣药。佐以川芎活血行气，与酸枣仁相伍，有养血调肝之妙。甘草调和诸药，为使药。综合全方，肝血得充，虚热得清，心神得安而诸症渐平。

配伍特点：补中兼清，补中寓行，心肝脾同治，标本兼顾。

【类方比较】酸枣仁汤与天王补心丹均以滋阴补血、养心安神药物为主，配伍清热之品组方，以治阴血不足，虚热内扰之心烦失眠。但前方重用酸枣仁养血安神，配伍调气行血之川芎，以养血调肝，主治肝血不足之心烦失眠，伴头目眩晕、舌红、脉弦细等；后方重用生地黄，并与大队滋阴清热、养血安神之品相配，主治心肾阴虚，虚火内扰之心烦失眠，伴见手足心热、舌红少苔、脉细数等。

【运用】

1. 辨证要点 本方是治肝血亏虚，虚热内扰所致失眠之常用方。以心烦失眠，咽干口燥，舌红，脉弦细为辨证要点。

2. 新药研制提要 本方安神养血之力逊，研制新药时，若用治血虚且失眠甚者，宜加养血之当归、白芍，安神之五味子、远志、龙骨等以增效。

3. 现代制剂 研制的剂型有合剂、糖浆剂、颗粒剂。

【药理研究】①镇静催眠：能明显减少模型小鼠自主活动次数，缩短戊巴比妥钠诱导的睡眠潜伏期，延长睡眠时间。②抗焦虑：可降低大脑 5-羟色胺、去甲肾上腺素、多巴胺含量及 γ-氨基丁酸 A 受体表达，发挥抗焦虑作用。③抗抑郁：对行为绝望模型及抑郁模型均有一定的改善作用，其机制可能与增加脑内单胺类神经递质有关。可见，本方对不同状态机体神经系统具有双向调节作用。此外，本方还有改善记忆能力、抗惊厥及降血脂等作用。

【附方】见表 11-3。

表 11-3 酸枣仁汤附方

方名	组成	功效	主治
甘麦大枣汤 （《金匮要略》）	甘草、小麦、大枣	养心安神 和中缓急	脏躁。精神恍惚，常悲伤欲哭，不能自制，心中烦乱，睡眠不安，甚则言行失常，呵欠频作，舌淡红，苔少，脉细略数
枣仁安神颗粒 （《中国药典》2020 版）	炒酸枣仁、丹参、醋五味子	养血安神	心血不足证。失眠，健忘，心烦，头晕；神经衰弱见上述证候者

【研制方举例】安神胶囊（《中国药典》2020 版） 组成：炒酸枣仁、川芎、知母、麦冬、制何首乌、五味子、丹参、茯苓。功效：补血滋阴，养心安神。主治：阴血不足之失眠多梦，心悸不宁，五心烦热，盗汗，耳鸣。

按：安神胶囊由酸枣仁汤去甘草加丹参、麦冬、制何首乌、五味子组成。该方主治心肝阴血亏虚较甚之失眠，故在酸枣仁汤养血安神清热基础上，加麦冬、制何首乌、五味子滋阴补血，安神定志；伍丹参清心活血，除烦安神。诸药相伍，则滋阴补血安神之功增强。

思考题

1. 神志不安的疾患是否均可用安神剂治疗？为什么？

2. 重镇安神剂与滋养安神剂的适应证、组方配伍有何异同？

3. 天王补心丹、酸枣仁汤、归脾汤皆可治失眠，三方在组成、功效与主治方面有何异同？

4. 从安神剂的新药研制提要及研制方举例中，你可以得到哪些启示？

凡以开窍醒神作用为主，用于治疗邪闭心窍证的方剂，称为开窍剂。

邪气壅盛，蒙蔽心窍，每致神志昏迷。根据其病因和病性之异，有热闭与寒闭之别。热闭由温热毒邪内陷心包所致，治宜清热开窍，简称凉开；寒闭系寒湿痰浊蒙蔽心窍引起，治宜温通开窍，简称温开。故开窍剂分为凉开和温开两类。

使用开窍剂须注意以下事项：一是应辨别闭证和脱证。凡见神志昏迷，口噤不开，两手握固，二便不通，脉实有力之闭证，方可应用；而对汗出肢冷，呼吸气微，手撒遗尿，口开目合，脉象虚弱无力或脉微欲绝之脱证，本类方剂当属禁用。二是辨清闭证之属热属寒，正确选用凉开或温开方剂。三是开窍剂大多由芳香药物组成，因其辛散走窜，久服则易伤元气，故临床多用于急救，中病即止，不宜久服。四是本类方剂多制成丸、散剂，其使用时宜温开水化服或鼻饲，不宜加热煎煮，以免药性散失，影响疗效。

第一节 凉开剂

适应证 适用于热闭证。症见高热，神昏，谵语，甚或痉厥等。其他如中风、惊厥及感触秽浊之气，突然昏倒，不省人事等属热闭者，亦可选用。

组方思路 本类方剂常由以下药物构成：①芳香开窍药，如麝香、冰片、郁金等，此专为神志不清而设。②泻火凉血药，如水牛角、黄连、黄芩、石膏之类，以除致病之因。③重镇安神药，如朱砂、磁石、琥珀、珍珠等，热入心包，扰乱神明而神志不安，故当安神定志。④清热化痰药，如牛黄、胆南星、天竺黄等，邪热内陷，灼津为痰，痰浊上蒙，势必加重神昏，故宜涤其蔽于心包的痰浊。⑤凉肝息风药，如羚羊角、钩藤之类，是为热盛动风而设。

代表方 安宫牛黄丸、紫雪、至宝丹。

安宫牛黄丸
《温病条辨》

【组成】牛黄 郁金 犀角（现用水牛角） 黄连 朱砂 山栀 雄黄 黄芩各一两（30g）梅片（冰片）二钱五分（7.5g） 麝香二钱五分（7.5g） 珍珠五钱（15g）

【用法】上为极细末，炼老蜜为丸，每丸一钱（3g），金箔为衣，蜡护。脉虚者人参汤下，脉实者银花、薄荷汤下，每服一丸。大人病重体实者，日再服，甚至日三服；小儿服半丸，不知，再服半丸。

【**功效**】清热解毒，开窍醒神。

【**主治**】邪热内陷心包证。高热烦躁，神昏谵语，或舌謇肢厥，舌红或绛，脉数有力。亦治中风昏迷，小儿惊厥属邪热内闭者。

【**证析**】本方证因温热邪毒内闭心包所致。热毒炽盛，内陷心包，热扰神明，则高热烦躁、神昏谵语；舌为心窍，热邪炼液为痰，痰热闭窍，则舌謇不语；热遏阳气，阳气郁而不达四肢，则手足厥冷。中风昏迷，小儿高热惊厥，亦属热闭之证。治宜清热解毒，开窍醒神。

【**方解**】方中麝香芳香走窜，开窍醒神；牛黄清心解毒，化痰开窍；水牛角清心凉血解毒，三药相配，是为清心开窍、凉血解毒的常用组合，共为君药。臣以黄连、黄芩、栀子清热泻火解毒，合牛黄、水牛角则清解心包热毒之力颇强；冰片、郁金芳香辟秽，化浊通窍，合麝香则开窍醒神之功尤佳。佐以雄黄辟秽解毒；朱砂、珍珠、金箔镇心安神。用炼蜜为丸，和胃调中，为使药。诸药相合，则热邪清，痰浊除，心神方能安居其"宫"，故名"安宫"。

配伍特点：开窍、清热、化痰并用，而以清热开窍为主。

原书用法之"脉虚者，人参汤下"，意在益气扶正以祛邪；"脉实者，银花、薄荷汤下"，旨在清热疏散以透热。

【**运用**】

1. 辨证要点　本方为治热陷心包证的常用方，亦是凉开法的代表方，凡神昏谵语属邪热内闭心包者，均可应用。以高热烦躁，神昏谵语，舌红或绛，脉数为辨证要点。

2. 新药研制提要　邪热内盛，每易耗伤阴液，炼液成痰而加重神志病变，故新药研制时可加滋阴之麦冬、玄参、天花粉及祛痰之竹沥、天竺黄、胆南星以切中病机。

3. 现代制剂　研制的剂型有丸剂、片剂、散剂、胶囊剂（皆不含金箔）。

4. 使用注意　孕妇忌用。中病即止，不可久服。

【**药理研究**】①抗炎：抑制脑组织中白细胞介素–1、基质金属蛋白酶–9等炎症因子表达，减轻炎症反应。②抗缺血缺氧：能改善氧化应激对缺血脑组织的损伤。③改善脑组织供血：抑制血小板聚集，预防血栓形成，促进血管再生。此外，本方还有改善脑出血后神经功能等作用。

【**附方**】见表12-1。

表12-1　安宫牛黄丸附方

方名	组成	功效	主治
牛黄清心丸 （《痘疹世医心法》）	牛黄、黄连、黄芩、栀子、朱砂、郁金	清热解毒 开窍安神	热闭心包证。身热谵语，以及小儿高热惊厥，中风昏迷
牛黄清宫丸 （《中国药典》2020版）	人工牛黄、人工麝香、水牛角浓缩粉、金银花、连翘、黄芩、栀子、大黄、朱砂、地黄、麦冬、玄参、天花粉、雄黄、冰片、莲子心、郁金、甘草	清热解毒 镇惊安神 止渴除烦	热入心包，热盛动风证，症见身热烦躁、昏迷、舌赤唇干，谵语狂躁，头痛眩晕，惊悸不安，以及小儿急热惊风等
清开灵口服液 （《中国药典》2020版）	胆酸、猪去氧胆酸、黄芩苷、水牛角、金银花、栀子、板蓝根、珍珠母	清热解毒 镇静安神	外感风热时毒、火毒内盛所致之高热不退、烦躁不安、咽喉肿痛、舌质红绛、苔黄、脉数者

紫　雪

《苏恭方》，录自《外台秘要》

【组成】黄金百两（3000g）　寒水石三斤（1500g）　石膏三斤（1500g）　磁石三斤（1500g）　滑石三斤（1500g）　玄参一斤（500g）　羚羊角屑，五两（150g）　犀角（现用水牛角）屑，五两（150g）　升麻一升（500g）　沉香五两（150g）　丁香一两（30g）　青木香（现用木香）五两（150g）　甘草炙，八两（240g）

【用法】上十三味，以水一斛，先煮五种金石药，得四斗，去滓后内八物，煮取一斗五升，去滓。取硝石四升（2000g），芒硝亦可，用朴硝精者十斤（5000g）投汁中，微炭火上煮，柳木篦搅，勿住手，有七升，投入木盆中，半日欲凝，内研朱砂三两（90g），细研当门子（麝香）五分（1.5g），内中搅调，寒之二日成霜雪紫色。病人强壮者，一服二分（0.6g），当利热毒；老弱人或热毒微者，一服一分（0.3g），以意节之。

【功效】清热开窍，息风止痉。

【主治】热闭心包，热盛动风证。高热烦躁，神昏谵语，痉厥，口渴唇焦，尿赤便秘，舌质红绛，苔黄燥，脉数有力或弦数，以及小儿热盛惊厥。

【证析】本方为邪热炽盛，内陷心包，热盛动风之证而设。热邪内陷心包，热扰心神，故神昏谵语、烦躁不安；温邪热毒充斥内外，则高热；肝为风木之脏，热盛引动肝风，风火相煽，则痉厥；热盛伤津，则口渴唇焦；热毒壅盛，腑气不畅，则便闭；舌质红绛，苔黄燥，脉数有力或弦数是气血两燔之征。治宜清热开窍为主，辅以息风止痉。

【方解】方中麝香专于芳香开窍醒神；水牛角善于清心凉血解毒；羚羊角长于凉肝息风止痉，三味合用，既消除致病之因，又针对高热、神昏、痉厥之主症，用为君药。生石膏、寒水石清气泻火；玄参合水牛角清营凉血；升麻清热疏散；滑石清热渗湿；芒硝、硝石泻火通腑，既兼治腑气不畅之便秘，又寓釜底抽薪。七药相伍，气血两清，因势利导，是为热毒炽盛，气血两燔而设，俱为臣药。木香、丁香、沉香行气通窍；黄金、朱砂、磁石重镇安神，平肝潜阳，合麝香则开窍醒神之功著，合羚羊角则息风镇惊之力彰，共为佐药。炙甘草益气护胃，调和药性，以防寒凉伐胃、金石碍胃，为佐使药。本方药物呈"霜雪紫色"，药性大寒犹如"霜雪"，故名"紫雪"。

配伍特点：既清热开窍，又息风止痉，心肝兼顾，重在清心开窍；既开上窍，又通下窍，上下同治，重在醒脑回苏。

【运用】

1. 辨证要点　本方为治热闭心包，热盛动风证的常用方。以高热烦躁，神昏谵语，痉厥，舌红绛，脉数有力为辨证要点。

2. 新药研制提要　治小儿热盛惊厥，新药研发时，可加僵蚕、全蝎以增息风止痉之效。

3. 现代制剂　研制的剂型有丹剂、散剂、口服液（皆不含黄金）。

4. 使用注意　本方服用过量，有损伤元气之弊，甚者可出现大汗、肢冷、心悸、气促等症，故应中病即止；孕妇禁用。

【药理研究】①解热：可对抗静脉注射伤寒、副伤寒甲乙三联疫苗引起的体温升高，作用快而持久，且直肠、口服、滴鼻三种途径给药均有效。②镇静、抗惊厥：能显著对抗戊四氮及硝酸士的宁引起的惊厥，且直肠给药有较好的镇静作用。

【附方】见表12-2。

表 12-2　紫雪附方

方名	组成	功效	主治
牛黄抱龙丸 （《中国药典》2020 版）	牛黄、琥珀、胆南星、天竺黄、茯苓、炒僵蚕、人工麝香、全蝎、雄黄、朱砂	清热镇惊 祛风化痰	小儿风痰壅盛所致之惊风，症见高热神昏、惊风抽搐等
琥珀抱龙丸 （《中国药典》2020 版）	琥珀、炒山药、檀香、朱砂、天竺黄、炒枳壳、胆南星、茯苓、红参、炒枳实、甘草	清热化痰 镇静安神	饮食内伤所致之痰食型急惊风，症见发热抽搐、烦躁不安、痰喘气急、惊痫不安等

<h1 style="text-align:center">至宝丹</h1>

《灵苑方》引郑感方，录自《苏沈良方》

【组成】生乌犀（现用水牛角）　生玳瑁　琥珀　朱砂　雄黄各一两（30g）　牛黄一分（0.3g）龙脑（冰片）一分（0.3g）　麝香一分（0.3g）　安息香一两半（45g），酒浸，重汤煮令化，滤去滓，约取一两净（30g）　金银箔五十片

【用法】上为丸，如皂角子大，每服一丸，人参汤送下，小儿量减。

【功效】化浊开窍，清热解毒。

【主治】痰热内闭心包证。神昏谵语，身热烦躁，痰盛气粗，舌绛，苔黄垢腻，脉滑数。亦治中风、中暑、小儿惊厥属于痰热内闭者。

【证析】本方所治诸病证，皆由痰热内闭心包所致。痰热扰乱神明，则神昏谵语、身热烦躁；痰涎壅盛，阻塞气道，则喉中痰鸣、辘辘有声、气息粗大；舌绛苔黄垢腻，脉滑数，是痰热为患之征。至于中风、中暑、小儿惊厥，亦可因痰热内闭而见身热烦躁、苔黄垢腻等症。治宜化浊开窍，清热解毒。即如叶天士所谓："舌色绛而上有黏腻似苔非苔者，中夹秽浊之气，急加芳香逐之。"

【方解】方中麝香开窍醒神；牛黄清热豁痰开窍；水牛角清心凉血解毒，共为君药。安息香、冰片芳香开窍，辟秽化浊，与麝香合用，可增开窍醒神之力；玳瑁清热解毒，镇惊安神，俱为臣药。佐以雄黄助牛黄豁痰解毒，琥珀助麝香通络散瘀，并合朱砂镇心安神；原方用金箔，意在加强琥珀、朱砂重镇安神之力，四药共为佐药。

配伍特点：一是清热开窍之中兼能活血祛瘀；二是辟秽化浊与清热镇心并举，主以化浊开窍。

原书用人参汤送服，意在借人参益气之功，以助正祛邪。此服法宜于窍闭神昏而兼脉弱者。

【类方比较】安宫牛黄丸、紫雪、至宝丹均可清热开窍，治疗热闭证，合称凉开"三宝"。就寒凉之性而言，吴瑭指出"安宫牛黄丸最凉，紫雪次之，至宝又次之"，但从功效、主治两方面分析，则各有所长。其中安宫牛黄丸长于清热解毒，适用于邪热偏盛而身热较重者；紫雪长于息风止痉，适用于兼有热盛动风而痉厥抽搐者；至宝丹长于芳香开窍，化浊辟秽，适用于痰浊偏盛而昏迷较重者。

【运用】

1. 辨证要点　本方为治痰热内闭心包证的常用方。以神昏谵语，身热烦躁，痰盛气粗，舌绛，苔黄垢腻，脉滑数为辨证要点。

2. 新药研制提要　本方属清热化痰开窍之剂，新药研制时，可据热与痰的偏盛加味。若痰浊较重者，宜加石菖蒲、郁金、竹茹、川木通等以化痰利湿开窍；热毒壅盛者，加栀子、连翘、地

黄等以清心解毒凉血。如治小儿惊风，可加天麻、钩藤、僵蚕等以增凉肝息风之功。

3. 现代制剂　研制的剂型有散剂、丸剂（皆不含金箔）。

4. 使用注意　本方芳香辛燥之品较多，有耗阴劫液之弊，故神昏谵语由阳盛阴虚所致者慎用；孕妇禁用。

第二节　温开剂

适应证　适用于寒闭证。症见突然昏倒，牙关紧闭，不省人事，苔白，脉迟等。

组方思路　本类方剂常由以下药物构成：①芳香开窍药，如苏合香、安息香、麝香、冰片等，以醒脑回苏。②温里祛寒药，如丁香、荜茇之类，以除寒邪之病因。③辟秽化痰药，如雄黄、瓜蒌等，以祛痰湿秽浊之邪。④行气药，如木香、檀香、香附、沉香等。因于外中寒邪，寒凝气滞，气机闭阻。

代表方　苏合香丸。

苏合香丸（原名吃力伽丸）
《广济方》，录自《外台秘要》

【组成】吃力伽（白术）　光明砂（朱砂）研　麝香　诃梨勒皮（诃子）　香附子中白　沉香重者　青木香（现用木香）　丁子香　安息香　白檀香　荜茇上者　犀角（现用水牛角）各一两（30g）　熏陆香（乳香）　苏合香　龙脑香（冰片）各半两（15g）

【用法】上十五味，捣筛极细，白蜜煎，去沫，和为丸。每朝取井华水，服如梧子四丸（3g），于净器中研破服。老小每碎一丸服之，仍取一丸如弹丸，蜡纸裹，绯袋盛，当心带之，冷水暖水，临时斟量。

【功效】芳香开窍，行气止痛。

【主治】寒闭证。突然昏倒，牙关紧闭，不省人事，苔白，脉迟。亦治心腹卒痛，甚则昏厥，属寒凝气滞者。

【证析】本方证因寒邪秽浊，闭阻机窍所致。寒痰秽浊，阻滞气机，蒙蔽清窍，则突然昏倒、牙关紧闭、不省人事；若寒凝胸中及中焦，气血瘀滞，则心胸、脘腹卒痛；苔白，脉迟，为阴寒之征。治宜芳香开窍为主，辅以祛寒、行气、化浊之法。

【方解】方中苏合香、安息香、麝香、冰片芳香开窍，辟秽化浊，同为君药。木香、香附、沉香、白檀香、乳香行气祛寒，为臣药。荜茇、丁香温中祛寒，协诸香药以增强祛寒止痛开郁之力；白术健脾燥湿，诃子收涩敛气，二药一补一敛，以防诸香辛散走窜太过，耗散真气；朱砂重镇安神，水牛角凉血解毒，二者药性俱寒，是以凉制温，防诸药过于温燥，以上共为佐药。由于麝香、木香、香附、沉香、白檀香、乳香等行气活血止痛，荜茇、丁香温里祛寒止痛，合用而具祛寒行气、活血止痛之功，故可用治寒凝气滞之心腹卒痛。

配伍特点：集十香药于一方，开窍化浊，行气止痛，相辅相成；少佐健脾、收涩之品，补敛并施，散收结合，相反相成。

【运用】

1. 辨证要点　本方既为治寒闭证的常用方，又是温开法的代表方。以突然昏倒，不省人事，牙关紧闭，苔白，脉迟为辨证要点。心腹疼痛属于寒凝气滞证者，亦多用之。

2. 新药研制提要 本方开窍行气之功较著，祛痰活血之力逊。研制新药时，如治痰蒙清窍之中风，宜加郁金、牛黄、礞石、瓜蒌等以协化痰开窍之功；治气滞血瘀之胸痛，宜加活血化瘀之丹参、三七、川芎等以助行血止痛之力。

3. 现代制剂 研制的剂型有丸剂、滴丸、胶囊剂、纳米制剂。

4. 使用注意 本方药物辛香走窜，有损胎气，孕妇禁用。

【附方】见表 12-3。

表 12-3　苏合香丸附方

方名	组成	功效	主治
紫金锭 （《中国药典》2020 版）	山慈菇、五倍子、红大戟、人工麝香、千金子霜、朱砂、雄黄	辟瘟解毒 消肿止痛	内服用于中暑，脘腹胀痛，恶心呕吐，痢疾泄泻，小儿痰厥等；外治用于疔疮疖肿，痄腮，丹毒，喉风等
冠心苏合丸 （《中国药典》2020 版）	苏合香、冰片、制乳香、檀香、土木香	理气，宽胸，止痛	寒凝气滞、心脉不通之胸痹，症见胸闷，心前区疼痛
复方丹参滴丸 （《中国药典》2020 版）	丹参、三七、冰片	活血化瘀 理气止痛	气滞血瘀之胸痹证。症见胸闷，心前区刺痛

【研制方举例】**速效救心丸**（《中国药典》2020 年版）　组成：川芎、冰片。功效：行气活血，祛瘀止痛。主治：气滞血瘀之冠心病，心绞痛。症见胸闷，憋气，胸痛等。

按： 速效救心丸由川芎、冰片两味药组成。方中川芎既能活血，又能行气，还能止痛，为"血中之气药"，常用治血瘀气滞之胸胁、腹部诸痛症。冰片芳香开窍，行气止痛，与川芎同用，能增强川芎行气止痛的效果。两药相合，共奏行气活血，祛瘀止痛之功，药少力专，常用治气滞血瘀型冠心病，心绞痛。

思考题

1. 开窍剂适应于何证？使用开窍剂应注意哪些事项？
2. 安宫牛黄丸、紫雪、至宝丹在功效、主治方面有何异同？
3. 苏合香丸的功效、主治有何特点？

第十三章

理气剂

扫一扫，查阅本章数字资源，含PPT、音视频、图片等

凡以行气或降气作用为主，用于治疗气滞或气逆证的方剂，称为理气剂。其治法属"八法"中的"消法"。

气为一身之主，升降出入，周行全身，使五脏六腑、四肢百骸均得到温养，以维持人体的正常生理活动。若情志失调，或劳倦过度，或饮食失节，或寒温不适，均可引起脏腑功能不调，气机升降失常，而产生多种气病。气病概括起来有气虚、气陷、气滞、气逆四类，气虚证和气陷证的治法与方剂已在补益剂中介绍，本章主要论述气滞和气逆证的治法与方剂，故分行气和降气两类。

使用理气剂须注意以下事项：一是辨清气病之虚实，勿犯虚虚实实之戒。若气滞实证，当须行气，误用补气则使气滞愈甚；若气虚之证，当补其虚，误用行气则使其气更虚。二是辨明气病之兼夹。若气机郁滞与气逆不降相兼为病，则分清主次，行气与降气配合使用；若兼气虚者，则需配伍适量补气之品。三是理气药多属芳香辛燥之品，容易伤津耗气，应适可而止，勿使过剂，尤其是年老体弱，以及阴虚火旺、孕妇或素有崩漏吐衄者，更应慎之。

第一节　行气剂

适应证　适用于气机郁滞证，以肝气郁滞和脾胃气滞为多见。前者症见胸胁胀痛，或疝气痛，或月经不调，或痛经等；后者症见脘腹胀痛，嗳气吞酸，呕恶食少，大便不调等。

组方思路　本类方剂常由以下药物构成：①行气药，行气疏肝药如香附、郁金、川楝子、青皮、乌药等，行气理脾药如陈皮、枳壳、木香、薤白等，以疏畅气机，开其滞塞。②祛湿化痰药，如苍术、厚朴、砂仁、半夏、瓜蒌、茯苓等，乃气行则津行，气滞则津壅之故。③活血化瘀药，如延胡索、川芎等，盖气为血帅，气行则血行，气郁则血易滞。④消除病因药，气滞因寒所致，配温里祛寒之小茴香、高良姜等；因热所致，伍清热泻火之栀子、黄连等。

代表方　越鞠丸、金铃子散、天台乌药散、枳实薤白桂枝汤、半夏厚朴汤。

越鞠丸（又名芎术丸）
《丹溪心法》

【组成】香附　川芎　苍术　栀子　神曲各等分（6g）

【用法】上为末，水泛为丸，如绿豆大。

【功效】行气解郁。

【主治】六郁证。胸膈痞闷，或胸胁刺痛，脘腹胀痛，嗳腐吞酸，恶心呕吐，饮食不消。

【证析】本方所治乃气、血、痰、火、湿、食六郁。气郁而肝失条达，则胸膈痞闷；气郁又使血行不畅而成血郁，或胸胁刺痛；气郁化火，则病火郁而见嗳腐吞酸吐苦；肝气不疏，肝病及脾，脾胃气滞，运化失司，升降失常，则聚湿生痰，或食滞不化而成湿、痰、食郁，故见脘腹胀痛、恶心呕吐、饮食不消。诸郁中以气郁为主，治宜行气解郁。

【方解】方中香附辛散性平，入肝经而善行气疏肝，以治气郁，为君药。川芎活血行气，以治血郁；苍术燥湿运脾，以治湿郁；栀子清热泻火，以治火郁；神曲消食导滞，以治食郁，共为臣佐药。痰郁乃气滞湿聚而成，若气顺湿去，则痰郁随之而解。五药合用，气畅血行，湿去痰消，热清食化，则六郁自解。

配伍特点：六郁并治，重在调理气机；诸法同用，贵在治病求本。

【运用】

1. 辨证要点　本方为治疗"六郁"证的代表方。以胸膈痞闷，脘腹胀痛，饮食不消为辨证要点。

2. 新药研制提要　本方解六郁以气郁为主，研制新药时，可据气、血、痰、火、湿、食之偏重，调整剂量，加味药物，以切中病机。若治气郁偏重者，可重用香附，酌加木香、枳壳、厚朴等以助行气；治血郁偏重者，重用川芎，酌加桃仁、赤芍、红花等以助活血；治湿郁偏重者，重用苍术，酌加茯苓、泽泻以助利湿；治食郁偏重者，重用神曲，酌加山楂、麦芽以助消食；治火郁偏重者，重用栀子，酌加黄芩、黄连以助清热；治痰郁偏重者，酌加半夏、瓜蒌以助祛痰。

3. 现代制剂　研制的剂型有丸剂（含异型滴丸）、片剂、胶囊剂、泡腾颗粒剂。

【药理研究】①抗抑郁：降低抑郁模型鼠血浆皮质醇含量、升高 5- 羟色胺含量，升高海马脑源性生长因子表达，降低抑郁症的发生率。②调节胃肠功能紊乱：通过调控一氧化氮合酶活性和 5- 羟色胺能突触，对胃肠功能紊乱发挥调节作用。

【研制方举例】越鞠保和丸（《中国药典》2020 版）　组成：栀子、神曲、醋香附、川芎、苍术、木香、槟榔。功效：疏肝解郁，开胃消食。主治：气食郁滞之嗳气嘈杂，胸腹胀痛，消化不良等。

按：越鞠保和丸由越鞠丸加木香、槟榔组成。该方主治越鞠丸证而气郁食滞较重者，故以越鞠丸行气开郁，加木香理气宽中和胃，槟榔行气消积导滞。如此配伍，则行气滞、消食积之力加强。

金铃子散
《素问病机气宜保命集》

【组成】金铃子（川楝子）　玄胡（延胡索）各一两（30g）

【用法】上为末，每服二三钱（9g），酒调下，温汤亦可。

【功效】疏肝清热，活血止痛。

【主治】肝郁化火证。胸腹胁肋诸痛，时发时止，口苦，或痛经，舌红苔黄，脉弦数。

【证析】本方治证因肝郁气滞，气郁化火所致。肝藏血而喜条达，主疏泄，其经脉布两胁，抵少腹，绕阴器。若肝郁气滞，疏泄失常，血行不畅，则胸腹胁肋诸痛，或因情志变化而疼痛加剧、时发时止；口苦，舌红，苔黄，脉弦数，为肝郁化火之征。治宜疏肝清热，活血止痛。

【方解】方中川楝子苦寒入肝，疏肝行气，清泄肝火以止痛，为君药。延胡索苦辛性温，活血行气，功擅止痛，为臣药。二药合用，为行气活血止痛的常用药对。以酒调服，行其药势，为使药。合而成方，疏清并举，气血同调，药简效专，宜于肝郁气滞化火，气滞血瘀所致诸痛。

【运用】

1.辨证要点 本方为治肝郁化火之疼痛的基础方。以胸腹胁肋诸痛，口苦，苔黄，脉弦数为辨证要点。

2.新药研制提要 本方属行气活血止痛的基础方，研制新药时，可据疼痛部位之异加味组方。若治胸胁疼痛为主，可加郁金、柴胡、香附等以助疏肝行气止痛之力；脘腹疼痛为主，可加木香、陈皮、砂仁等以助行气和胃止痛之功；治妇女痛经，则可酌加当归、益母草、香附以助行气活血，调经止痛之效；治少腹疝气痛，可加乌药、橘核、荔枝核等以助行气疏肝，散寒止痛之效。

3.现代制剂 研制的剂型有散剂、滴丸、软膏剂、外用贴膏剂（巴布剂）。

【药理研究】镇痛、抗炎：抑制前列腺素 E_2、一氧化氮、白细胞介素 -6 以及氧自由基的产生，延长热板法小鼠痛阈值，减少醋酸致小鼠扭体次数。

【附方】见表 13-1。

表 13-1 金铃子散附方

方名	组成	功效	主治
延胡索散 （《济阴纲目》）	延胡索、当归、赤芍、蒲黄、肉桂、乳香、没药	行气活血调经止痛	气滞血瘀证。脘腹胀痛，或经行腹痛
元胡止痛片 （《中国药典》2020 版）	延胡索、白芷	理气、活血、止痛	气滞血瘀证。胁痛，胃痛，头痛及痛经

天台乌药散（原名乌药散）

《圣济总录》

【组成】乌药 木香 茴香子微炒 青橘皮汤浸，去白，焙 高良姜炒，各半两（15g） 槟榔锉，二枚（9g） 楝实十枚（12g） 巴豆微炒，敲破，同楝实二味，用麸一升炒，候麸黑色，拣去巴豆并麸不用，七十枚（12g）

【用法】上八味，除炒巴豆不用外，捣罗为散。每服一钱匕（3g），空心，食前温酒调下。痛甚者，炒生姜，热酒调。

【功效】行气疏肝，散寒止痛。

【主治】寒凝肝经，肝郁气滞证。小肠疝气，少腹痛引控睾丸，舌淡苔白，脉弦。

【证析】本方治证因寒凝肝经，肝郁气滞所致。足厥阴肝经过少腹，绕阴器。若肝经气机阻滞，复感寒邪，内外相合，发为小肠疝气而见少腹疼痛，痛引睾丸。苔白、脉弦为寒滞肝脉之征。"诸疝皆归肝经"（《儒门事亲》），治以行气疏肝，散寒止痛之法。

【方解】方中乌药辛温，入肝经，行气疏肝，散寒止痛，为君药。青皮、木香疏肝行气止痛；小茴香、高良姜暖肝散寒止痛，合乌药则行气散寒止痛之力益著，共为臣药。槟榔直达下焦，行气化滞而破坚；取苦寒之川楝子与辛热之巴豆同炒，去巴豆而用川楝子，既可减川楝子之寒，又能增强其行气散寒之效，共为佐药。诸药合用，使寒凝得散，气滞得疏，则疝痛、腹痛可愈。

配伍特点：行气药与温里药相伍，以标本兼顾。

【运用】

1. 辨证要点　本方为治寒滞肝经之疝痛的常用方。以少腹痛引睾丸，舌淡苔白，脉弦为辨证要点。

2. 新药研制提要　本方是行气散寒止痛之剂，研制新药时，可据疝痛之气滞与寒邪的程度加减组方。若偏气滞而肿胀者，加橘核、荔枝核以增行气止痛之功；偏寒甚而少腹冷痛者，去川楝子，加肉桂、吴茱萸以助散寒止痛之效。此外，气滞易致血瘀津停，故宜加活血之桃仁、延胡索，化湿渗湿之厚朴、茯苓、川木通等。

【附方】见表 13-2。

表 13-2　天台乌药散附方

方名	组成	功效	主治
橘核丸 （《济生方》）	橘核、海藻、昆布、海带、川楝子、桃仁、厚朴、木通、枳实、延胡索、桂心、木香	行气止痛 软坚散结	寒湿疝气。睾丸肿胀偏坠，或坚硬如石，或痛引脐腹，甚则阴囊肿大，轻者时出黄水，重者成脓溃烂
暖肝煎 （《景岳全书》）	当归、枸杞子、小茴香、肉桂、乌药、沉香、茯苓、生姜	温补肝肾 行气止痛	肝肾不足，寒凝肝脉证。睾丸冷痛，或小腹疼痛，疝气痛，畏寒喜暖，舌淡苔白，脉沉迟

【研制方举例】茴香橘核丸（《中国药典》2020 版）　组成：小茴香、八角茴香、橘核、荔枝核、补骨脂、肉桂、川楝子、延胡索、莪术、木香、香附、青皮、昆布、槟榔、乳香、桃仁等。功效：散寒行气，消肿止痛。主治：寒凝气滞之寒疝。症见睾丸坠胀疼痛。

按：茴香橘核丸系橘核丸加减而成。该方主治寒凝气滞较甚之寒疝，故配暖肝祛寒之小茴香、八角茴香、补骨脂、肉桂，以及疏肝止痛之橘核、荔枝核、川楝子、木香、香附、青皮等。寒凝气滞易致血行不畅而生瘀，则伍活血散瘀，通络止痛之延胡索、莪术、乳香、桃仁等。合而用之，使寒凝得散，气滞得行，血瘀得消而坠胀疼痛渐愈。

<h1 align="center">枳实薤白桂枝汤</h1>
《金匮要略》

【组成】枳实四枚（12g）　厚朴四两（12g）　薤白半升（9g）　桂枝一两（3g）　瓜蒌实捣，一枚（12g）

【用法】以水五升，先煮枳实、厚朴，取二升，去滓，内诸药，煮数沸，分温三服。

【功效】行气祛痰，通阳散结。

【主治】胸阳不振，痰气互结之胸痹。胸满而痛，甚或胸痛彻背，喘息咳唾，短气，气从胁下冲逆，上攻心胸，舌苔白腻，脉沉弦或紧。

【证析】胸阳不振，津液不布，聚而成痰，痰阻气机，结于胸中，则胸满而痛，甚或胸痛彻背；痰浊阻滞，肺失宣降，故见咳唾喘息、短气；胸阳不振，气机上逆，则见气从胁下冲逆，上攻心胸；舌苔白腻，脉沉弦，是气滞痰阻之候。是证虽因胸阳不振，痰浊中阻，气结于胸所致，但以气滞之胸满而痛为主，治当行气宽胸为主，兼祛痰通阳以散结。

【方解】方中枳实行气化痰，消痞除满，因其味苦性降，尚能降气以平冲逆，为君药。瓜蒌涤痰散结，开胸通痹；薤白行气导滞，通阳散结，二药相伍则行气宽胸，祛痰散结，乃治痰气互结之胸痹的常用组合，为臣药。佐以厚朴行气除满，燥湿化痰；桂枝通阳散寒，降逆平冲。诸药配伍，使胸阳振，痰浊消，气机畅，则胸痹可除。

配伍特点：寓降逆平冲于行气之中，恢复气机之升降；寓化痰于理气之内，宣通痰浊之痹阻。

【运用】

1. 辨证要点 本方为治胸阳不振，痰阻气滞之胸痹的常用方。以胸满而痛，气从胁下冲逆，上攻心胸，舌苔白腻，脉沉弦为辨证要点。

2. 新药研制提要 本方功能行气祛痰，而重在行气。研制新药时，若痰浊阻滞较甚，可加半夏、茯苓以助消痰之力。气滞每致血行不畅，尚宜加活血祛瘀之川芎、丹参等，以气血兼顾。

【药理研究】①改善血管内皮功能和稳定斑块：抑制肿瘤坏死因子-α、白细胞介素-6等炎症因子的表达，减少斑块的形成，改善血管内皮功能，增加斑块的稳定性。②抗心肌缺血：提高心肌组织代谢水平，增加冠脉血流，降低心肌细胞凋亡率，减轻心肌缺血再灌注损伤。此外，本方尚有抗氧化，改善血流变异常等作用。

【附方】见表13-3。

表13-3 枳实薤白桂枝汤附方

方名	组成	功效	主治
瓜蒌薤白白酒汤（《金匮要略》）	栝楼实、薤白、白酒	通阳散结行气祛痰	胸阳不振，痰气互结之胸痹轻证。胸部满痛，喘息咳唾，短气，舌苔白腻，脉沉弦
瓜蒌薤白半夏汤（《金匮要略》）	栝楼实、薤白、半夏、白酒	通阳散结行气祛痰	痰阻气滞，痰浊较盛之胸痹。胸中满痛彻背，背痛彻胸，不能安卧者

半夏厚朴汤
《金匮要略》

【组成】半夏一升（15g） 厚朴三两（9g） 茯苓四两（12g） 生姜五两（15g） 苏叶二两（6g）

【用法】上五味，以水七升，煮取四升，分温四服，日三夜一服。

【功效】行气化痰，降逆散结。

【主治】痰气互结之梅核气。咽中如有物阻，咯吐不出，吞咽不下，胸膈满闷，或咳或呕，苔白腻，脉弦滑或弦缓。

【证析】本方治证由痰气郁结于咽喉所致。情志不遂，肝气郁结，肺胃失于宣降，津液不布，聚而为痰，痰气相搏，结于咽喉，则咽中如有物阻，咯吐不出，吞咽不下；气机不畅，则胸膈满闷；肺胃之气上逆，则或咳，或呕；苔白腻，脉弦滑或弦缓，均为气滞痰阻之证。法宜行气散结，降逆化痰。

【方解】方中厚朴苦辛性温，行气开郁，降逆化湿；半夏辛温，化痰散结，降逆和胃，二药相伍，兼顾气滞气逆与痰湿，共为君药。茯苓渗湿健脾，以助君药化痰，为臣药。生姜宣散水气，和胃止呕，且制半夏之毒；紫苏叶行气宽胸，宣肺疏肝，同用为佐。诸药合用，使郁气得疏，痰湿得消，痰气郁结之梅核气自除。

配伍特点：辛苦行降，气津并调，行气降逆之中寓于宣散。

【运用】

1. 辨证要点 本方为治痰气互结之梅核气的常用方。以咽中如有物阻，吞吐不得，胸膈满闷，苔白腻，脉弦滑为辨证要点。

2. 新药研制提要 梅核气每因情志不遂诱发，多兼见咽喉不利，研制新药时，可合四逆散疏肝理脾，加浙贝母、桔梗祛痰利咽。

3. 现代制剂 研制的剂型有胶囊剂。

【药理研究】①抗抑郁：通过调节下丘脑－垂体－肾上腺轴，促进脑源性神经营养因子分泌，减轻氧化应激，调节神经递质等，改善抑郁症状。②改善胃肠功能：增加胃黏膜血流量，调节胃酸和胃蛋白酶分泌，保护和修复胃黏膜。

【研制方举例】金嗓利咽丸（《中国药典》2020 版） 组成：茯苓、法半夏、炒枳实、炒青皮、胆南星、橘红、砂仁、豆蔻、槟榔、合欢皮、炒六神曲、紫苏梗、生姜、蝉蜕、木蝴蝶、制厚朴。功效：疏肝理气，化痰利咽。主治：肝郁气滞，痰湿内阻之咽喉部异物感，咽部不适，声音嘶哑，以及声带肥厚见上述证候者。

按：金嗓利咽丸由半夏厚朴汤加味而成。该方所治气郁痰阻证较半夏厚朴汤证重，故加枳实、青皮、胆南星、橘红、砂仁、豆蔻、槟榔、合欢皮以增行气疏肝，燥湿化痰之功；紫苏梗易紫苏叶亦为加强行气而用；木蝴蝶、蝉蜕利咽开音；神曲醒脾和胃。合而用之，气顺湿化痰消，散郁利咽开音。

第二节 降气剂

适应证 适用于肺胃气逆证。肺气上逆，症见咳嗽、哮喘等；胃气上逆，症见呕吐、嗳气、呃逆等。

组方思路 本类方剂常由以下药物构成：①降气药：如肃降肺气之紫苏子、杏仁、桑白皮等；和胃降逆之旋覆花、代赭石、生姜、竹茹、柿蒂等，以复气机升降之常。②化痰祛湿药：如半夏、瓜蒌、厚朴、茯苓等，乃气逆每致津液运行障碍，津停为湿，湿聚为痰之故。③消除病因药：气逆因寒，宜遣温里祛寒之肉桂、丁香、高良姜等；气逆因热，宜伍清肺胃之热的黄芩、黄连、芦根、石膏等；气逆因脾胃气虚，配人参、大枣等益气健脾之品。

代表方：苏子降气汤、定喘汤、旋覆代赭汤。

苏子降气汤
《太平惠民和剂局方》

【组成】紫苏子 半夏汤洗七次，各二两半（75g） 川当归去芦，两半（45g） 甘草燺，二两（60g）前胡去芦 厚朴去粗皮，姜汁拌炒，各一两（30g） 肉桂去皮，一两半（45g）

【用法】上为细末，每服二大钱（6g），水一盏半，入生姜二片，枣子一个，紫苏五叶，同煎至八分，去滓，热服，不拘时候。

【功效】降气祛痰，止咳平喘，兼温肾阳。

【主治】上实下虚之喘咳。喘咳短气，痰多稀白，胸膈满闷，或腰疼脚弱，或呼多吸少，或肢体浮肿，舌淡，苔白滑或白腻，脉弦滑。

【证析】本方所治之喘咳，证属上实下虚。上实，是指痰涎壅肺；下虚，是指肾阳不足。痰涎上壅于肺，肺失肃降而致喘咳痰多、胸膈满闷；肾阳不足，纳气失职，气化失司而致呼多吸少、肢体浮肿；腰为肾之府，肾阳不足，腰失温养，故见腰痛、脚软无力。舌淡，苔白滑或白腻，脉弦滑为痰涎壅盛之征。是证虽属上实下虚，但以上实为主，故治以降气祛痰，止咳平喘为主，温补下元为辅。

【方解】方中紫苏子温而不燥，质润而降，功擅降肺气、化痰涎、止咳喘，用为君药。半夏燥湿化痰；厚朴行气宽胸；前胡宣肺降气，祛痰止咳，三药助紫苏子降气祛痰平喘之功，共为臣药。君臣相配，以治上实。肉桂温肾助阳，纳气平喘；当归辛甘温润，既治咳逆上气，又养血润燥，合肉桂以温补下虚；煎药时少加生姜、紫苏叶以散寒宣肺，共为佐药。甘草、大枣和中调药，是为佐使药。

配伍特点：标本兼顾，上下同治，以治上治标为主；气津血并调，润燥相济，以降气祛痰为主。

【类方比较】苏子降气汤与小青龙汤均为化痰止咳平喘之常用方。但前方以降气化痰的紫苏子、半夏、前胡、厚朴，配以温肾纳气之肉桂，功能降气化痰，止咳平喘，兼温肾阳，主治上实下虚之喘咳，但以上实为主；后方以麻黄、桂枝配干姜、半夏、细辛，一以解表散寒，一以温肺化饮，主治内有寒饮，且表寒较重之喘咳。

【运用】

1. 辨证要点 本方为治上实下虚，以上实为主之喘咳的常用方。以喘咳，痰多稀白，胸膈满闷，或腰疼脚弱，舌淡，苔白滑，脉弦滑为辨证要点。

2. 新药研制提要 本方属降气祛痰，兼温肾阳之剂。新药研制过程中，若针对痰涎壅盛，喘咳气逆难卧者，可酌加沉香以加强其降气平喘之功；若针对下元虚衰，肾不纳气，呼多吸少者，则应补肾纳气顾本，可加温阳补肾，纳气平喘之补骨脂、菟丝子、蛤蚧等。此外，脾为生痰之源，喘咳日久不愈，反复发作，多兼脾虚气滞之脘腹胀满、食少便溏等，可加健脾除湿，行气和胃之白术、茯苓、莱菔子、陈皮等。

3. 现代制剂 研制的剂型有丸剂、片剂。

【药理研究】①镇咳、平喘：延长咳嗽潜伏期，减少咳嗽次数，改善哮喘模型的呼吸功能。②改善气道重塑：抑制成纤维细胞的转化，减少胶原合成，从而改善哮喘气道重塑。此外，本方还具有抗炎、调节免疫反应等作用。

定喘汤
《摄生众妙方》

【组成】白果去壳砸碎，炒黄色，二十一枚（9g） 麻黄三钱（9g） 苏子二钱（6g） 甘草一钱（3g） 款冬花三钱（9g） 杏仁去皮尖，一钱五分（4.5g） 桑皮蜜炙，三钱（9g） 黄芩微炒，一钱五分（4.5g） 法制半夏如无，用甘草汤泡七次，去脐用，三钱（9g）

【用法】水三盅，煎二盅，作二服，每服一盅，不用姜，不拘时候，徐徐服。

【功效】降肺平喘，清热化痰。

【主治】痰热壅肺之哮喘。哮喘咳嗽，痰多质稠色黄，舌苔黄腻，脉滑数。

【证析】此证为素体多痰，又感风寒，肺气壅闭，不得宣降，郁而化热而致。痰热内壅，肺失清肃，气逆于上，则哮喘咳嗽、痰多色黄、质稠不易咯出；舌苔黄腻，脉滑数为痰热之征。本方所治哮喘虽因风寒引发，但此刻表寒已逝，证以痰热壅肺为主，治以宣肺降气，清热祛痰，止咳平喘为法。

【方解】方中麻黄开宣肺气，止咳平喘；白果敛肺定喘，祛痰止咳，二药一散一收，既加强平喘之功，又防麻黄发散太过，白果收敛留邪，共为君药。半夏化痰止咳；桑白皮、黄芩清泻肺热，止嗽平喘，三药合用，清热化痰以除病因，止咳定喘以治主症，俱为臣药。款冬花、苏子、杏仁，共资君臣药化痰降气，止咳平喘之力，为佐药。甘草调和药性，为使药。诸药合用，使肺气宣降，痰热得清，则喘咳痰多诸症悉平。

配伍特点：降气清热化痰并施，相辅相成；宣降相因，散敛结合，相反相成。

【类方比较】定喘汤与苏子降气汤均为降气平喘之常用方。但前方以麻黄、白果与桑白皮、黄芩、紫苏子配伍，组成宣降肺气、清热化痰之剂，主治痰热内蕴之咳喘、痰多质稠色黄、舌苔黄腻、脉滑数者；后方以紫苏子降气平喘为君药，配以下气祛痰之品，更用肉桂温肾纳气，当归气病调血，用以治痰涎壅肺、肾阳不足之喘咳、痰多稀白、胸膈满闷，或腰疼脚弱、苔白滑者。

【运用】

1. 辨证要点　本方为治痰热蕴肺之哮喘的常用方。以哮喘咳嗽，痰多色黄，苔黄腻，脉滑数等为辨证要点。

2. 新药研制提要　本方属清热化痰，止咳平喘之剂。研制新药时，可据痰、热的轻重加味组方。痰多难咯者，可加瓜蒌、胆南星等以助清热化痰之功；肺热偏重，加石膏、鱼腥草等以协清泄肺热之力。

【药理研究】①抗炎：对抗由二甲苯引起的局部炎性反应，下调血浆和支气管肺泡灌洗液中白细胞介素 –5、内皮素 –1、肿瘤坏死因子 –α 等的合成和释放。②抗病毒：抗呼吸道合胞病毒感染。③平喘：延长过敏性哮喘模型引喘潜伏期，减轻气道炎症及气道高反应，从而发挥平喘作用。

【研制方举例】儿童清肺口服液（《中国卫生部药品标准》）　组成：麻黄、苦杏仁（去皮、炒）、石膏、甘草、桑白皮（蜜炙）、瓜蒌皮、黄芩、板蓝根、橘红、半夏、紫苏子（炒）、葶苈子、浙贝母、紫苏叶、细辛、薄荷、枇杷叶、白前、前胡、石菖蒲、天花粉、青礞石（煅）。功效：清肺解表，化痰止嗽。主治：风寒外束，肺经痰热之面赤身热，咳嗽气促，痰多黏稠，咽痛声嘶。

按：儿童清肺口服液系麻杏石甘汤合定喘汤加减而成。该方主治痰热较重，兼表寒证。故在定喘汤的基础上，加清肺之石膏、天花粉，清热化痰之瓜蒌皮、橘红、枇杷叶、葶苈子等，解表之紫苏叶、细辛、薄荷。因兼咽痛声嘶，又以浙贝母、薄荷合板蓝根清利咽喉。

旋覆代赭汤
《伤寒论》

【组成】旋覆花三两（9g）　人参二两（6g）　生姜五两（15g）　代赭石一两（3g）　甘草炙，三两（9g）　半夏洗，半升（9g）　大枣擘，十二枚（6g）

【用法】以水一斗，煮取六升，去滓，再煎，取三升，温服一升，日三服。

【功效】降逆化痰，益气和胃。

【主治】胃虚痰阻，胃气上逆证。心下痞硬，嗳气不除，或呕吐，舌淡，苔白腻，脉弦而虚。

【证析】本方治证因脾胃气虚，痰浊内阻，胃气上逆所致。脾胃气虚，脾不运湿，湿聚为痰，痰湿阻于中焦，气机不畅，则心下痞硬；升降失调，胃气上逆，则嗳气、呕吐；舌淡、脉虚为脾胃气虚之征，苔白腻、脉弦为痰浊内阻之候。治宜降逆化痰，益气和胃。

【方解】方中旋覆花味苦辛微温，其性主降，既消痰行水，又善降逆止嗳，故重用为君。代赭石质重而沉降，镇降胃气以除嗳，但味苦气寒，故用量较轻，为臣药。生姜温胃散水以消痰，降逆和中以止呕；半夏祛痰散结，降逆和胃，并为佐药。人参、炙甘草、大枣益脾胃，补气虚，扶助已虚之中气，为佐药。炙甘草调和药性，兼以为使。诸药配合，使痰浊得消，逆气得降，中虚得复，则诸症自平。

配伍特点：降逆与消痰益胃并举，标本兼顾，但以降气治标为主。

【运用】

1. 辨证要点　本方为治胃虚痰阻气逆证之常用方。以嗳气频作，心下痞硬，或呕吐，苔白滑，脉弦虚为辨证要点。

2. 新药研制提要　本方和胃降逆之功较强，研制新药时，应酌情加减，可组成治疗不同原因所致嗳气、呕吐之方剂。如治胃热气逆者，去参、枣，加黄连、竹茹、芦根等以清胃降逆；虚寒气逆者，合理中丸以温中降逆；阴亏气逆者，人参易为北沙参，加麦冬、天冬以补阴降逆。

【附方】见表13-4。

表13-4　旋覆代赭汤附方

方名	组成	功效	主治
橘皮竹茹汤（《金匮要略》）	橘皮、竹茹、大枣、生姜、人参、甘草	降逆止呕益气清热	胃虚有热证。呕逆或干呕，虚烦少气，口干，舌红嫩，脉虚数
丁香柿蒂汤（《症因脉治》）	丁香、柿蒂、人参、生姜	温中益气降逆止呕	胃虚有寒证。呃逆不已，胸脘痞闷，舌淡苔白，脉沉迟

思考题

1. 行气剂与降气剂各适用于何类病证？这些病证的发生与哪些脏腑关系密切？

2. 苏子降气汤主治何证？试分析其配伍意义，并总结配伍特点。

3. 半夏厚朴汤主治何病证？方中配伍紫苏叶有何意义？

4. 苏子降气汤、定喘汤、小青龙汤各治疗何种证型的喘咳？

5. 旋覆代赭汤、大柴胡汤、蒿芩清胆汤、半夏泻心汤各治疗何种证型的呕吐？

6. 苏子降气汤配伍当归有何意义？

7. 从理气剂的新药研制提要及研制方举例中，你可以得到哪些启示？

第十四章

理血剂

凡以活血化瘀或止血作用为主，用于治疗瘀血证或出血病证的方剂，称为理血剂。其治法属"八法"中的"消法"。

血是营养人体的重要物质，在全身血脉中周流不息，内荣五脏六腑，外濡四肢百骸。若生化无源，则营血亏虚；血行受阻，则瘀滞内停；离经妄行，则血溢脉外；热邪侵及血分，或寒邪客于血脉，遂生血热证或血寒证。凡此血分病证，血虚宜补血，血热宜凉血，血寒宜温经散寒，已分别见于补益剂、清热剂和温里剂。本章方剂分活血祛瘀和止血两类，是为瘀血证和出血病证而设。

使用理血剂须注意以下事项：一是见血休治血。对于瘀血证和出血病证，不可只知见瘀消瘀、见血止血，而应审辨瘀血和出血的病因，区分标本缓急，妥善施治，选方遣药。二是活血不破血。活血祛瘀剂虽能促进血行，但其性破泄，易于动血、伤胎。故凡素有出血者，以及妇女经期、月经过多者及孕妇等，在使用活血祛瘀剂时，均当慎用或禁用。三是止血不留瘀。止血方剂性多收敛，一味止血或止血过急，每有留瘀之弊，故止血剂宜选用兼有活血祛瘀功效的止血药，或酌配活血药使血止而不留瘀。

第一节　活血祛瘀剂

适应证　适用于瘀血阻滞所致之痛经、闭经、癥瘕、半身不遂，以及外伤瘀痛等。症见痛如针刺，痛处固定，面色黧黑，舌质紫暗或见紫斑、紫点，脉涩等。

组方思路　本类方剂常由以下药物构成：①活血化瘀药，如桃仁、红花、川芎、丹参等，使瘀去而血能畅行周身。②行气药，如枳壳、柴胡之类，是气为血帅，气行则血行使然。③补血药，如当归、地黄等，既兼顾瘀血不去，新血难生之病变，又寓活血不伤血之意。④消除病因药，瘀因热邪所致，当配清热之牡丹皮、赤芍、黄芩等；因寒所致，伍温里祛寒之肉桂、吴茱萸、干姜等；因气虚所致，遣补气之黄芪、人参等，以图治病求本。

代表方　桃核承气汤、温经汤、血府逐瘀汤、复元活血汤、失笑散、补阳还五汤、桂枝茯苓丸。

桃核承气汤
《伤寒论》

【组成】桃仁去皮尖，五十个（12g）　大黄四两（12g）　桂枝去皮，二两（6g）　甘草炙，二两（6g）

芒硝二两（6g）

【用法】上四味，以水七升，煮取二升半，去滓，内芒硝，更上火，微沸，下火，先食，温服五合，日三服，当微利。

【功效】逐瘀泻热。

【主治】瘀热互结之蓄血证。少腹急结，至夜发热，或烦躁谵语，神志如狂，以及经闭，痛经，舌质暗红，脉沉实而涩者。

【证析】《伤寒论》原治邪在太阳不解，随经入腑化热，与血相互搏结于下焦之蓄血证。瘀热互结于下焦，则少腹急结；血属阴，夜亦属阴，瘀热为患，则至夜发热；心主血脉而藏神，瘀热上扰，心神不宁，故烦躁谵语如狂。若妇人瘀血内阻，则痛经，或闭经。证属瘀热互结于下焦，治宜活血清热，下其蓄血。

【方解】方中桃仁苦甘平，活血祛瘀；大黄苦寒，泻下通腑，祛瘀清热，二药合用，瘀热并治，共为君药。芒硝助大黄泻下通腑，使瘀热从大便而去；桂枝辛甘温，通行血脉，既助桃仁活血，又防硝、黄寒凉凝血之弊，同为臣药。炙甘草护胃安中，并缓诸药之峻烈，为佐使药。上药合用，共达活血逐瘀泻热之效。服后"微利"，为邪有出路，使蓄血除，病可痊。

配伍特点：活血配以攻下，因势利导；清热少佐温通，又防凉遏。

【运用】

1. 辨证要点 本方为治瘀热互结之蓄血证的常用方。以少腹急结，舌质暗红，脉沉实或涩为辨证要点。

2. 新药研制提要 后世对本方的运用有所发展。研制新药时，若治经闭、痛经，宜配合四物汤补血活血以调经；治跌打损伤，瘀血停留，疼痛不已，加当归尾、红花、苏木、三七等以活血祛瘀止痛。因气行则血行，可酌加香附、乌药、枳实、青皮等行气以行血。

3. 现代制剂 研制的剂型有胶囊剂、缓释片。

【药理研究】①改善血液流变学：可降低异常升高的全血黏度、血浆黏度、纤维蛋白原含量及血细胞比容。②降糖、降脂：对糖尿病模型动物具有降低血糖的作用，并同时降低甘油三酯和总胆固醇，降低动脉硬化指数。③改善肝肾功能：可抗肝纤维化，降低肾功能损害动物模型的尿素氮和肌酐。

温经汤
《金匮要略》

【组成】吴茱萸三两（9g） 当归二两（6g） 芍药二两（6g） 川芎二两（6g） 人参二两（6g）桂枝二两（6g） 阿胶二两（6g） 牡丹皮去心，二两（6g） 生姜二两（6g） 甘草二两（6g） 半夏半升（9g） 麦冬去心，一升（15g）

【用法】上十二味，以水一斗，煮取三升，分温三服。

【功效】温经散寒，祛瘀养血为主。

【主治】冲任虚寒，瘀血阻滞证。经血淋沥不止，月经延后，或超前，或逾期不止，或一月再行，或经停不至，傍晚发热、手心烦热，唇口干燥，小腹冷痛，舌质暗红，脉细而涩。亦治妇人宫冷不孕。

【证析】本方证因冲任虚寒，瘀血阻滞所致。冲为血海，任主胞胎，二脉皆起于胞宫，与经、产关系密切。冲任虚寒，血凝气滞，血不循经，加之冲任不固，则小腹冷痛、经血淋沥不止，或月经不调，或久不受孕；瘀血不去，新血不生，不能濡润，则唇口干燥；至于傍晚发热、手心烦热，为虚热与瘀热之象。是证虽属瘀、寒、虚、热错杂，然以冲任虚寒，瘀血阻滞为主，治当温经散寒，祛瘀养血。

【方解】方中吴茱萸功善祛寒行气而止痛，川芎长于活血行气而调经，共为君药。桂枝温经散寒，通利血脉；当归养血活血以调经；牡丹皮活血散瘀，兼清瘀热，同为臣药。阿胶养血止血，滋阴润燥；白芍养血柔肝，缓急止痛；麦冬养阴，并清虚热，三药合用，养血滋阴，清瘀热与虚热，并制吴茱萸、桂枝之温燥；人参、甘草益气健脾，资生化之源，俱为佐药。冲任二脉均与足阳明胃经相通，半夏、生姜和胃运脾，通降胃气，合诸活血药以协祛瘀调经之功，合补益气血药既助生化，又使补而不滞，亦为佐药。甘草尚能调和诸药，兼为使药。纵观全方，温清消补兼备，恰与方证病机之虚寒瘀热对应，堪称遣药组方丝丝入扣，故为妇科良方。

配伍特点：温中寓通，温中寓补，温中寓清，重在温经化瘀。

【运用】

1. 辨证要点　本方为治冲任虚寒，瘀滞胞宫证的常用方。以月经不调，小腹冷痛，经血夹有瘀块，时有烦热，舌质暗红，脉细涩为辨证要点。

2. 新药研制提要　本方属妇科调经之剂，研发新药时，可据虚寒瘀热侧重加减组方。若为瘀滞重者而设，去阿胶、麦冬，加桃仁、红花以助活血化瘀之功；为寒甚者而设，去牡丹皮、麦冬，加艾叶、小茴香，或桂枝易为肉桂，以增散寒止痛之力；为寒凝气滞者而设，加香附、乌药以行气止痛；为瘀热较重者而设，加赤芍、银柴胡以凉血清热；若兼气虚而经血色淡、淋沥不止、神疲乏力者，去牡丹皮，加黄芪、白术、艾叶以益气摄血。

3. 使用注意　用药期间应注意保暖，勿受寒凉，忌食生冷饮食。

【药理研究】①调节内分泌：能双向调节黄体生成素、促卵泡生成素及促黄体激素释放激素的分泌，抑制催乳素分泌，还可直接作用于卵巢，促进雌二醇、黄体酮的分泌。②调节血管舒缩功能：能明显降低寒凝血瘀证经血内皮素、血栓素 B2 含量，增高一氧化氮、6- 酮 - 前列腺素 F1α 含量。③改善血流变异常：能显著降低瘀血动物模型的红细胞比容、红细胞变形指数、红细胞聚集指数、全血黏度、纤维蛋白黏度、血浆黏度。此外，本方还有镇痛、抗炎、抗氧化等作用。

【附方】见表 14-1。

表 14-1　温经汤附方

方名	组成	功效	主治
生化汤 （《傅青主女科》）	当归、川芎、桃仁、炮姜、炙甘草、黄酒、童便	养血祛瘀 温经止痛	血虚寒凝，瘀血阻滞证。产后恶露不行，小腹冷痛
艾附暖宫丸 （《中国药典》2020 版）	当归、川芎、酒炒白芍、地黄、艾叶炭、醋香附、制吴茱萸、肉桂、炙黄芪、续断	理气养血 暖宫调经	血虚气滞，下焦虚寒证。经行后错，经量少夹血块，经行小腹冷痛，腰膝酸痛

血府逐瘀汤
《医林改错》

【组成】桃仁四钱（12g）　红花三钱（9g）　当归三钱（9g）　生地黄三钱（9g）　川芎一钱半（4.5g）　赤芍二钱（6g）　牛膝三钱（9g）　桔梗一钱半（4.5g）　柴胡一钱（3g）　枳壳二钱（6g）　甘草二钱（6g）

【用法】水煎服。

【功效】活血化瘀，行气止痛。

【主治】胸中血瘀证。胸痛，头痛，日久不愈，痛如针刺而有定处，或呃逆日久不止，或干呕，或烦闷，或心悸怔忡，失眠多梦，入暮潮热，唇暗或两目暗黑，舌质暗红，或舌有瘀斑或瘀点，脉涩或弦紧。

【证析】本方主治诸症皆为瘀阻胸中，气机郁滞所致。血瘀胸中，气机阻滞，清阳郁遏不升，则胸痛、头痛，痛如针刺，且有定处；胸中血瘀，影响及胃，胃气上逆，则呃逆干呕；瘀久化热，则入暮潮热；瘀热扰心，则烦闷、心悸怔忡、失眠多梦；至于唇、目、舌、脉所见，皆为瘀血征象。治宜活血化瘀，兼以行气止痛。

【方解】方中桃仁活血行滞，红花活血化瘀，二药并能止痛，为君药。赤芍、川芎助君药活血止痛，牛膝活血通经，引血下行，共为臣药。生地黄、当归养血益阴，清热活血；桔梗、枳壳，一升一降，宽胸行气，桔梗并能载药上行；柴胡疏肝解郁，升达清阳，与桔梗、枳壳同用，尤善理气行滞，使气行则血行，以上均为佐药。甘草调和诸药，为使药。组合成方，使血行气畅，则诸症可愈。

配伍特点：活血与行气并用，但以活血为主；祛瘀与养血同施，使祛邪不伤正；升降兼顾，宣畅气机，使气血和调。

【运用】

1. 辨证要点　本方是治胸中瘀血证的常用方。以胸痛，痛有定处，舌暗红或有瘀斑，脉涩或弦紧为辨证要点。

2. 新药研制提要　本方属活血行气之代表方，新药研制时，可据瘀滞部位之异加减化裁以切中病情。如瘀阻头面部，可加麝香、老葱等以通阳开窍；瘀阻胁肋部，加香附、乌药等以疏肝行气；瘀阻肢体经络，去桔梗、柴胡，加秦艽、羌活、地龙等以通经活络。

3. 现代制剂　研制的剂型有丸剂（含浓缩丸）、胶囊剂、颗粒剂、片剂、口服液、泡腾片。

【药理研究】①改善微循环和血流变：能明显改善由高分子右旋糖酐造成的急性微循环障碍，降低全血黏度，抑制血小板聚集，延长出凝血时间。②对心血管的影响：具有抗心律失常，扩张冠状动脉，抗心肌缺血、缺氧及再灌注损伤的作用，还能抑制血管平滑肌细胞的异常增殖并诱导其凋亡。③镇痛：可显著提高痛阈值。此外，本方还有抗氧化、增强免疫、降血脂等作用。

【附方】见表14-2。

表14-2　血府逐瘀汤附方

方名	组成	功效	主治
通窍活血汤 （《医林改错》）	赤芍、川芎、桃仁、红花、老葱、鲜姜、红枣、麝香、黄酒	活血通窍	瘀阻头面证。头痛昏晕，或耳聋，脱发，面色青紫，或酒糟鼻
膈下逐瘀汤 （《医林改错》）	五灵脂、当归、川芎、桃仁、丹皮、赤芍、乌药、元胡、甘草、香附、红花、枳壳	活血祛瘀 行气止痛	膈下瘀血证。或腹中胁下有痞块，或肚腹疼痛，痛处不移，或卧则腹坠似有物者
少腹逐瘀汤 （《医林改错》）	小茴香、干姜、元胡、没药、当归、川芎、官桂、赤芍、蒲黄、五灵脂	活血祛瘀 温经止痛	少腹寒凝血瘀证。少腹积块疼痛或不痛，或经期腰酸，少腹作胀，或月经不调，其色或紫或黑
身痛逐瘀汤 （《医林改错》）	秦艽、川芎、桃仁、红花、甘草、羌活、没药、当归、五灵脂、香附、牛膝、地龙	活血行气 祛瘀通络 通痹止痛	瘀血痹阻经络证。肩痛，臂痛，腰痛，腿痛，或周身疼痛，经久不愈

【研制方举例】精制冠心片（《中国药典》2020版）　组成：丹参、赤芍、川芎、红花、降香。功效：活血化瘀，行气止痛。主治：瘀血内停所致的胸痹。症见胸闷，心前区刺痛；以及冠心病心绞痛见上述证候者。

按：精制冠心片师血府逐瘀汤之法而研制。其用药精简，活血化瘀为主，辅以行气，对血瘀所致冠心病尤宜。

复元活血汤
《医学发明》

【组成】柴胡半两（15g）　栝楼根（天花粉）　当归各三钱（9g）　红花　甘草　穿山甲炮，各二钱（6g）　大黄酒浸，一两（30g）　桃仁酒浸，去皮尖，研如泥，五十个（15g）

【用法】除桃仁外，锉如麻豆大，每服一两（30g），水一盏半，酒半盏，同煎至七分，去滓，大温服之，食前。以利为度，得利痛减，不尽服。

【功效】活血祛瘀，疏肝通络。

【主治】跌打损伤，瘀阻胁肋证。胁肋肿胀，痛不可忍。

【证析】本方证乃跌打损伤，瘀阻胁下，气机不畅所致。胁肋部为肝经循行之处。跌打损伤，络脉受损，血离经脉，瘀留胁肋，肝气郁滞，故局部肿胀，疼痛难忍。治当活血祛瘀，兼以疏肝行气通络。

【方解】方中重用酒制大黄，活血祛瘀，并借泻下通腑之功导瘀下行；柴胡疏肝行气，并可引诸药入肝经而直达病所。两药相配，升降兼施，以消散胁下瘀滞，共为君药。桃仁、红花活血祛瘀，消肿止痛；穿山甲破瘀通络，消肿散结，均为臣药。当归补血活血；天花粉"续绝伤"（《神农本草经》），"消扑损瘀血"（《日华子本草》），助诸药消瘀散结，兼清热润燥，均为佐药。甘草缓急止痛，调和诸药，是为佐使药。方中大黄、桃仁酒制，以及原方加酒煎服，旨在增强活血通络之效，使"去者去，生者生，痛自舒而元自复矣"（《成方便读》），故名"复元活血汤"。

配伍特点：祛瘀攻下，邪有去路；升降同施，气血并调。

【类方比较】复元活血汤与血府逐瘀汤皆属气血同治之剂，均以活血化瘀药配伍疏肝行气药，为治疗胸胁瘀阻疼痛之要方。但复元活血汤祛瘀通络止痛之力较强，尤宜于跌打损伤，瘀滞胁下之证；血府逐瘀汤则以活血祛瘀为主，行气为辅，主治瘀血内阻胸部，兼气机郁滞之证。

【运用】

1. 辨证要点　本方为治跌打损伤，瘀阻胁肋证的常用方。以胁肋肿胀疼痛为辨证要点。

2. 新药研制提要　本方属伤科内服之剂，研制新药时，可据证加味组方。瘀重而痛甚者，加三七或酌加乳香、没药、延胡索等增强活血祛瘀，消肿止痛之功；气滞重而肿胀甚者，可加香附、郁金、青皮等以增强行气止痛之力。

3. 现代制剂　研制的剂型有胶囊剂。

4. 使用注意　本方药后以利为度，得利痛减，提示瘀血已下，应据病情调整剂量或易方。

【药理研究】①抗血栓：能显著延长凝血时间、凝血酶时间、血浆复钙时间。②镇痛：可提高痛阈值，延长小鼠扭体潜伏期，减少扭体次数。③改善微循环：可明显降低全血黏度、血浆黏度、红细胞比容、血浆纤维蛋白原、血小板计数和血小板聚集率，并能扩张外周血管。④抗炎：能抑制二甲苯致小鼠耳郭肿胀，降低腹腔毛细血管通透性。此外，本方还具有抗纤维化、保肝、促进骨组织愈合等作用。

【附方】见表 14-3。

表 14-3 复元活血汤附方

方名	组成	功效	主治
七厘散 （《同寿录》）	朱砂、麝香、冰片、乳香、红花、没药、血竭、儿茶	散瘀消肿 定痛止血	跌打损伤，筋断骨折，瘀血肿痛，或刀伤出血。并治无名肿毒，烧伤烫伤
红药气雾剂 （《中国卫生部药品标准》）	三七、红花、土鳖虫、白芷、川芎、当归、冰片、薄荷脑	活血祛瘀 消肿止痛	跌打损伤，局部瘀血肿胀，筋骨疼痛

【研制方举例】活血止痛散（《中国药典》2020 版）　组成：当归、三七、制乳香、冰片、土鳖虫、自然铜。功效：活血散瘀，消肿止痛。主治：跌打损伤，瘀血肿痛。

按：活血止痛散活血祛瘀，疗伤止痛，承于复元活血汤。该方因配入土鳖虫、自然铜活血疗伤，三七活血止血，乳香、冰片祛瘀行气、消肿止痛，则更切合跌打损伤所致瘀血阻滞之肿痛。故病位不限于胁肋，无论周身何处之瘀血肿痛，属跌打损伤者皆可用之。

失笑散
《太平惠民和剂局方》

【组成】五灵脂酒研，淘去沙土　蒲黄炒香，各等分，为末（6g）

【用法】先用釅醋调二钱（6g），熬成膏，入水一盏，煎七分，食前热服。

【功效】活血化瘀，散结止痛。

【主治】瘀血停滞证。心腹刺痛，或产后恶露不行，或月经不调，少腹刺痛等。

【证析】本方所治诸症，均由瘀血内停，脉络阻滞所致。瘀血内停，脉络阻滞，血行不畅，不通则痛，故见心腹刺痛，或少腹刺痛；瘀阻胞宫，则月经不调，或产后恶露不行。治宜活血化瘀止痛。

【方解】方中五灵脂味苦咸甘而性温，专入肝经血分，活血化瘀，善止疼痛；蒲黄甘平，行血通经，消瘀止痛，相须为用，为化瘀止痛的常用组合。调以米醋，或用黄酒冲服，乃取其通血脉、行药力、散瘀血，以加强活血止痛之功，且制五灵脂气味之腥臊。诸药合用，药简力专，使瘀血得去，脉络通畅，病者每于不觉中，诸症悉除，不禁欣然而笑，故名"失笑"。

【运用】

1. 辨证要点　本方为治疗瘀血所致多种疼痛的基础方。以心腹刺痛，或月经不调，少腹刺痛为辨证要点。

2. 新药研制提要　本方属活血止痛的基础方，研制新药时，可据病证侧重加味组方。若瘀血甚而疼痛较剧者，可加乳香、没药、川芎、丹参、延胡索等以助化瘀止痛之力；兼气滞者，可加香附、川楝子，或合金铃子散以行气止痛；兼寒者，加炮姜、艾叶、小茴香等以温经散寒；兼血虚者，加熟地黄、白芍、当归以滋养营血。

3. 现代制剂　研制的剂型有胶囊剂、滴丸。

【药理研究】①抗血栓：可降低高血脂大鼠模型全血黏度与血浆黏度，降低红细胞比容值，延长凝血及血栓形成时间。②改善心肌缺血：提高超氧化物歧化酶、6-酮前列腺素 F1α 的水平，降低丙二醛、血栓素的水平。③镇痛：抑制冰醋酸、热板及甲醛-足跖炎性疼痛的 F 相反应。此外，本方还具有抗纤维化、降压等作用。

【附方】见表 14-4。

表 14-4　失笑散附方

方名	组成	功效	主治
活络效灵丹 （《医学衷中参西录》）	当归、丹参、生乳香、生没药	活血祛瘀 通络止痛	气血凝滞证。心腹疼痛，腿痛臂痛，跌打瘀肿，内外疮疡及癥瘕积聚等
丹七片 （《中国药典》2020 版）	丹参、三七	活血化瘀 通脉止痛	瘀血闭阻所致的胸痹心痛，眩晕头痛，经期腹痛

补阳还五汤
《医林改错》

【组成】黄芪生，四两（120g）　当归尾二钱（6g）　赤芍钱半（5g）　地龙去土，一钱（3g）　川芎一钱（3g）　红花一钱（3g）　桃仁一钱（3g）

【用法】水煎服。

【功效】补气，活血，通络。

【主治】气虚血瘀之中风后遗症。半身不遂，口眼㖞斜，语言謇涩，口角流涎，小便频数或遗尿失禁，舌暗淡，苔白，脉缓无力。

【证析】本方所治中风后遗症，乃中风之后，正气亏虚，气虚血滞，脉络瘀阻所致。正气亏虚，行血乏力，以致瘀血阻络，筋脉肌肉失却濡养，则半身不遂、口眼㖞斜；气虚血瘀，舌体失养，故语言謇涩；气虚失于固摄，故口角流涎、小便频数、遗尿失禁；而舌暗淡，苔白，脉缓无力，均为气虚血瘀之象。是证以气虚为本，血瘀为标，即王清任所谓"因虚致瘀"，治当补气为主，辅以活血通络。

【方解】本方重用甘温之生黄芪大补元气，意在气旺则血行，瘀去而络通，故为君药。当归尾活血通络而不伤血，用作臣药。赤芍、川芎、桃仁、红花协同当归尾以活血祛瘀，为佐药。地龙通经活络，其性善走，周行全身，能引诸药直达络中，为佐使药。合而用之，则气旺、瘀消、络通，诸症向愈。

配伍特点：补气活血，标本兼顾，重在补气治本；通补结合，补气不壅滞，活血不伤正。

【运用】

1. 辨证要点　本方既是益气活血法的代表方，又是治疗气虚血瘀之中风后遗症的常用方。以半身不遂，口眼㖞斜，舌暗淡，苔白，脉缓无力为辨证要点。

2. 新药研制提要　研发新药时，可据病位、病程加味组方，以切中病情。若半身不遂以上肢为主者，加桑枝、桂枝以引药上行，行血通络；下肢为主者，加牛膝、杜仲以引药下行，补益肝肾；病程较长者，加水蛭、虻虫以破瘀通络。

3. 现代制剂　研制的剂型有口服液、颗粒剂。

4. 使用注意　使用本方需久服才能有效，愈后还应继续服用，以巩固疗效，防止复发；若中风后半身不遂属阴虚阳亢，痰阻血瘀者，非本方所宜。

【药理研究】①抗血栓：可抑制凝血酶及凝血酶凝固纤维蛋白原的活性，抑制血小板聚集，并能加速溶栓过程。②扩张血管：能明显扩张脑血管，增加脑血流量，并有对抗去甲肾上腺素作用。③改善血流变异常：能降低脑梗死模型全血高、低切黏度和血浆比黏度。④神经修复：对脊髓及周围神经损伤均有一定的修复作用，并能提高受损神经传导速度的恢复率。此外，本方还有抗炎、增强免疫、强心、降血脂、抗缺氧等作用。

【研制方举例】 通心络胶囊（《中国药典》2020 版）　组成：人参、水蛭、全蝎、赤芍、蝉蜕、土鳖虫、蜈蚣、檀香、降香、制乳香、炒酸枣仁、冰片。功能：益气活血、通络止痛。主治：心气虚乏，血瘀络阻之冠心病、心绞痛。症见胸部憋闷、刺痛、绞痛，固定不移，心悸自汗，气短乏力，舌质紫暗或有瘀斑，脉细涩或结代。

按： 通心络胶囊承补阳还五汤之法而研制。心主血脉，心气亏虚，不能行血，以致脉络瘀阻而见胸痛，故以人参大补元气，使气旺以促行血；水蛭、全蝎、赤芍、蝉蜕、土鳖虫、蜈蚣、乳香、冰片活血通络止痛；檀香、降香疏肝行气，使气行则血行。瘀血阻滞，新血不生，心失所养，则心悸失眠，故配酸枣仁补血养心安神。诸药合用，为一首补气活血与行气通络并举之研制方。与补阳还五汤比较，其活血通络止痛之力较著，故对气虚血瘀络阻之疼痛尤宜。

桂枝茯苓丸
《金匮要略》

【组成】 桂枝　茯苓　丹皮去心　桃仁去皮尖，熬　芍药各等分（9g）

【用法】 上五味，末之，炼蜜和丸，如兔屎大，每日食前服一丸（3g），不知，加至三丸。

【功效】 活血渗湿，缓消癥块。

【主治】 血瘀湿滞，阻于胞宫证。妇人素有癥块，妊娠期阴道少量流血，血色紫黑晦暗，或腹痛拒按，或经闭腹痛，或产后恶露不尽而腹痛拒按，舌质紫暗或有瘀点，脉沉涩。

【证析】 本方原治妇人素有癥块而妊娠胎漏或胎动不安。瘀血癥块，停留于胞宫，任脉失养，致胎元不固，则胎动不安；瘀阻胞宫，阻遏经脉，以致血不循经而溢于脉外，故见阴道少量流血，淋沥不止、血色紫黑晦暗；瘀血内阻胞宫，血行不畅，不通则痛，故腹痛拒按等。癥块之成，每与血瘀湿滞有关，乃血行脉中，津行脉外，血运不利可影响津液流畅之故。治宜活血渗湿，缓消癥块。

【方解】 方中桂枝辛甘而温，温通血脉而消瘀血，化气行水而祛水湿，两擅其功，用为君药。桃仁活血化瘀，散结消癥；茯苓利水渗湿，益气健脾，共为臣药。君臣相配，瘀湿兼顾，相辅相成，相得益彰。丹皮凉血活血；白芍养血益阴，使祛瘀而不伤阴血，是为佐药。使以白蜜和丸，既防诸药活血伤胎，又寓渐消缓散之意。

配伍特点：津血并调，活血为主；寓补于消，消不伤正。

【运用】

1. 辨证要点　本方原治癥积阻于胞宫之胎漏，现代常用于治疗血瘀湿滞之少腹癥瘕。以少腹有癥块，血色紫黑晦暗，腹痛拒按为辨证要点。

2. 新药研制提要　本方属缓消癥块之剂，研制新药时，可据瘀与湿的偏重及气血津液的相互关系加味组方。若为瘀血阻滞较甚而设，可加丹参、川芎、莪术、三棱以活血消癥；为湿阻较甚而设，加半夏、泽泻等以燥湿利水。因气行则血行津畅，故宜加香附、陈皮等理气以助血与津液的运行。

3. 现代制剂　研制的剂型有胶囊剂。

4. 使用注意　对妇女妊娠有瘀血癥块者，治疗只能渐消缓散，不可峻猛攻破。因此，原方对用量、用法规定甚严。

【药理研究】①改善血液流变学异常：能降低全血黏度、全血还原比黏度、血浆比黏度、纤维蛋白原浓度，并能抑制血小板聚集，增加红细胞电泳速度。②抗弥散性血管内凝血：对内毒素模型中纤维蛋白原降解产物、纤维蛋白原、凝血酶原时间、部分凝血激酶时间、血小板计数和纤维蛋白肾小球内沉积百分数等指标的升高有抑制作用。③抗炎：对急性、亚急性、慢性炎症均有明显抑制作用，其机制可能与抑制炎性介质释放，降低毛细血管通透性，抑制渗出及增生有关。此外，本方还有镇痛、镇静、增强免疫、调节性激素分泌、抗肿瘤等作用。

【附方】见表14-5。

表14-5　桂枝茯苓丸附方

方名	组成	功效	主治
大黄䗪虫丸 （《金匮要略》）	熟大黄、䗪虫、水蛭、虻虫、蛴螬、干漆、桃仁、杏仁、黄芩、地黄、芍药、甘草	活血消癥 祛瘀生新	虚劳瘀血证。症见形体羸瘦，肌肤甲错，两目暗黑，舌有瘀点，脉涩。亦治妇女经闭，腹中有块，或胁下癥瘕刺痛
鳖甲煎丸 （《金匮要略》）	鳖甲、乌扇、黄芩、鼠妇、干姜、大黄、桂枝、石韦、厚朴、紫葳、阿胶、柴胡、蜣螂、芍药、牡丹、䗪虫、蜂窠、赤硝、桃仁、瞿麦、人参、半夏、葶苈子	行气活血 祛湿化痰 软坚消癥	瘀湿阻滞之癥瘕。癥瘕结于胁下，推之不移，腹中疼痛，肌肉消瘦，饮食减少，时有寒热，月经闭止

第二节　止血剂

适应证　适用于各种出血病证，如吐血、衄血、咳血、便血、崩漏等。

组方思路　本类方剂常由以下药物构成：①止血药，如侧柏叶、小蓟、槐花、灶心土、艾叶等，以塞流治标。②消除病因药，如血热妄行者，遣清热凉血药之栀子、大黄、牡丹皮、青黛等；阳虚不能摄血者，遣温阳益气药之附子、白术等。③兼顾出血部位药，如上部出血者，宜少佐引血下行之牛膝、代赭石等；下部出血，宜少佐升提之荆芥、升麻等。

代表方　十灰散、咳血方、小蓟饮子、槐花散、黄土汤。

十灰散
《十药神书》

【组成】大蓟　小蓟　荷叶　侧柏叶　茅根　茜根　山栀　大黄　牡丹皮　棕榈皮各等分（9g）

【用法】上药各烧灰存性，研极细末，用纸包，碗盖于地上一夕，出火毒。用时先将白藕捣汁，或萝卜汁磨京墨半碗，调服五钱（15g），食后服下。

【功效】凉血止血。

【主治】血热妄行证。呕血、吐血、咯血、嗽血、衄血，血色鲜红，来势急暴，舌红，脉数。

【证析】本方主治上部出血诸症乃因火热炽盛，迫血妄行，离经外溢所致。气火上冲，损伤血络，故血色鲜红，来势急暴；舌红，脉数，为火热内盛之证。治宜凉血止血。

【方解】方中大蓟、小蓟长于凉血止血，且能祛瘀，为君药。荷叶、白茅根、茜草、侧柏叶凉血止血；棕榈皮苦涩性平，收涩止血，与君药相配，既增澄本清源之力，又助塞流止血之功，皆为臣药。栀子、大黄清热泻火，利湿通腑，导热从二便而去，是为佐药。牡丹皮合大黄凉血祛瘀，使血止而不留瘀，亦为佐药。以藕汁或萝卜汁磨京墨调服，助清热凉血止血之功。诸药炒炭存性，旨在加强收敛止血之功。全方配伍，凉血止血之功尤彰，为一首急救止血方剂。

配伍特点：凉血与清降并用，收涩与化瘀兼顾，重在凉血止血。

【运用】

1.辨证要点　本方为治血热妄行之上部出血的常用方。以血色鲜红，舌红苔黄，脉数为辨证要点。

2.新药研制提要　本方原为成药散剂，预先制备，除其火气，既可内服，也能外用。研制新药时，可考虑制成滴丸或胶囊等剂型。此外，该方主治上部出血，可配入牛膝、代赭石等镇降之品，以引血下行。

3.现代制剂　研制的剂型有丸剂。

4.使用注意　方中药物皆炒炭，但应注意"存性"，否则会影响药效。

【药理研究】本方生品、炭药均可缩短凝血酶原时间、凝血酶时间和血浆复钙时间，从而对内源性和外源性凝血发挥促进作用。此外，本方还能促进血小板功能，使血小板数量增多，利于血小板形成血栓，加强其凝血作用。

咳血方
《丹溪心法》

【组成】青黛（6g）　瓜蒌仁（9g）　海粉（9g）　山栀子（9g）　诃子（6g）（原著本方无用量）

【用法】上为末，以蜜同姜汁为丸，嚼化。

【功效】清肝宁肺，凉血止血。

【主治】肝火犯肺，热伤血络之咳血。咳嗽痰稠带血，咯吐不爽，心烦易怒，胸胁作痛，咽干口苦，颊赤便秘，舌红苔黄，脉弦数。

【证析】本方证系肝火犯肺，灼伤肺络所致。肺为清肃之脏，木火刑金，烁液为痰，清肃失司，则咳嗽痰稠、咯吐不爽；肝火灼肺，损伤肺络，则痰中带血；心烦易怒、胸胁作痛、咽干口苦、颊赤便秘、舌红苔黄、脉弦数，俱为肝火内盛之征。是证病位虽在肺，但病本则在肝。治当清肝泻火，使火清气降，肺金自宁。

【方解】青黛、栀子清肝泻火，凉血止血，澄本清源，用为君药。火热灼津成痰，痰不除则咳不止，咳不止则血难宁，故用瓜蒌仁、海粉（现多用海浮石）清热化痰，润肺止咳，为臣药。诃子苦涩性平，生用清降敛肺，化痰止咳，用以为佐。诸药合用，使火不刑金，肺复宣肃，痰化咳平，其血自止。

配伍特点：寓止血于清热之中，虽未专用止血药，但热清则血自宁，为图本之法。

【运用】

1.辨证要点　本方为治肝火犯肺之咳血的常用方。以咳痰带血，胸胁作痛，舌红苔黄，脉弦数为辨证要点。

2.新药研制提要　本方属治病求本之剂，研制新药时，可加三七、白及、仙鹤草等止血药以求标本同治。此外，热易伤阴，可酌加清肺养阴之品，如北沙参、麦冬之属；兼顾咳甚痰多，可加川贝母、天竺黄、枇杷叶以助清肺化痰止咳之力。

小蓟饮子
《济生方》，录自《玉机微义》

【组成】生地黄　小蓟　滑石　木通　蒲黄　藕节　淡竹叶　当归　山栀子　甘草各等分（9g）

【用法】上咬咀。每服半两（15g），水煎，空心服。

【功效】凉血止血，利尿通淋。

【主治】热结膀胱，热伤血络之血淋、尿血。尿中带血，小便频数，或赤涩热痛，舌红，脉数。

【证析】本方所治血淋、尿血系热结膀胱，热伤血络所致。热聚膀胱，损伤血络，血随尿出，则尿中带血，其痛者为血淋，不痛者为尿血；热蕴下焦，膀胱气化失司，则小便频数、赤涩热痛；舌红，脉数亦为热结之征。治宜凉血止血，利尿通淋。

【方解】方中小蓟功善清热凉血止血，又可利尿通淋，是为君药。生地黄凉血止血，养阴清热；蒲黄、藕节助君药凉血止血，并能祛瘀，共为臣药。滑石、淡竹叶、木通清热利水通淋；栀子清泄三焦之火，并能利水；当归养血和血，引血归经，与藕节、蒲黄相合，可防诸药寒凉滞血留瘀之弊，共为佐药。甘草缓急止痛，和中调药，为佐使药。

配伍特点：止血之中寓以化瘀，使血止而不留瘀；清利之中寓以养阴，使利水而不伤正。

【运用】

1. 辨证要点　本方为治热结膀胱之血淋、尿血的常用方剂。以尿中带血，舌红，脉数为辨证要点。

2. 新药研制提要　若治结石所致之血尿，研制新药可加琥珀、海金沙、金钱草、鸡内金等以清热化石，祛瘀止痛。另外，血尿甚者，宜加牡丹皮、白茅根、大蓟等以助凉血止血。

3. 使用注意　本方药物多属性寒通利之品，血淋、尿血日久正虚者及孕妇不宜使用。

槐花散
《普济本事方》

【组成】槐花炒　柏叶（侧柏叶）杵，焙　荆芥穗　枳壳去瓤细切，麸炒黄，各等分（6g）

【用法】上为细末，用清米饮调下二钱（6g），空心食前服。

【功效】清肠止血，疏风行气。

【主治】风热湿毒，壅遏肠道，热伤血络之便血。便前出血，或便后出血，或粪中带血，以及痔疮出血，血色鲜红或晦暗，舌红苔黄，脉数。

【证析】《成方便读》谓："肠风者，下血新鲜，直出四射，皆由便前而来……脏毒者，下血瘀晦，点滴而下，无论便前便后皆然。"可见，便血一症，古有肠风、脏毒之分。肠风便血多系风热或湿热邪毒，壅遏肠道，损伤脉络，血渗外溢所致。治宜清肠凉血为主，兼以疏风除湿。

【方解】方中槐花苦微寒，清大肠湿热，凉血止血，为君药。侧柏叶苦涩性寒，既助君药清热凉血以治本，又能收敛止血以治标，为臣药。荆芥穗祛风胜湿，枳壳行气宽肠，共为佐药。诸药合用，既能止血，又能清肠疏风除湿，俟风热、湿热邪毒得清，则便血自止。

配伍特点：寄清疏于收涩之内，寓行气于止血之中，标本兼顾，治标为主。

【运用】

1. 辨证要点　本方为治热遏肠道之便血的基础方。以便血，血色鲜红，舌红，脉数为辨证要点。

2. 新药研制提要　本方属清肠止血的基础方，便血之疾以大肠湿热多见，故研制新药时，可据热、湿之偏盛及出血之轻重加味组方。若大肠热甚，可加入黄连、黄芩等以清肠泄热；大肠湿甚，可加入苍术、茯苓等以燥湿渗湿；出血甚，荆芥穗改用荆芥穗炭，并加入地榆、棕榈炭等以加强止血之功。

3. 使用注意　方中药性寒凉，不宜久服。

【附方】见表14-6。

表 14-6　槐花散附方

方名	组成	功效	主治
槐角丸（《太平惠民和剂局方》）	槐角、地榆、当归、防风、黄芩、枳壳	清肠止血 疏风行气	风热遏肠证。肠风下血、痔漏下血伴里急后重，肛门痒痛
地榆槐角丸（《中国药典》2020版）	地榆炭、蜜槐角、炒槐花、黄芩、当归、防风、荆芥穗、麸炒枳壳、大黄、地黄、赤芍、红花	疏风凉血 泄热润燥	脏腑实热、大肠火盛所致的肠风便血，痔疮肛瘘，湿热便秘，肛门肿痛
马应龙麝香痔疮膏（《中国药典》2020版）	人工麝香、人工牛黄、珍珠、煅炉甘石粉、硼砂、冰片、琥珀	清热燥湿 活血消肿 去腐生肌	湿热瘀阻之痔疮、肛裂。大便出血，或疼痛，有下坠感；亦用于肛周湿疹

【研制方举例】止红肠辟丸（《中国药典》2020版）　组成：地黄炭、当归、黄芩、地榆炭、栀子、白芍、槐花、阿胶、荆芥穗、侧柏炭、黄连、乌梅、升麻。功效：清热凉血，养血止血。主治：血热所致的肠风便血、痔疮下血。

按：止红肠辟丸是槐花散去枳壳加味而成。该方主治肠风便血，不但肠热较甚，且兼热邪伤阴，故以槐花散加地榆炭、地黄炭、乌梅、黄芩、黄连、栀子等，加强清热凉血止血之功；当归、白芍、阿胶滋养阴血，顾及阴伤之患。其中阿胶尚能止血，当归尚可活血，使止血不留瘀。升麻一则解毒清热，二则轻清升提，以利止血。诸药协同，凉血止血与补血升提并用。

黄土汤
《金匮要略》

【组成】甘草　干地黄　白术　附子炮　阿胶　黄芩各三两（9g）　灶心黄土半斤（30g）

【用法】上七味，以水八升，煮取三升，分温二服。

【功效】温阳健脾，养血止血。

【主治】脾阳不足，脾不统血证。大便下血，先便后血，或吐血、衄血，及妇人崩漏，血色暗淡，四肢不温，面色萎黄，舌淡苔白，脉沉细无力。

【证析】本方所治病证是脾阳不足，失于统摄所致。脾主统血，脾阳不足，统摄无权，则血从上溢而为吐血、衄血；血从下走则为便血、崩漏；血色暗淡、四肢不温、面色萎黄、舌淡苔白、脉沉细无力，皆为中焦虚寒，阴血不足之象。治宜温阳止血为主，兼以健脾养血。

【方解】方中灶心黄土，辛温而涩，温中收敛而止血，为君药。附子、白术温阳健脾，助君药以复脾土统摄之权，共为臣药。血溢而出血，阴血每多亏损，故以地黄、阿胶滋阴养血，并能止血，得术、附则滋而不腻，避免呆滞碍脾；合黄芩苦寒，既可止血，又防术、附温燥动血之弊，三味同为佐药。甘草益气和中，调和诸药，为佐使药。

配伍特点：标本兼顾，寒热并用，刚柔相济。

【类方比较】黄土汤与归脾汤两方均用白术、甘草而治脾不统血的便血、崩漏等病证。然黄土汤所治出血，证属脾阳不足，统摄无权，故方中以灶心黄土配炮附子、白术为主，重在温阳健脾而摄血，又配地黄、阿胶等滋阴养血而止血；归脾汤所治出血，证属脾气不足，气不摄血，兼心血不足，心神失养，故方中重用黄芪，配伍人参、白术，重在补气健脾而摄血，配伍龙眼肉、当归、茯神、酸枣仁、远志等养心安神，气血并补。一为标本同治之剂，一为治病求本之方，是两方用药之异。

【运用】

1. 辨证要点　本方为治疗脾阳不足，脾不统血之出血的常用方。以血色暗淡，舌淡苔白，脉沉细无力为辨证要点。

2. 新药研制提要　本方是治虚寒性出血的代表方剂。研制新药时，针对出血甚者，可加炮姜炭、艾叶炭、三七等以助温中止血之力；脾胃虚寒较甚，可合理中丸以增温中健脾之功；若兼气虚，可加人参、黄芪益气健脾以摄血。

思考题

1. 活血祛瘀剂与止血剂各适用于哪些病证？使用时应注意些什么？

2. 为什么活血祛瘀剂中常配伍行气、补血药？

3. 血府逐瘀汤由何方化裁而成？与复元活血汤在组成、功效及主治方面有何异同？

4. 补阳还五汤为活血祛瘀之剂，为什么重用补气之黄芪为君药？

5. 温经汤配伍牡丹皮的意义何在？

6. 为什么说桂枝茯苓丸为缓消癥块之剂？

7. 黄土汤中配伍地黄、阿胶、黄芩的意义何在？

8. 归脾汤与黄土汤在组成、功效及主治方面有何异同？

9. 从理血剂的新药研制提要及研制方举例中，你可以得到哪些启示？

扫一扫，查阅本章数字资源，含PPT、音视频、图片等

凡以疏散外风或平息内风作用为主，用于治疗风证的方剂，称为治风剂。

风邪为病，有外风与内风之异。外风是指风邪外袭人体，留着于肌表、经络、筋肉、骨节所致的病证。风从内生者，名内风，是由脏腑功能失调所致，其发病多与肝有关，如《素问·至真要大论》所云"诸风掉眩，皆属于肝"，其病机有热极生风、肝阳化风、阴虚风动及血虚生风等。外风宜疏散，内风宜平息，故治风剂分为疏散外风和平息内风两类。

使用治风剂须注意以下事项：一是辨清风证之属内、属外。外风治宜疏散，而不宜平息；内风只宜平息，而忌用疏散。但外风与内风之间亦可相互影响，外风可以引动内风，内风亦可兼感外风，对这种错综复杂的证候，应分清主次，兼而治之。二是分清病邪的兼夹及病情的虚实进行适当的配伍，以切合病情。三是疏散外风剂性多温燥，易伤津助火，故阴津不足者，当慎用。

第一节　疏散外风剂

适应证　适用于风邪侵袭证。症见头痛，眩晕，风疹，湿疹，关节疼痛，麻木不仁，屈伸不利等。至于外感风邪，邪在肌表，以表证为主者，治当疏风解表，其方剂已在解表剂中论述。

组方思路　本类方剂常由以下药物构成：①祛风药：如羌活、独活、防风、川芎、白芷、荆芥等，以消除致病之因。②活血化瘀药：如川芎、乳香、没药之属，乃风邪入中，痹阻气血，血脉不畅之故，即所谓"医风先医血，血行风自灭"（《妇人大全良方》）。③清热药：如黄芩、地黄、石膏、知母之类。因风为阳邪，易从热化。④补血药：如当归、熟地黄、白芍、胡麻仁之类。因"风胜则干"，风邪浸淫血脉，多伤及阴血。

代表方　川芎茶调散、小活络丹、消风散。

川芎茶调散
《太平惠民和剂局方》

【组成】薄荷叶不见火，八两（240g）　川芎　荆芥去梗，各四两（120g）　细辛去芦，一两（30g）　防风去芦，一两半（45g）　白芷　羌活　甘草爁，各二两（60g）

【用法】上为细末。每服二钱（6g），食后，茶清调下。

【功效】疏风止痛。

【主治】外感风邪头痛。偏正头痛，或颠顶作痛，目眩鼻塞，恶寒发热，舌苔薄白，脉浮。

【证析】本方所治头痛，为外感风邪所致。《素问·太阴阳明论》曰："伤于风者，上先受

之。"头为"诸阳之会""清空之府"。风邪侵袭，循经上犯，清阳被遏，则头痛，目眩；风邪袭表犯肺，则恶寒发热，鼻塞；苔薄白，脉浮是外感风邪之象。治宜疏风散邪以止痛。

【方解】方中川芎味辛性温，为治头痛之要药，善于祛风活血而止头痛，长于治少阳、厥阴经头痛，为君药。薄荷、荆芥轻而上行，善于疏风散邪，薄荷用量独重，一则清利头目，二则以其之凉而制诸风药之温燥，为臣药。羌活、白芷、细辛、防风助君药祛风止痛，其中羌活善治太阳经头痛，白芷善治阳明经头痛，细辛善治少阴经头痛，防风辛散上部风邪，四药共为佐药。炙甘草调和药性，为使药。服时以茶清调下，取茶叶苦寒之性，既可上清头目，又能制约风药过于升散温燥，亦用为佐。诸药合用，共成疏风止痛之效。

配伍特点：辛散疏风为主，兼顾诸经；少佐苦寒降泄，升中寓降。

【运用】

1. 辨证要点　本方为治外感风邪头痛之常用方。以头痛，鼻塞，舌苔薄白，脉浮为辨证要点。

2. 新药研制提要　本方为疏风止痛之剂，风为百病之长，多兼夹他邪袭人，故研制新药时，应据其兼夹加减组方，以切合各种外感头痛之病机。如属风寒者，可酌加苏叶、生姜等以助祛风散寒之功；属风热者，去羌活、细辛，加蔓荆子、菊花以疏散风热；属风湿者，重用羌活、防风，并加苍术、藁本以祛风除湿。

3. 现代制剂　研制的剂型有颗粒剂、丸剂、片剂、口服液。

【药理研究】①镇痛：对多种疼痛模型均有一定的治疗作用。②镇静：与戊巴比妥钠等有显著协同作用。③抗炎：能显著抑制多种原因造成的毛细血管通透性增高，对多种炎症模型均有显著抑制效果，其机理与肾上腺素有关。④解热：对多种原因导致的发热模型具有明显的解热作用。⑤脑保护：降低模型鼠耗氧量，增加脑耐缺氧时间；增加多巴胺含量，对多巴胺神经元有保护作用。

【附方】见表15-1。

表15-1　川芎茶调散附方

方名	组成	功效	主治
菊花茶调散 （《丹溪心法附余》）	川芎、薄荷、荆芥穗、羌活、防风、细辛、白芷、甘草、菊花、僵蚕、蝉蜕	疏风止痛 清利头目	风热上犯证。偏正头痛，或颠顶作痛，头晕目眩
正天丸 （《中国药典》2020版）	羌活、川芎、钩藤、细辛、麻黄、独活、当归、桃仁、红花、地黄、白芍、防风、白芷、黑顺片、鸡血藤	疏风活血 养血平肝 通络止痛	外感风邪，瘀血阻络及血虚失养，肝阳上亢之偏头痛、神经性头痛等

【研制方举例】芎菊上清丸（《中国药典》2020版）　组成：川芎、菊花、黄芩、栀子、炒蔓荆子、黄连、薄荷、连翘、荆芥穗、羌活、藁本、桔梗、防风、甘草、白芷。功效：清热解表，散风止痛。主治：外感风邪之恶风身热，偏正头痛，鼻流清涕，牙疼喉痛。

按：芎菊上清丸由菊花茶调散加减组成。该方主治外感风邪，热邪内蕴之头痛。故遣川芎茶调散去辛温之细辛以疏风止痛，加菊花、蔓荆子、连翘、藁本以增祛风清热止痛之力；加黄芩、栀子、黄连清热泻火，兼顾热盛之患；桔梗开宣肺气以助解表。诸药合用，系疏风散邪与清热泻火并用之止痛方。

小活络丹（原名活络丹）

《太平惠民和剂局方》

【组成】川乌炮，去皮、脐 草乌炮，去皮、脐 地龙去土 天南星炮，各六两（180g） 乳香研 没药研，各二两二钱（66g）

【用法】上为细末，入研药和匀，酒面糊为丸，如梧桐子大。每服二十丸（3g），空心，日午冷酒送下，荆芥茶下亦得。

【功效】祛风除湿，化痰通络，活血止痛。

【主治】风寒湿痹。肢体筋脉疼痛，麻木拘挛，关节屈伸不利，疼痛游走不定，舌淡紫，苔白，脉沉弦或涩。亦治中风手足不仁，日久不愈，腰腿沉重，或腿臂间作痛。

【证析】本方原治风寒湿痹，后又用治中风，皆由风寒痰湿瘀血痹阻经络所致。风寒湿邪留滞经络，日久不愈，气血津液运行不畅，致血滞为瘀，津聚为痰，风寒湿邪与痰瘀交阻，经络不通，形体失养，则肢体筋脉疼痛、关节屈伸不利等诸症丛生。疼痛游走不定，为风邪偏盛之征；舌、脉皆为风寒湿邪与痰瘀交阻之佐证。治宜祛风散寒除湿为主，佐以化痰活血。

【方解】方中制川乌、制草乌辛热，祛风除湿，温通经络，散寒止痛，用为君药。天南星祛风燥湿化痰，善除经络中之风湿顽痰，是为臣药。乳香、没药行气活血，通络止痛，使气血流畅，血无瘀滞之患；地龙性善走窜，通经活络，共为佐药。以酒送服，行气血，助药势，并引诸药直达病所为使。诸药相合，既祛风寒湿邪，又蠲痰浊瘀血，使经络通畅，肢体得养，诸症自愈。

配伍特点：祛风散寒除湿与化痰活血通络并举，重在温散寒湿。

【运用】

1. 辨证要点 本方为治痹证偏于寒湿夹瘀之常用方。以肢体筋脉挛痛，关节屈伸不利，舌淡紫，苔白为辨证要点。

2. 新药研制提要 本方温经散寒之功较强，研制新药过程中，如为偏于风胜，疼痛游走不定为主而制，加防风、秦艽等以助祛风；为偏于湿盛，腰腿沉重且痛而制，加苍术、防己、薏苡仁等以助祛湿。

3. 现代制剂 研制的剂型有丸剂（含大蜜丸、浓缩丸）、片剂、软膏剂。

4. 使用注意 本方药性温燥、药力峻猛，体实气壮者较宜，阴虚有热及孕妇忌用；川乌、草乌为大毒之品，不宜过量，慎防中毒。

【药理研究】①镇痛：可提高小鼠痛阈值（热板法），且有明显量效关系。②抗炎：对急性、慢性及免疫性炎症模型均有抑制作用。③免疫抑制：能够抑制免疫应答的多个环节。④改善血液循环：可降低不同切变率下的全血黏度，尤其对低切变率下的全血黏度有明显的降低作用，能降低红细胞比容和红细胞聚集指数。

【附方】见表15-2。

表15-2 小活络丹附方

方名	组成	功效	主治
颈复康颗粒 （《中国药典》2020版）	羌活、川芎、葛根、秦艽、威灵仙、麸炒苍术、丹参、白芍、酒炙地龙、红花、制乳香、黄芪、党参、地黄、石决明、煅花蕊石、关黄柏、炒王不留行、燀桃仁、制没药、酒炙土鳖虫	活血通络散风止痛	风湿瘀阻所致的颈椎病，症见头晕，颈项僵硬，肩背酸痛，手臂麻木

续表

方名	组成	功效	主治
风湿骨痛胶囊 （《中国药典》2020 版）	制川乌、制草乌、麻黄、木瓜、红花、乌梅、甘草	温经散寒 通络止痛	寒湿闭阻经络所致的痹病，症 见腰脊疼痛，四肢关节冷痛

消风散
《外科正宗》

【组成】当归　生地　防风　蝉蜕　知母　苦参　胡麻　荆芥　苍术　牛蒡子　石膏各一钱（3g）　甘草　木通各五分（1.5g）

【用法】水二盅，煎至八分，食远服。

【功效】疏风除湿，清热养血。

【主治】风疹、湿疹。皮肤瘙痒，疹出色红，或遍身云片斑点，抓破后渗出津水，苔白或黄，脉浮数。

【证析】本方所治之风疹、湿疹乃风热或风湿之邪侵袭肌肤，浸淫血脉，内不得疏泄，外不得透达，郁于肌肤腠理所致，故见皮肤瘙痒、疹出色红，或抓破后津水流溢等症。治宜疏风为主，佐以清热、除湿、养血之法。

【方解】痒自风而来，止痒必先疏风，故以荆芥、防风、牛蒡子、蝉蜕疏风散邪，使风去则痒止，共为君药。石膏、知母、生地黄清热凉血，是为热邪而用；苍术祛风燥湿，苦参清热燥湿，木通渗利湿热，导热与湿从小便而去，是为湿邪而设，以上俱为臣药。佐当归、胡麻仁合生地黄以养血活血，滋阴润燥。甘草清热解毒，和中调药，为佐使。合而成方，风去热清湿除，则皮肤瘙痒悉平。

配伍特点：集疏风、清热、祛湿、养血之品于一方，而以祛风为主。

【运用】

1. 辨证要点　本方为治风疹、湿疹的常用方。以皮肤瘙痒，疹出色红，脉浮为辨证要点。

2. 新药研制提要　本方是疏风清热，除湿止痒的常用方剂，尤以治疗风热风疹效果明显。研制新药时，可据热之轻重及病程之长短加减，以切中病情。风热偏盛而见口渴、烦躁、大便干结者，去苍术，加金银花、连翘、大黄等以疏风清热，解毒通腑；如血分热甚而见皮疹红赤、心烦、舌红或绛者，去苍术，重用地黄，加赤芍、牡丹皮、紫草等以清热凉血；如瘙痒尤甚，病情迁延难愈或反复发作者，加乌梢蛇、全蝎、僵蚕等以搜风止痒。

3. 现代制剂　研制的剂型有颗粒剂。

4. 使用注意　服药期间，应忌食辛辣、鱼腥、烟酒、浓茶等，以免影响疗效。

【药理研究】①抗过敏及免疫抑制：对多种模型变态反应均有明显抑制作用，能显著抑制肥大细胞脱颗粒及溶血素生成。②抗炎：对急性炎症有明显抑制作用，其机制可能与提高超氧化物歧化酶活性，恢复血栓素 A2/ 前列环素平衡有关。

【附方】见表 15-3。

表 15-3　消风散附方

方名	组成	功效	主治
皮敏消胶囊 （《国家药品标准》）	苦参、苍术、防风、荆芥、蒺藜、白鲜皮、蛇床子、苍耳子、蜈蚣、青黛、蒲公英、紫花地丁、黄芩、黄柏、黄连、蝉蜕、地黄、牡丹皮、西河柳、紫草、地骨皮	祛风除湿 清热解毒 凉血止痒	急、慢性荨麻疹，湿疹属 风热或风热挟湿证者

续表

方名	组成	功效	主治
湿毒清胶囊 (《中国药典》2020版)	当归、地黄、丹参、蝉蜕、苦参、黄芩、白鲜皮、土茯苓、甘草	养血润燥 化湿解毒 祛风止痒	血虚湿蕴证。皮肤瘙痒

第二节　平息内风剂

适应证　适用于内风证。主要症见四肢抽搐，或手足蠕动，眩晕头痛等。临证因热极生风、肝阳化风、阴虚风动而症状各异。

组方思路　本类方剂常由以下药物构成：①平肝息风药，如钩藤、羚羊角、天麻、代赭石、牡蛎等，以平抑肝阳，解痉止搐。②清热药，如栀子、黄芩、菊花、地黄、玄参之类。因热极动风责之于肝热，肝阳上亢每兼肝热，阴虚风动多兼虚热，故配清热药或消除致病之因，或顾及继发病变。③滋阴养血药，如白芍、龟甲、天冬、阿胶之属。一则热易伤阴，二则肝阳上亢、阴虚风动皆为阴血亏虚引起，伍滋阴养血药可补其不足。④安神药，如茯神、夜交藤、龙骨等，乃热易于上扰心神之故。

代表方　羚角钩藤汤、镇肝息风汤、天麻钩藤饮、大定风珠。

羚角钩藤汤
《通俗伤寒论》

【组成】羚角片先煎，一钱半（4.5g）　霜桑叶二钱（6g）　京川贝去心，四钱（12g）　鲜生地五钱（15g）　双钩藤后入，三钱（9g）　滁菊花三钱（9g）　茯神木三钱（9g）　生白芍三钱（9g）　生甘草八分（2.4g）　淡竹茹鲜刮，与羚羊角先煎代水，五钱（15g）

【用法】原方未著用法（现代用法：水煎服）。

【功效】凉肝息风，增液舒筋。

【主治】肝热生风证。高热不退，烦闷躁扰，手足抽搐，甚则神昏，舌绛而干，脉弦而数。

【证析】本方证为肝经热盛，热极动风所致。热邪炽盛，故高热不退；热扰心神，则烦闷躁扰，甚至神昏；热极动风，且风火相煽，灼伤津液，筋脉失养，则手足抽搐；舌绛而干，脉弦而数，是肝经热盛津伤之候。治宜凉肝息风为主，辅以增液舒筋为法。

【方解】方中羚羊角咸寒，功擅平肝息风；钩藤甘寒，功专清热凉肝，息风止痉。二药配伍，相得益彰，是凉肝息风的常用组合，故共为君药。桑叶、菊花辛凉疏散，清热平肝，为臣药。白芍、生地黄增液舒筋，柔肝解痉；茯神木平肝宁心安神，共为佐药。邪热易于灼液为痰，故用川贝母、竹茹清热化痰，亦为佐药。生甘草调和药性，为使药。诸药合用，使热去阴复，肝风自息。

配伍特点：清肝与息风、透热并用，滋阴与化痰、安神共伍，标本兼治，治标为主。

【运用】

1.辨证要点　本方为治热极生风证的常用方。以高热烦躁，手足抽搐，舌绛而干，脉弦数为辨证要点。

2.新药研制提要　本方重在息风治标，热盛动风多发生于温病之热入气分及营血分阶段，故研制新药时，应据病位偏气偏血加味。如气分热盛而见壮热汗多、渴欲饮冷者，加石膏、知母等以清气分之热；如营血分热盛而见肌肤发斑、舌质红绛者，加水牛角、牡丹皮、紫草等以清营凉血。

【研制方举例】牛黄镇惊丸（《中国药典》2020版） 组成：牛黄、全蝎、僵蚕、珍珠、人工麝香、朱砂、雄黄、天麻、钩藤、防风、琥珀、胆南星、制白附子、制半夏、天竺黄、冰片、薄荷、甘草。功效：镇惊安神，祛风豁痰。主治：小儿惊风之高热抽搐，牙关紧闭，烦躁不安。

按：牛黄镇惊丸师羚角钩藤汤与紫雪之法而立方。该方主治痰热内盛之惊风，故以牛黄、全蝎、僵蚕、天麻、钩藤、薄荷、防风凉肝息风，透解热邪；雄黄、胆南星、白附子、半夏、天竺黄清热化痰。小儿惊风，若痰热壅盛，易继发内闭心包之神昏谵语，故以牛黄伍麝香、冰片、珍珠、朱砂清热开窍安神，防患于未然。合用为一首凉肝息风与开窍豁痰相结合的研制方。

镇肝熄风汤
《医学衷中参西录》

【组成】怀牛膝一两（30g） 生赭石轧细，一两（30g） 生龙骨捣碎，五钱（15g） 生牡蛎捣碎，五钱（15g） 生龟板捣碎，五钱（15g） 生杭芍五钱（15g） 玄参五钱（15g） 天冬五钱（15g） 川楝子捣碎，二钱（6g） 生麦芽二钱（6g） 茵陈二钱（6g） 甘草钱半（4.5g）

【用法】水煎服。

【功效】镇肝息风，滋阴潜阳。

【主治】类中风。头目眩晕，目胀耳鸣，脑部热痛，面色如醉，心中烦热，或时常嗳气，或肢体渐觉不利，口眼渐形㖞斜；甚或眩晕跌仆，昏不知人，移时始醒；或醒后不能复原，脉弦长有力。

【证析】本方主治之类中风由肝肾阴亏，肝阳上亢，气血逆乱所致。阴虚阳亢，风阳上扰，故头目眩晕、目胀耳鸣、脑部热痛、面色如醉、心中烦热；肝亢气逆，挟胃气上行，则嗳气；肝阳上亢，气血逆乱，并走于上，遂致卒中。轻则风中经络，见肢体渐觉不利、口眼渐形㖞斜；重则风中脏腑，则眩晕跌仆、昏不知人。是证以肝肾阴虚为本，肝阳上亢，气血逆乱为标，本虚标实，标实为急，当急则治标，故以镇肝息风为主，辅以滋养肝肾为法。

【方解】方中怀牛膝味苦性降，功善引血下行，兼益肝肾，故重用为君。代赭石质重而降，长于镇潜肝阳，与牛膝相伍，平肝降逆之功著，为张锡纯平冲潜镇的常用药组。龙骨、牡蛎镇肝潜阳；龟板、白芍滋阴潜阳，共为臣药。玄参、天冬养阴清热，合龟板滋水以涵木；肝为刚脏，性喜条达而恶抑郁，故用茵陈、川楝子、生麦芽清泄肝热，疏肝理气，利于肝阳的平降镇潜，共为佐药。甘草调和诸药，与生麦芽相配，并能和胃安中，防止金石、介类药物质重碍胃，为佐使药。

配伍特点：镇肝与潜阳合用，滋阴与疏肝并投，标本兼顾，治标为主。

【类方比较】镇肝熄风汤与补阳还五汤均能治疗中风后遗症，然其用药主治迥异。前方重用怀牛膝、代赭石为君药，配用龙骨、牡蛎、龟甲、白芍等滋阴潜阳之品，主治肝肾阴虚，阳亢化风之中风后遗症，因而伴见面色红赤、舌质红、脉弦长有力等；后方重用黄芪为君药，配用川芎、桃仁、地龙等活血通络之品，主治正气亏虚，瘀阻络脉之中风后遗症，故伴见面色苍白、舌质暗淡、脉缓无力等。

【运用】

1. 辨证要点 本方是治类中风之常用方。临床上无论是中风之前，还是中风之时，抑或中风之后，皆可运用，但以中风之前尤佳。以头目眩晕，脑部热痛，面色如醉，脉弦长有力为辨证要点。

2. 新药研制提要　本方主治类中风，研制新药时，可据中风先兆期、后遗症期之证候加减。中风先兆期，若风阳亢盛，肝火较重而头痛剧烈、眼目胀痛者，加天麻、钩藤、夏枯草、黄芩等以清肝平肝；若痰多、苔黄腻者，加胆南星、天竺黄等以清热化痰。中风后遗症而见半身不遂、口眼㖞斜等，加桃仁、红花、丹参、地龙等活血通络。

3. 现代制剂　研制的剂型有丸剂、胶囊剂。

【药理研究】①降血压：有显著的降压作用，其机理可能与抑制心血管运动中枢有关。②改善血液流变学异常：能逆转高血压血液流变学的改变，使血液的浓、黏、凝、聚得到改善，适度增加脏器的血流量。③抗惊厥：有抗小鼠电惊厥作用，并呈量效关系。④抗脑细胞凋亡：对脑出血损伤的脑细胞凋亡有明显对抗作用，尤其对之后脑细胞继发凋亡的保护尤为明显。此外，本方还有镇静、调节免疫及保护血管内皮细胞等作用。

【研制方举例】脑立清胶囊（《中国药典》2020 版）　组成：磁石、代赭石、珍珠母、清半夏、熟酒曲、牛膝、冰片、薄荷脑、猪胆汁。功效：平肝潜阳，醒脑安神。主治：肝阳上亢之头晕目眩，耳鸣口苦，心烦失眠，以及高血压见上述证候者。

按：脑立清胶囊宗镇肝息风汤之意而立方。与镇肝息风汤比较，虽重镇之力逊，亦无滋阴之功，然因配有半夏、酒曲及冰片等，功兼化痰活血、醒脑安神，故对肝阳上亢兼痰阻血滞之头晕目眩、心烦失眠者尤宜。

<h1 style="text-align:center">天麻钩藤饮</h1>
《中医内科杂病证治新义》

【组成】天麻（9g）　钩藤后下（12g）　生决明先煎（18g）　山栀（9g）　黄芩（9g）　川牛膝（12g）杜仲（9g）　益母草（9g）　桑寄生（9g）　夜交藤（9g）　朱茯神（9g）（原书未著用量）

【用法】水煎服。

【功效】平肝息风，清热活血，补益肝肾。

【主治】肝阳偏亢，肝风上扰证。头痛，眩晕，失眠多梦，或口苦面红，舌红苔黄，脉弦数。

【证析】本方证由肝肾阴虚，肝阳偏亢，生风化热所致。肝阳偏亢，风阳上扰，则头痛、眩晕；肝阳化热扰心，心神不宁，则夜寐不安、失眠多梦。舌红苔黄，脉弦数，乃肝阳偏亢、火热内扰之征。本证以肝肾阴虚为本，阳亢化风为标，标急本缓，治宜平息肝风为主，兼以清热安神，补益肝肾之法。

【方解】方中天麻、钩藤平肝息风，且天麻善止晕眩，共为君药。石决明重镇潜阳，凉肝清热，助君药平肝息风之功；川牛膝引血下行，补益肝肾，兼能活血利水，同为臣药。栀子、黄芩清肝降火以折亢阳；杜仲、桑寄生补益肝肾以治本；肝主疏泄而调津血，肝阳化热，热与血结每致血滞，血行不利又可致津停，故以益母草合川牛膝活血利水，既利平降肝阳，尚顾及津血运行不畅，防患未然；夜交藤、朱茯神宁心安神，均为佐药。诸药合用，共奏平肝息风，清热活血，补益肝肾之效。

配伍特点：平肝清肝并举，重在平肝；平肝之中寓于活血，契合"血行风自灭"之理。

【类方比较】天麻钩藤饮与镇肝熄风汤均能平肝息风，补益肝肾，治疗肝阳化风证。前方以天麻、钩藤为君，虽平肝息风之力较缓，但配伍栀子、黄芩、益母草、夜交藤、朱茯神等，兼清热活血安神之功，适用于肝阳偏亢，生风化热所致的头痛、眩晕、失眠等症；后者以怀牛膝为君，配用代赭石、龙骨、牡蛎、龟甲、白芍等，镇肝降逆、滋阴潜阳之力较强，多用于阴虚阳亢，血随气逆所致的目眩晕、脑部胀痛、面色如醉等症。

【运用】

1. 辨证要点　本方为治疗肝阳偏亢，肝风上扰证的常用方。以头痛，眩晕，失眠，舌红苔黄，脉弦数为辨证要点。

2. 新药研制提要　本方平肝清热之力较强，补阴之功不明显，研制新药时，宜酌加白芍、地黄、龟甲等以补益肝肾之阴。

3. 现代制剂　研制的剂型有丸剂、颗粒剂。

【药理研究】①降血压：其降压作用与干预肾素－血管紧张素－醛固酮系统，阻滞钙离子通道，改善血管内皮功能，减轻胰岛素抵抗，降低血清儿茶酚胺的浓度等相关。②抑制心肌重构：抑制模型鼠心肌纤维化，促进心肌胶原降解。③神经保护：对模型鼠多巴胺神经元有保护作用，并对神经元凋亡有明显抑制作用。

大定风珠
《温病条辨》

【组成】生白芍六钱（18g）　阿胶三钱（9g）　生龟板四钱（12g）　干地黄六钱（18g）　麻仁二钱（6g）　五味子二钱（6g）　生牡蛎四钱（12g）　麦冬连心，六钱（18g）　炙甘草四钱（12g）　鸡子黄生，二枚（2个）　鳖甲生，四钱（12g）

【用法】水八杯，煮取三杯，去滓，入阿胶再烊化，再入鸡子黄，搅令相得，分三次服。

【功效】滋阴息风。

【主治】阴虚风动证。手足瘛疭，神倦乏力，舌绛少苔，脉弱，有时时欲脱之势。

【证析】本方所治阴虚风动证，乃温病后期，邪热羁留，真阴亏耗所致。肝为风木之脏，真阴大亏，水不涵木，虚风内动，则手足瘛疭；真阴欲竭，则神倦乏力，舌绛苔少，脉弱，有时时欲脱之势。是证邪热已去八九，真阴仅存一二，故治宜味厚滋阴之品，填补欲绝之真阴，平息内动之虚风。

【方解】方中鸡子黄、阿胶为血肉有情之品，滋阴养液，填补真阴以息虚风，共为君药。重用白芍、干地黄、麦冬养阴柔肝，滋水涵木，清解余热，同为臣药。龟板、鳖甲、牡蛎滋阴潜阳，平肝息风；麻仁益阴润燥；五味子补阴敛液，与白芍、甘草相配，酸甘化阴以助息风，又敛阴防脱，均为佐药。炙甘草调和诸药，为使药。诸药相伍，使真阴得复，浮阳得潜，则虚风自息。

配伍特点：主用厚味填阴，佐以介类潜阳，重在治本，兼以治标。

【类方比较】大定风珠与羚角钩藤汤同为平息内风之剂。但前方以鸡子黄、阿胶为君，以滋阴息风为主，主治温病后期，真阴大亏、虚风内动之神倦瘛疭；后方以羚羊角、钩藤为君，以凉肝息风为主，主治肝经热盛，热极动风之高热抽搐。

【运用】

1. 辨证要点　本方是治虚风内动之常用方。以神倦瘛疭，舌绛苔少，脉虚弱为辨证要点。

2. 新药研制提要　本方所治之虚风内动，因于温病后期，真阴大亏。盖温邪袭人，不但灼竭真阴，且可"壮火食气"而耗伤元气。故研制新药时，如为兼气虚喘急而设，加人参补气定喘；为兼气虚自汗而设，加人参、龙骨、浮小麦补气敛汗；为兼气虚心悸而设，加人参、浮小麦、茯神补气宁神定悸。

【**药理研究**】①调节骨矿物质代谢紊乱：能显著改善阴虚风动型慢性肾衰患者的骨矿物质代谢紊乱，还能改善血磷水平与贫血状态。②抗帕金森病：调节氧自由基过度的氧化应激状态，减轻神经炎性损伤，保护神经元，修复神经功能，改善帕金森病患者自主神经症状。此外，本方尚具有保肝、抗纤维化作用。

【**研制方举例**】天麻首乌片（《中国药典》2020 版）　组成：天麻、制何首乌、丹参、桑叶、女贞子、黄精、白芷、熟地黄、川芎、当归、炒蒺藜、墨旱莲、白芍、甘草。功效：滋阴补肾，养血息风。主治：肝肾阴虚之头晕目眩，头痛耳鸣，口苦咽干，腰膝酸软，脱发，白发，以及脑动脉硬化、早期高血压、血管神经性头痛、脂溢性脱发见上述证候者。

按：天麻首乌片遵大定风珠之滋阴息风法而研制。该方主治肝肾阴血不足之头晕目眩及脱发、白发等，故以何首乌、熟地黄、黄精合天麻、蒺藜、白芍、桑叶等滋阴血，息虚风；合女贞子、墨旱莲益精血，乌须发；丹参、川芎、当归行气活血，合诸补血之品以调肝。是方滋阴潜阳之力不及大定风珠，然养血生发之功是其特点。

思考题

1. 川芎茶调散主治何证？为何重用薄荷？用茶清调下的目的何在？

2. 疏散外风剂和平息内风剂均宜配伍养血活血药，为什么？

3. 镇肝息风汤主治何证？方中配伍川楝子、生麦芽、茵陈的意义是什么？

4. 补阳还五汤、镇肝息风汤均可用治中风，如何区别运用？

5. 为什么大定风珠、镇肝息风汤、羚角钩藤汤均配伍白芍、甘草？

6. 从治风剂的新药研制提要及研制方举例中，你可以得到哪些启示？

第十六章
治燥剂

扫一扫，查阅本章数字资源，含PPT、音视频、图片等

凡以轻宣燥邪或滋阴润燥作用为主，用于治疗燥证的方剂，称为治燥剂。

燥证有外燥与内燥之分。外燥证由感受秋令燥邪所致，其随秋令气候差异而有凉燥、温燥之分。《通俗伤寒论》云："秋深初凉，西风肃杀，感之者多病风燥，此属燥凉，较严冬风寒为轻。若久晴无雨，秋阳以曝，感之者病多温燥，此属燥热，较暮春风温为重。" 内燥证系脏腑津亏液耗所致。从发病部位来说，有上燥、中燥、下燥之别，上燥多病在肺，中燥多涉及胃，下燥多病在肾与大肠。燥证的治疗以濡润为法，外燥宜轻宣祛邪外达，其中凉燥治以辛苦温润，温燥治以辛凉甘润；内燥宜滋养濡润复津，治以甘凉濡润。故本章方剂分为轻宣外燥剂与滋阴润燥剂两类。

使用治燥剂应注意以下事项：一是详辨外燥或内燥。外燥治宜轻宣，内燥治宜滋润。然而人体内外、脏腑之间是互相联系的，临床上每多内外相兼，上下互见，所以治疗上又当根据病情，辨证施治。二是治燥剂多遣滋润之品组成方剂，易助湿碍气，故素体多湿、脾虚便溏以及气滞、痰盛者应慎用。三是燥邪最易化热，伤津耗气，故运用时可酌情配伍清热泻火或益气生津之品，不宜配伍辛香耗气，苦燥伤阴之品，以免重伤津液。

第一节　轻宣外燥剂

适应证　适用于凉燥证或温燥证。凉燥证常发病于深秋初冬，症见恶寒发热，头痛发汗，咳嗽痰稀，鼻塞嗌干等。温燥证常发病于夏末初秋，症见身热头痛，干咳少痰，甚或气逆喘急，心烦口渴等。

组方思路　本类方剂常由以下药物构成：①疏风表解药：如紫苏叶、桑叶、防风、荆芥等，以消除致病之因。②宣降肺气药：如苦杏仁、前胡、桔梗、枇杷叶、枳壳等，乃燥邪外袭，肺失宣肃之故。③兼顾相关病变的药：深秋感寒，津凝为痰，宜配伍化痰燥湿之半夏、陈皮；初秋酷热较甚，伤津耗气，宜配伍清热之石膏、栀子，润肺之沙参、麦冬，益气之人参、黄芪等。

代表方　杏苏散、清燥救肺汤。

杏苏散
《温病条辨》

【组成】 苏叶（9g）　杏仁（9g）　半夏（9g）　茯苓（9g）　橘皮（6g）　前胡（9g）　苦桔梗（6g）　枳壳（6g）　甘草（3g）　生姜（3g）　大枣（3枚）（原方未著用量）

【**用法**】水煎温服（原方未注用法）。

【**功效**】轻宣凉燥，理肺化痰。

【**主治**】外感凉燥证。恶寒无汗，头微痛，咳嗽痰稀，鼻塞咽干，苔白，脉弦。

【**证析**】凉燥者，乃深秋之时，凉气袭人所致，正如《温病条辨》引沈目南《燥病论》所言："……燥病属凉，谓之次寒，病与感寒同类。"因凉燥外犯肌表，则恶寒、无汗、头微痛；肺为娇脏，不耐寒温，凉燥束肺，肺失宣降，津液不布，聚而为痰，则咳嗽痰稀；鼻为肺之窍，咽为肺所系，凉燥犯肺，则鼻塞、咽干；苔白、脉弦为凉燥兼痰湿之征。综观本方证，系凉燥外袭，肺气不宣，痰湿内阻所致，治宜轻宣凉燥，理肺化痰。

【**方解**】方中苏叶辛温轻扬，发表散邪，宣畅肺气；杏仁苦降温润，主入肺经，能肃降肺气，润燥止咳，二者相伍，苦辛温润，共为君药。前胡疏风降气，化痰止咳；桔梗开宣肺气，祛痰利咽；枳壳行气宽胸，消痰除满，两药相伍，一升一降，助杏仁以宣利肺气。三药合用，既增苏叶宣散燥邪之力，又助杏仁祛痰止咳之功，共为臣药。半夏、橘皮行气燥湿化痰；茯苓渗湿健脾以杜生痰之源；生姜、大枣调和营卫，滋脾行津以助润燥，俱为佐药。甘草和中调药，合桔梗又能化痰利咽，为佐使药。诸药合用，使凉燥得以外散，肺气宣降复常，痰消湿去，诸症自除。

配伍特点：解表宣肺，宣肺为主；气津并调，祛痰为主。

【**运用**】

1. 辨证要点　本方为治外感凉燥证的常用方。以恶寒无汗，咳嗽痰稀，咽干，苔白，脉弦为辨证要点。

2. 新药研制提要　本方解表之力逊，且临床多用治风寒咳嗽，故研发新药宜加味相应药物，以切中病机。若表证较甚者，加防风、荆芥以助解表散邪之力；咳嗽甚者，加紫菀、款冬花以止咳化痰。

【**研制方举例**】通宣理肺丸（《中国药典》2020版）　组成：紫苏叶、前胡、桔梗、苦杏仁、麻黄、甘草、陈皮、制半夏、茯苓、炒枳壳、黄芩。功效：解表散寒，宣肺止嗽。主治：风寒束表、肺气不宣之咳嗽，发热恶寒，鼻塞流涕，头痛无汗，肢体酸痛。

按：通宣理肺丸由杏苏散去生姜、大枣，加麻黄、黄芩组成。该方证之风寒表证重于杏苏散证，故加麻黄既助解表散寒之力，又增宣肺止咳之功；风寒束表，或肺气郁滞，阳盛之体多有化热趋向，加黄芩清肺热，寓未病先防之意。

清燥救肺汤
《医门法律》

【**组成**】桑叶经霜者，去枝、梗，净叶，三钱（9g）　石膏煅，二钱五分（7.5g）　甘草一钱（3g）　人参七分（2g）　胡麻仁炒，研，一钱（3g）　真阿胶八分（2.5g）　麦门冬去心，一钱二分（3.5g）　杏仁泡，去皮尖，炒黄，七分（2g）　枇杷叶一片，刷去毛，蜜涂炙黄（3g）

【**用法**】水一碗，煎六分，频频二三次，滚热服。

【**功效**】清燥润肺，益气养阴。

【**主治**】温燥伤肺证。身热头痛，干咳无痰，气逆而喘，咽喉干燥，鼻燥，胸满胁痛，心烦口渴，舌红少苔，脉虚大而数。

【**证析**】本方证是由秋令久晴无雨，温燥伤肺，伤及气阴所致，属温燥伤肺之重证。肺主皮毛，燥热伤肺，则身热头痛；肺主气，司呼吸，肺为温燥所灼，气阴两伤，清肃失常，则干咳无痰、气逆而喘；肺气郁闭不畅，故胸膈满闷；咽喉干燥、鼻燥、舌干少苔、脉虚大而数，乃温燥伤肺，气阴两伤之象。治宜清燥热，补气阴，以清金保肺立法。

【方解】方中重用桑叶为君，取其质轻凉润入肺，清透肺中燥热之邪，并能润肺止咳。石膏辛甘而寒，清肺生津；麦门冬甘寒多液，养阴润肺，共为臣药。君臣药相合，宣中有清，清中有润；石膏虽沉寒，麦冬虽滋腻，但用量均较轻，故不碍桑叶轻宣散邪。杏仁、枇杷叶宣降肺气，使肺气肃降有权；阿胶、胡麻仁润肺养阴，使肺得濡润，为佐药。《难经·第十四难》曰："损其肺者益其气。"而土为金之母，燥伤肺气，故以人参、甘草补中益气，培土生金，亦为佐药。甘草调和诸药，兼为使药。诸药合用，燥热得清，气阴得复而奏清燥救肺之功，故以"清燥救肺"名之。

配伍特点：宣、清、润、降四法并用，宣散而不耗气，清热而不伤中，滋润而不腻膈。

【临床运用】

1.辨证要点　本方为治温燥伤肺重证的常用方剂。以身热，干咳少痰，气逆而喘，舌红少苔，脉虚大而数为辨证要点。

2.新药研制提要　本方宣肃肺气、润肺生津之功较强，而清肺化痰之力不足，研发新药时，燥热甚者，加桑白皮、地骨皮以清肺止咳；痰多者，加川贝母、瓜蒌以润肺化痰；咳血者，加侧柏叶、白及以凉血止血。

3.使用注意　本方阿胶滋腻，脾胃虚弱者慎用。

【药理研究】①抗炎：能抑制促炎因子转化生长因子-β1、肿瘤坏死因子-α、白细胞介素-1β的释放，促进抗炎因子白细胞介素-10和干扰素-γ的释放。②保护肺组织：能减轻二氧化硅对大鼠肺组织的损伤作用。③抗肿瘤：具有抑制肺癌细胞能量代谢及细胞增殖的作用。

【附方】见表16-1。

表16-1　清燥救肺汤附方

方名	组成	功效	主治
桑杏汤 (《温病条辨》)	桑叶、杏仁、沙参、象贝、香豉、梨皮、栀皮	轻宣凉润 清肺止咳	外感温燥轻证。头痛，身热不甚，干咳无痰，或痰少而黏，咽干口渴鼻燥，舌红，苔薄白，脉浮数而右脉大
翘荷汤 (《温病条辨》)	薄荷、连翘、生甘草、黑栀皮、桔梗、绿豆皮	清上宣肺	燥气化火，清窍不利证。耳鸣目赤，龈胀咽痛

第二节　滋阴润燥

适应证　适用于内燥证。症见干咳少痰，咽喉肿痛，恶心呕吐，口渴咽干，便秘，舌红少苔，脉细数。

组方思路　本类方剂常由以下药物构成：①补阴药：如麦冬、沙参、白芍等。②清热药，如地黄、玄参、牡丹皮等，因阴虚每生内热。③兼顾相关病证药，如肺阴虚之咽痛，宜配宣肺利咽之桔梗、浙贝母、薄荷等；胃阴虚之呕吐，宜配和胃降逆之半夏、竹茹等；气虚而见气短乏力，宜配补气之人参、黄芪等。

代表方　麦门冬汤、养阴清肺汤。

麦门冬汤

《金匮要略》

【组成】麦门冬七升（70g）　半夏一升（10g）　人参三两（9g）　甘草二两（6g）　粳米三合（15g）大枣十二枚（4枚）

【用法】上六味，以水一斗二升，煮取六升，温服一升，日三夜一服。

【功效】滋养肺胃，降逆下气。

【主治】

1. 阴虚肺痿。咳唾涎沫，短气喘促，咽喉干燥，舌红少苔，脉虚数。

2. 胃阴不足证。呕吐，口渴咽干，舌红少苔，脉虚数。

【证析】虚热肺痿系肺胃阴液耗损，虚火上炎所致。肺胃阴伤，肺叶失养，加之虚火熏灼，故日渐枯萎而成肺痿。肺叶枯萎，肃降失职，肺气上逆，则短气喘促；虚火炼津为痰，则咳唾涎沫。胃气以降为顺，今胃阴亏虚，胃气不降，则呕吐；咽干口燥，舌红少苔，脉虚数，为阴虚内热之佐证。治宜润肺益胃，降逆下气。

【方解】方中麦门冬甘寒清润，既滋肺胃之阴津，又清肺胃之虚火，故重用为君。臣以半夏降逆下气，化痰和胃，虽属温燥之品，但与大量麦门冬配伍，则其燥性减而降逆之用存，且能开胃行津以润肺，又使麦门冬滋而不腻，相反相成。人参补气生津；粳米、大枣、甘草益胃气，养胃阴，中气充盛，则津液自能上归于肺，而使肺得其润，此即"培土生金"之意，俱为佐药。甘草调和药性，为使药。全方药仅六味，以润为主，以降为辅。对于虚热肺痿，咳唾涎沫者，是正治之方；对于胃阴不足之呕吐，亦为恰当之剂。

配伍特点：重用甘寒清润，少佐辛温香燥，主从有序，润燥得宜；肺胃并治，培土生金。

【运用】

1. 辨证要点　本方是治疗肺胃阴虚，气机上逆证的常用方。以咳唾涎沫，短气喘促，或呕吐，口渴咽干，舌干红少苔，脉虚数为辨证要点。

2. 新药研制提要　本方滋阴，尤其是降逆之功逊，研发新药，若为呕吐而设，可酌加沙参、玉竹等以助养阴生津；加竹茹、陈皮等以助和胃降逆。

3. 使用注意　虚寒咳逆、呕吐者，忌用本方。

【药理研究】①抑制肺纤维化：能抑制基质金属蛋白酶-9等的表达，促进胶原蛋白水解，抑制胶原蛋白沉积，进而抑制肺纤维化进程。②免疫调节和抑制肿瘤：能延长荷瘤小鼠的生存期，有一定的抑制肿瘤增长和增强免疫功能的作用。③抗氧化：具有促进自由基清除、减轻脂质过氧化反应的作用。此外，本方可下调肺组织核转录因子-κB及白细胞介素-1表达，具有较好的防治放射性肺损伤作用。

【附方】见表16-2。

表16-2　麦门冬汤附方

方名	组成	功效	主治
增液汤 （《温病条辨》）	玄参、麦冬、细生地	滋阴清热 润燥通便	津亏肠燥证。大便秘结，口渴，舌干，脉细稍数，或沉而无力
养胃舒胶囊 （《中国卫生部药品标准》）	党参、陈皮、黄精（蒸）、山药、玄参、乌梅、山楂（炒）、北沙参、干姜、菟丝子、白术（炒）	滋阴养胃	慢性胃炎，胃脘灼热，隐隐作痛

养阴清肺汤

《重楼玉钥》

【组成】大生地二钱（6g）　麦门冬一钱二分（4g）　生甘草五分（2g）　玄参一钱半（4.5g）　贝母（浙贝母）去心，八分（3g）　丹皮八分（3g）　薄荷五分（2g）　白芍炒，八分（3g）

【用法】水煎服（原书未著用法）。

【功效】养阴清肺，解毒利咽。

【主治】阴虚肺燥之白喉。喉间起白如腐，不易拭去，咽喉肿痛，初起或发热或不发热，鼻干唇燥，或咳或不咳，呼吸有声，似喘非喘，舌红，脉细数。

【证析】白喉一病，多因素体阴虚蕴热，复感疫毒所致。《重楼玉钥》云："缘此症发于肺肾，凡本质不足者，或遇燥气流行，或多食辛热之物，感触而发。"喉为肺系，少阴肾经循喉咙系舌本。肺肾阴虚，虚火上炎，复加燥热疫毒上熏，炼津成痰，故见咽喉肿痛，喉间起白如腐，不易拭去；疫毒壅肺，气道不利，宣肃失司，则呼吸有声，似喘非喘，或咳或不咳；鼻干唇燥，脉细数，乃阴虚有热之征。治宜养阴清肺为主，兼解毒利咽。

【方解】方中重用生地黄甘寒入肾，滋肾润燥，清热凉血，为君药。玄参滋阴降火，解毒利咽；麦门冬养阴清肺，为臣药。君、臣相协，相辅相成，使肺肾之阴得补，虚热疫毒得清。牡丹皮凉血活血以消肿；并能透疫毒、清虚火，以助君、臣清肺解毒。白芍养阴和营；浙贝母清热润肺，化痰散结；薄荷辛凉散邪，清热利咽，四药共为佐药。生甘草清热利咽，调和诸药，是为佐使。全方共奏养阴清肺，解毒利咽之功。

配伍特点：滋肾与润肺相伍，金水相生；清解与凉血相配，气血同治。

【运用】

1. 辨证要点　本方为治阴虚白喉的常用方。以喉间起白如腐，不易拭去，咽喉肿痛，鼻干唇燥，舌红脉数为辨证要点。

2. 新药研制提要　本方现代多用于阴虚蕴热之咽喉肿痛。研发新药时，可据病证加减。若阴虚甚者，加补阴生津之熟地黄、天冬、鲜石斛；热毒甚者，加清热解毒之金银花、板蓝根；咽痛甚者，加宣肺利咽之射干、桔梗、蝉蜕。

3. 现代制剂　研制的剂型有丸剂、膏剂、颗粒剂、糖浆剂和口服液。

【附方】见表16-3。

表16-3　养阴清肺汤附方

方名	组成	功效	主治
玄麦甘桔颗粒 （《中国药典》2020版）	玄参、麦冬、甘草、桔梗	清热滋阴 祛痰利咽	阴虚火旺，虚火上浮，口鼻干燥，咽喉肿痛
清音丸 （《中国药典》2020版）	诃子肉、川贝母、百药煎、乌梅肉、葛根、茯苓、甘草、天花粉	清热利咽 生津润燥	肺热津亏，咽喉不利，口舌干燥，声哑失音

思考题

1.外燥证与内燥证的病机、治法有何不同？

2. 何为"凉燥"？论治凉燥证的组方思路是什么？

3. 清燥救肺汤对方中药物的炮制、剂量的确定有何特点？为什么？

4. 如何理解麦门冬汤的配伍特点？

第十七章

祛湿剂

凡以化湿利水、通淋泄浊等作用为主，用于治疗湿证的方剂，称为祛湿剂。其治法属"八法"中的"消法"。

湿邪为病，有外湿、内湿之分。外湿者，每因居住湿地、阴雨湿蒸、冒雾涉水、汗出沾衣，人久处其境，则邪从外侵，常伤及肌表、经络；内湿者，每因恣啖生冷、过饮酒酪、肥甘，脾胃受伤，则湿从内生，多伤及脏腑。然外湿可以内侵脏腑，内湿亦可外溢肌肤，故外湿、内湿又常内外相引而相兼为病。湿与水异名而同类，湿为水之渐，水为湿之积。水湿为患，因病位及病性之异，其祛湿之法亦有区别。本章方剂据病位之在表在上、在内在下，以及病性之属寒属热，分为燥湿和胃、清热祛湿、利水渗湿、温化寒湿、祛风胜湿五类。

水液代谢与肺脾肾及三焦、膀胱密切相关，肺通调水道，脾运化水湿，肾为主水之脏，三焦为行水之道，膀胱为津液之府。故而治疗水湿病证，尚须联系相关脏腑的生理病理特点，酌情遣用调理脏腑功能之药，以祛除水湿。

湿为阴邪，其性重浊黏腻，最易阻碍气机，而气机阻滞，又使湿邪不得运化，故祛湿剂中常配伍理气之品。

使用祛湿剂须注意以下事项：一是辨明湿证的病位、病性，有针对性地选择方剂。二是本章方剂多由芳香温燥或甘淡渗利之药组成，易于耗伤阴津，故素体阴虚津亏、病后体弱，以及孕妇均应慎用。

第一节 燥湿和胃剂

适应证 适用于湿困脾胃证。症见脘腹痞满，嗳气吞酸，呕吐泄泻，食少体倦，舌苔白腻等。

组方思路 本类方剂常由以下药物构成：①芳香化湿或苦温燥湿药，如苍术、广藿香、厚朴、豆蔻、半夏等，以振奋已困脾阳，温化黏腻湿浊，恢复脾胃运化功能。②行气药，如陈皮、木香、枳实、香附等，以求气化则湿化。③利水渗湿药，如茯苓、大腹皮等，为水湿寻找下行之路。

代表方 平胃散、藿香正气散。

平胃散
《简要济众方》

【组成】苍术去黑皮，捣为粗末，炒黄色，四两（120g） 厚朴去粗皮，涂生姜汁，炙令香熟，三两

（90g） 陈橘皮洗令净，焙干，二两（60g） 甘草炙黄，一两（30g）

【用法】上为散。每服二钱（6g），水一中盏，加生姜二片，大枣二枚，同煎至六分，去滓，食前温服。

【功效】燥湿运脾，行气和胃。

【主治】湿滞脾胃证。脘腹胀满，不思饮食，口淡无味，嗳气吞酸，恶心呕吐，肢体沉重，怠惰嗜卧，常多自利，舌苔白腻而厚，脉缓。

【证析】本方证为湿邪困阻脾胃，纳运升降失司所致。脾为太阴湿土居中州而主运化，其性喜燥恶湿。湿邪滞于中焦，纳运失调，则食少无味；气机受阻，升降失常，则脘腹胀满、嗳气吞酸、呕恶下利；湿滞肌肉，则肢体沉重、怠惰嗜卧；舌苔白腻而厚，脉缓为湿滞脾胃之征。治当燥湿运脾为主，兼以行气和胃。

【方解】方中重用苍术为君，以其苦味性温，入中焦燥湿健脾，使湿去脾运有权，脾健则湿邪得化。厚朴为臣，长于行气除满，且可化湿，与苍术相伍，化湿行气运脾之力尤彰，为治湿滞脾胃证的常用药组。陈皮为佐，行气燥湿，和胃降逆。炙甘草益气健脾，调和诸药，是为佐使。煎加姜、枣和胃益脾。诸药相配，使湿去脾健，气机调畅，升降复常，诸症悉平。

配伍特点：燥湿与行气并用，而以燥湿为主。

【运用】

1. 辨证要点 本方为治湿滞脾胃证的基础方。以脘腹胀满，舌苔白腻而厚为辨证要点。

2. 新药研制提要 本方属燥湿运脾的基础方，研制新药时，可据纳运升降功能失常之侧重加味组方。若兼食积之不思饮食者，加山楂、神曲等消食和胃；胃气上逆之呕恶明显者，加藿香、半夏等化湿降逆；湿盛泄泻者，加茯苓、泽泻等渗湿止泻；气滞而脘腹胀满疼痛者，加香附、砂仁等行气止痛。

3. 现代制剂 研制的剂型有片剂、丸剂、合剂。

【药理研究】①调节胃肠运动：可促进湿阻模型动物的胃肠排空，调节胃肠激素分泌，改善胃肠组织黏膜水肿、缺损。②调节水盐代谢：可调节湿阻模型动物血浆醛固酮、心钠素、神经降压素、血管升压素等，纠正细胞内外电解质紊乱。③调节能量代谢：可降低湿阻模型动物血清总蛋白、总胆固醇、甘油三酯及葡萄糖含量，提高肝细胞与脑组织中 Na^+-K^+-ATP 酶活性，促进能量代谢。④增强免疫功能：可增加湿阻模型动物脾脏及胸腺指数，增加免疫球蛋白 G 含量，恢复红细胞免疫功能。⑤恢复肠黏膜屏障：能恢复湿阻证模型肠道中的机械屏障、免疫屏障、微生物屏障及化学屏障。

【附方】见表17-1。

表 17-1 平胃散附方

方名	组成	功效	主治
楂曲平胃合剂 （《中国卫生部药品标准》）	苍术、厚朴、陈皮、甘草、山楂、六神曲、鸡内金	燥湿健脾 消食散满	脾胃不和证。不思饮食，脘腹胀满，呕吐恶心，噫气吞酸，便溏
木香顺气丸 （《中国药典》2020 版）	苍术、厚朴、陈皮、甘草、生姜、木香、槟榔、香附、枳壳、砂仁、青皮	行气化湿 健脾和胃	气郁湿滞证。脘腹胀痛，恶心，嗳气
舒肝平胃丸 （《中国药典》2020 版）	苍术、厚朴、陈皮、甘草、生姜、大枣、枳壳、槟榔、半夏	舒肝和胃 化湿导滞	气郁湿滞证。胸胁胀满，嗳气嘈杂，呕吐酸水，胃脘疼痛，食滞不消

藿香正气散
《太平惠民和剂局方》

【组成】大腹皮　白芷　紫苏　茯苓去皮，各一两（30g）　半夏曲　白术　陈皮去白　厚朴去粗皮，姜汁炙　苦桔梗各二两（60g）　藿香去土，三两（90g）　甘草炙，二两半（75g）

【用法】上为细末，每服二钱（6g），水一盏，姜三片，枣一枚，同煎至七分，热服，如欲出汗，衣被盖，再煎并服。

【功效】解表化湿，理气和中。

【主治】外感风寒，内伤湿滞证。恶寒发热，头痛，胸膈满闷，脘腹疼痛，恶心呕吐，肠鸣泄泻，舌苔白腻，脉浮或濡缓。并治山岚瘴疟、水土不服等。

【证析】本证系由外感风寒，内伤湿滞所致，为夏月常见病证。风寒外束，卫阳郁遏，则见恶寒发热等表证；湿滞脾胃，升降失常，则上吐下泻；湿阻气滞，则胸膈满闷、脘腹疼痛；脉浮或濡缓为外感风寒，内伤湿滞之征。是证外寒里湿，但以湿阻中焦为重，治宜化湿理气和中为主，兼以解表。

【方解】方中藿香辛温芳香，为化脾胃湿浊之要药，且可辟秽和中而止呕，外散风寒而解表，故重用为君。半夏曲、陈皮资藿香燥湿和胃止呕之力，并行气畅中；白术、茯苓健脾除湿以止泻，俱为臣药。大腹皮、厚朴行气除满，化湿利水，寓气行则湿化之义；紫苏、白芷助藿香外散风寒，其中紫苏尚可行气止呕，白芷兼能燥湿化浊；桔梗宣肺利膈，既助解表，又协化湿，同为佐药。炙甘草合术、苓益气健脾，并调和药性，为佐使药。煎加姜、枣乃内调脾胃，外和营卫。诸药合用，使风寒外散，湿浊内化，气机通畅，脾胃调和，则诸证可除。感受山岚瘴气及水土不服者，亦可用本方辟秽化浊，和中醒脾。

配伍特点：表里同治，治里为主；津气并调，化湿为重；邪正兼顾，祛邪为要。

【运用】

1. 辨证要点　本方为治外感风寒，内伤湿滞证的常用方。以恶寒发热，上吐下泻，舌苔白腻为辨证要点。

2. 新药研制提要　本方化湿之力较强，新药研制时，可据表证与气滞的轻重加减组方。如为表邪偏重而恶寒发热无汗者，加香薷以助解表；为气滞偏重而脘腹胀痛者，加木香、枳壳以行气止痛。

3. 现代制剂　研制的剂型有口服液、丸剂（含浓缩丸、滴丸）、颗粒剂、片剂、胶囊剂（含软胶囊）。

4. 使用注意　本方重在化湿和胃，解表散寒之力较弱，故表证较明显者，服后宜温覆以助解表。

【药理研究】①解痉镇痛：对离体十二指肠运动有明显的抑制作用，能对抗乙酰胆碱、水杨酸、毒扁豆碱、氯化钡引起的肠痉挛，缓解冰醋酸、酒石酸锑钾引起的内脏躯体反射性疼痛。②抗菌：对藤黄八叠球菌、金黄色葡萄球菌、伤寒杆菌等有显著抑制作用。此外，本方还有促进免疫、镇吐和调节胃肠功能等作用。

【附方】见表17-2。

表 17-2　藿香正气散附方

方名	组成	功效	主治
不换金正气散 （《易简方》）	藿香、厚朴、苍术、陈皮、半夏、甘草	解表化湿 和胃止呕	湿浊内停，兼有表寒证。呕吐腹胀、恶寒发热，或霍乱吐泻，或不服水土，舌苔白腻
保济丸 （《中国药典》2020版）	钩藤、菊花、蒺藜、厚朴、木香、苍术、天花粉、广藿香、葛根、化橘红、白芷、薏苡仁、稻芽、薄荷、茯苓、神曲	解表 祛湿 和中	暑湿感冒。发热头痛、腹痛腹泻、恶心呕吐、肠胃不适；亦可用于晕车晕船
香砂养胃丸 （《中国药典》2020版）	木香、砂仁、白术、陈皮、茯苓、半夏、醋香附、枳实、豆蔻、姜厚朴、广藿香、甘草、生姜、大枣	温中和胃	胃阳不足，湿阻气滞证。胃痛、痞满，脘闷不舒，吐酸嘈杂，不思饮食，四肢倦怠

【研制方举例】化湿败毒汤（《新型冠状病毒肺炎诊疗方案》试行第七版）　组成：生麻黄、藿香（后下）、生石膏、杏仁、法半夏、厚朴、苍术、草果、茯苓、生黄芪、赤芍、葶苈子、生大黄（后下）、甘草。功效：解毒化湿、清热平喘。主治：湿温疫毒，邪留气分，闭郁肺气之新型冠状病毒肺炎。症见发热面红，咳嗽痰黄，或痰中带血，喘憋气促，疲乏倦怠，恶心不食，大便不畅，小便短赤，舌红，苔黄腻，脉滑数等。

按：化湿败毒汤由麻杏石甘汤、宣白承气汤、葶苈大枣泻肺汤、不换金正气散等合方加减而成。本方之疫毒闭肺系湿毒疫邪，蕴而化热，热湿相合，蕴于气分引起。湿热交蒸，则发热面红；湿热蕴肺，肺气闭郁，则咳嗽痰黄，喘憋气促；疲乏、恶心、大便不畅、小便短赤及舌、脉等证，既是湿热困阻脾胃之候，亦是正气不支之征。方以麻黄、藿香宣利肺卫；麻黄、杏仁、半夏、葶苈子宣肺化痰，止咳平喘；石膏清泄热邪以解气分热邪；赤芍凉血散血以除血分热邪；藿香、厚朴、苍术、草果芳香化湿，行气导滞；茯苓合葶苈子渗湿利水，大黄通腑泻热，导湿热从二便外出；黄芪益气扶正，助正祛邪。诸药合用，既呈宣上、畅中、渗下并举，分消三焦湿热的配伍思路，又体现清热除湿同施，祛邪扶正兼顾，以除湿祛邪为主，清热扶正为辅的配伍形式。

第二节　清热祛湿剂

适应证　适用于外感湿热，或湿热内蕴，或湿热下注所致的湿温、黄疸、淋证、痿痹等。

组方思路　本类方剂常由以下药物构成：①除湿药，如芳香化湿或苦温燥湿之苍术、豆蔻、石菖蒲、半夏等，以醒脾助运；或淡渗利湿之茵陈、滑石、薏苡仁、木通等，以导湿与热邪下行。②清热药，如清热燥湿之黄连、黄芩、黄柏或清热解毒之连翘、射干等，以解郁结之热邪。③宣畅气机药，如杏仁、桔梗等开宣肺气；厚朴、枳壳等疏调脾气，乃气行则津行也。

代表方　三仁汤、茵陈蒿汤、八正散、二妙散。

三仁汤
《温病条辨》

【组成】杏仁五钱（15g）　飞滑石六钱（18g）　白通草二钱（6g）　白蔻仁二钱（6g）　竹叶二钱（6g）　厚朴二钱（6g）　生薏苡仁六钱（18g）　半夏五钱（15g）

【用法】甘澜水八碗，煮取三碗，每服一碗，日三服。

【功效】宣畅气机，清利湿热。

【**主治**】湿温初起之湿重于热证。头痛恶寒，身重疼痛，肢体倦怠，面色淡黄，胸闷不饥，午后身热，苔白不渴，脉弦细而濡。

【**证析**】本方所治之湿温多因外感时令湿热之邪；或湿饮内停，再感外邪，内外合邪，酿成湿温。诚如薛生白所言："太阴内伤，湿饮停聚，客邪再至，内外相引，故病湿热。"（《湿热论》）湿热初起，遏阻卫阳，则头痛恶寒；湿性重浊，故身重疼痛、肢体倦怠；湿热蕴于脾胃，运化失司，气机不畅，则胸闷不饥；湿为阴邪，湿遏热伏，则午后身热；苔白不渴，脉弦细而濡是湿温初起，湿重于热之候。治当宣畅气机，清热利湿。

【**方解**】方中杏仁开宣肺气，"盖肺主一身之气，气化则湿亦化"（《温病条辨》）；白蔻仁芳香化湿，行气畅中；薏苡仁渗利湿热。三仁合而观之，辛开于上，芳化于中，淡渗于下，三焦分消，共为君药。滑石、通草、竹叶甘寒淡渗，协薏苡仁利湿清热之功，是为臣药。半夏、厚朴行气除满，化湿和胃，助白蔻仁畅中祛湿之力，是为佐药。原方以甘澜水（又名劳水）煎药，取其下行之性以利湿。诸药共用，气行湿化，三焦通利，诸症自除。

配伍特点：祛湿清热同用，祛湿为主；宣上、畅中、渗下并举，以分消三焦湿热。

【**运用**】

1. 辨证要点　本方为治湿温初起，湿重于热证的常用方。以头痛恶寒，身重疼痛，午后身热，苔白不渴为辨证要点。

2. 新药研制提要　湿温初起，湿遏热伏，或呈卫气同病之证，或呈湿热并重之证。研制新药时，若卫分症状较明显者，加广藿香、淡豆豉等以解表化湿；胸闷不饥甚者，加郁金、枳壳等宣畅气机；热邪较重而渴不多饮、舌苔黄腻者，加黄芩、滑石等以清热利湿。

3. 现代制剂　研制的剂型有合剂、颗粒剂。

4. 使用注意　本方证颇多疑似，易于误治，当须分辨。一是见其头痛恶寒、身重疼痛，以为伤寒而汗之，湿随辛温升发而上蒙清窍，则见神昏耳聋，甚则目瞑不欲言；二是见其胸闷不饥，以为积滞而下之，下伤脾胃，湿邪乘势下注，则为洞泄；三是见其午后身热，以为阴虚而滋阴补之，湿为胶滞阴邪，再加柔润阴药，两阴相合，遂成锢结不解。故《温病条辨》指出湿温病"汗之则神昏耳聋，甚则目瞑不欲言，下之则洞泄，润之则病深不解"，此"三禁"应视为辨治湿温病的通则。此外，舌苔黄腻，热重于湿者亦不宜使用本方。

【**药理研究**】①调节胃肠功能：可提高湿热证模型动物胃窦 P 物质及血浆生长抑素、胃泌素的含量，降低血浆胃动素水平。②抗内毒素：可抑制细菌繁殖，降低内毒素总量，恢复肠道屏障功能。③改善血液流变：可显著降低大肠湿热证模型动物血中白细胞介素 –1 含量、全血黏度、血浆黏度、红细胞比容，升高红细胞沉降率，调节血液流变。④调节免疫：可恢复湿热模型动物 T 型淋巴细胞亚群 CD_4^+/CD_8^+ 比值，增强细胞免疫功能。⑤调节脂代谢：能降低温病湿热证大鼠血清脂质水平，减弱过氧化脂质活力，增加超氧化物歧化酶活性。此外，本方还有调节神经内分泌功能的作用。

【**附方**】见表 17–3。

表 17–3　三仁汤附方

方名	组成	功效	主治
黄芩滑石汤（《温病条辨》）	黄芩、滑石、茯苓皮、大腹皮、白蔻仁、通草、猪苓	清热利湿	湿温邪在中焦。发热身痛，汗出热解，继而复热，渴不多饮，或不渴，舌苔淡黄而滑，脉缓

续表

方名	组成	功效	主治
甘露消毒丹 （《医效秘传》）	滑石、黄芩、茵陈、石菖蒲、贝母、木通、藿香、连翘、白蔻、薄荷、射干	利湿化浊 清热解毒	湿温时疫，湿热并重证。发热倦怠，胸闷腹胀，肢酸咽痛，身目发黄，颐肿口渴，小便短赤，泄泻淋浊，舌苔黄腻，脉濡数或滑数
藿朴夏苓汤 （《感证辑要》）	杏仁、通草、白蔻仁、厚朴、生薏苡仁、半夏、藿香、淡豆豉、赤苓、猪苓、泽泻	解表化湿	湿温初起。身热恶寒，肢体倦怠，胸闷口腻，舌苔薄白，脉濡缓

茵陈蒿汤
《伤寒论》

【组成】茵陈六两（18g） 栀子擘十四枚（12g） 大黄去皮，二两（6g）

【用法】上三味，以水一斗二升，先煮茵陈，减六升，内二味，煮取三升，去滓，分三服。

【功效】清热，利湿，退黄。

【主治】湿热黄疸。一身面目俱黄，黄色鲜明，口渴欲饮，腹微满，小便短赤，舌红，苔黄腻，脉滑数。

【证析】"黄家所得，从湿得之"（《金匮要略》），湿从热化者为阳黄，湿从寒化者为阴黄。本方主治黄疸属阳黄，乃因湿热蕴结肝胆，胆汁不循常道而外溢，浸渍肌肤所致。湿热壅结，气机受阻，则腹微满；湿不得下泄，则小便不利；口中渴，舌苔黄腻，脉滑数，为湿热内蕴之征。治宜清热，利湿，退黄。

【方解】方中茵陈苦辛微寒，苦以降泄，寒能清热，专入肝、胆，功善清利肝胆湿热，为治黄疸要药，故重用为君。臣以栀子清热降火，通利三焦，助茵陈引湿热从小便而去。肝主藏血，肝胆湿热易致血行瘀滞，故佐以大黄泻热祛瘀，通腑退黄，既导湿热从大便而下，又使血流畅通。三药合用，湿热瘀滞前后分消，则黄疸自退。

配伍特点：除湿与清热共用，利湿与泻下并进，但以清利为主。

【运用】

1. 辨证要点 本方为治湿热黄疸的基础方、代表方。以一身面目俱黄，黄色鲜明，舌苔黄腻，脉沉数或滑数有力为辨证要点。

2. 新药研制提要 湿热黄疸有湿重于热与热重于湿的区别。研制新药时，若为湿重于热者而设，宜加利水渗湿之茯苓、泽泻等；为热重于湿者而设，宜配清热燥湿之黄柏、龙胆等。

3. 现代制剂 研制的剂型有丸剂、颗粒剂、散剂。

【药理研究】①利胆退黄：具有明显利胆作用，全方效果优于拆方，且能显著降低胆红素水平。②保肝：可抗脂质过氧化，保护损伤的肝细胞，改善肝功能。③降血糖、调节血脂：可降低多种糖尿病模型动物的血糖，改善糖耐量，降低高脂饲料引起的甘油三酯、血清胆固醇、高密度脂蛋白含量。④保护胰腺：可恢复去氧胆酸钠诱发的急性胰腺炎模型动物的胰腺组织变化，保护胰腺。此外，本方还有解热、抗菌、抗炎、镇痛等作用。

【附方】见表17-4。

表17-4　茵陈蒿汤附方

方名	组成	功效	主治
茵栀黄口服液 （《中国药典》2020版）	茵陈提取物、栀子提取物、黄 芩提取物、金银花提取物	清热解毒 利湿退黄	肝胆湿热之黄疸。面目悉黄、胸胁胀痛、恶 心呕吐、小便黄赤等
消炎利胆片 （《中国药典》2020版）	穿心莲、溪黄草、苦木	清热祛湿 利胆	肝胆湿热证。胁痛、口苦等；急性胆囊炎、 胆管炎见上述证候者

八正散
《太平惠民和剂局方》

【组成】车前子　瞿麦　萹蓄　滑石　山栀子仁　甘草炙　木通　大黄面裹煨，去面，切，焙，各一斤（500g）

【用法】上为散，每服二钱（6g），水一盏，入灯心，煎至七分，去滓，温服，食后临卧。小儿量力少少与之。

【功效】清热泻火，利水通淋。

【主治】湿热淋证。尿频尿急，尿时涩痛，淋沥不畅，尿色浑赤，甚则癃闭不通，小腹急满，口燥咽干，舌苔黄腻，脉滑数。

【证析】本方主治淋证为湿热下注膀胱所致。湿热蕴于膀胱，气化不利，则尿频尿急、尿时涩痛、淋沥不畅、尿色浑赤，甚则癃闭不通；湿热郁遏，气机不畅，则少腹急满；津滞不布，加之热邪伤津，则口燥咽干；苔黄腻，脉滑数，为湿热内蕴之征。治宜清热利水通淋。

【方解】方中滑石善滑利窍道，清热渗湿，利水通淋，用为君药。臣以木通、萹蓄、瞿麦、车前子，共资君药清热利水通淋之功。佐以栀子清泄三焦湿热；大黄通腑泻热，使湿热从大便而去。炙甘草调和诸药，兼能缓急止痛，是为佐使之用。煎加灯心以协利水通淋之力。诸药合用，使湿热之邪尽从二便而去，共成清热泻火，利水通淋之剂。

配伍特点：集大队寒凉降泄之品，渗湿与泻火合法，利水与通腑并行。

【运用】

1. 辨证要点　本方为治湿热淋证的常用方。以尿频尿急，尿时涩痛，舌苔黄腻，脉滑数为辨证要点。

2. 新药研制提要　本方苦寒清利，凡淋证属湿热下注者均可用之，研制新药时，可据淋证特点配伍相应药物，以切中病情。如治血淋，宜加生地黄、小蓟、白茅根等以凉血止血；治石淋，可加金钱草、海金沙、石韦等以化石通淋；治膏淋，宜加萆薢、菖蒲等以分清化浊。

3. 现代制剂　研制的剂型有合剂、颗粒剂、胶囊剂。

【药理研究】①抗感染：对金黄色葡萄球菌有较强的抑菌作用，可降低急性肾盂肾炎模型动物尿培养阳性率、肾培养阳性率、白细胞计数、降钙素原、超敏C反应蛋白、白细胞介素-1β、白细胞介素-6、白细胞介素-10、趋化因子-2含量，降低炎症水平。②利尿：能增加输尿管动作电位频率。此外，本方尚有增强巨噬细胞吞噬功能，改善免疫的作用。

【研制方举例】肾石通颗粒（《中国卫生部药品标准》）　组成：金钱草、炒王不留行、萹蓄、瞿麦、海金沙、丹参、炙鸡内金、制延胡索、牛膝、木香。功效：清热利湿，活血止痛，化石排石。主治：湿热下注，瘀热互结之肾结石、肾盂结石、膀胱结石、输尿管结石。症见尿频尿急，血尿，淋沥涩痛，甚则不通，下腹胀痛等。

　　按：肾石通颗粒是师八正散之法而制。该方主治属中医之石淋，为湿热瘀蕴结成石。方以金钱草、萹蓄、瞿麦、海金沙、鸡内金清热利湿，通淋化石；丹参、延胡索、牛膝、木香祛瘀活血，行气止痛；王不留行活血祛瘀，利湿通淋，两擅其功；牛膝性善下行，能引石下行以助排石。诸药合用，共成清热利湿，活血止痛之功，为一首利湿化石与活血行气并施之研制方。

二妙散
《丹溪心法》

　　【**组成**】黄柏炒　苍术米泔水浸，炒（各15g）（原书未著剂量）

　　【**用法**】上二味为末，沸汤，入姜汁调服。

　　【**功效**】清热燥湿。

　　【**主治**】湿热下注证。筋骨疼痛，或两足痿软，或足膝红肿疼痛，或湿热带下，或下部湿疮、湿疹，小便短赤，舌苔黄腻者。

　　【**证析**】本方主治湿热流注下焦证。湿热下注，客于经脉关节，则筋骨疼痛、足膝红肿；湿热不攘，筋脉弛缓，则两足痿软无力；湿热下注于前阴，则为带下臭秽；湿热浸淫下焦，郁滞肌肤，则患湿疮；小便短赤，舌苔黄腻皆为湿热之征。治宜清热燥湿。

　　【**方解**】方中黄柏为君，取其苦以燥湿，寒以清热，是清下焦湿热之要药。苍术为臣，辛香苦燥，长于燥湿健脾。入姜汁调服，取其辛散以助祛湿。三药相伍，清热燥湿，标本同治。

　　【**运用**】

　　1. 辨证要点　本方为治疗湿热下注证的基础方。以足膝肿痛，小便短赤，舌苔黄腻为辨证要点。

　　2. 新药研制提要　本方是治下焦湿热证的基础方，研制新药宜根据病证之异加味组方。如用治湿热痿证，加五加皮、木瓜、牛膝等祛湿热，强筋骨；治湿热带下，色黄黏稠，加土茯苓、樗根白皮、车前子等清热利湿止带；治下部湿疮、湿疹，加赤小豆、地肤子、苦参等清湿热，解疮毒。

　　3. 现代制剂　研制的剂型有丸剂、颗粒剂。

　　【**药理研究**】①抑制胃肠收缩：可拮抗乙酰胆碱、氯化钡、磷酸组胺所致的离体豚鼠回肠收缩。②免疫抑制：可有效抑制2，4，6-三硝基氯苯所致迟发性变态反应，其免疫抑制活性成分主要为生物碱类组分。

　　【**附方**】见表17-5。

表17-5　二妙散附方

方名	组成	功效	主治
三妙丸 （《医学正传》）	苍术、黄柏、牛膝	清热燥湿	湿热下注之痿痹。两脚麻木或肿痛，或如火烙热，痿软无力，或下部湿疮、湿疹、带下
四妙丸 （《成方便读》）	苍术、黄柏、牛膝、薏苡仁	清热利湿 舒筋壮骨	湿热下注之痿痹。两脚麻木，下肢痿弱，筋骨疼痛，足胫湿疹痒痛，或湿热脚气水肿

第三节 利水渗湿剂

适应证 适用于水湿内停证。症见水肿，小便不利，泄泻，身体沉重疼痛，苔白，脉缓等。

组方思路 本类方剂常由以下药物构成：①利水渗湿药，如茯苓、猪苓、泽泻等，使已停之水湿从小便而去。②行气药，如陈皮、大腹皮等，令气行则津行。③消除病因药，水停因膀胱气化失司所致，宜伍桂枝以温阳化气；因脾胃气虚，脾不运湿所致，宜配黄芪、白术以健脾助运，培土制水。

代表方 五苓散、防己黄芪汤。

五苓散
《伤寒论》

【组成】 猪苓去皮，十八铢（9g） 泽泻一两六铢（15g） 白术十八铢（9g） 茯苓十八铢（9g） 桂枝去皮，半两（6g）

【用法】 上捣为散，以白饮和，服方寸匕（6～9g），日三服，多饮暖水，汗出愈，如法将息。

【功效】 利水渗湿，温阳化气。

【主治】

1.蓄水证。小便不利，头痛发热，烦渴欲饮，甚则水入即吐，舌苔白，脉浮。

2.水湿内停证。水肿，泄泻，小便不利等。

【证析】 本方原治蓄水证，乃由太阳表邪不解，内传太阳之腑，致膀胱气化不利，而成太阳经腑同病。表邪未解，则头痛发热、脉浮；膀胱气化失司，则小便不利；水蓄下焦，气不化津，水津不布，则渴欲饮水、水入即吐。至于水肿、泄泻等，亦皆为水湿停蓄所致。是证病机为膀胱气化不利，水湿内停。因水湿内盛，治宜利水渗湿为主，兼温阳化气。

【方解】 方中重用泽泻为君，利水渗湿。臣以茯苓、猪苓淡渗利湿，与泽泻相伍，则渗湿之力尤著，为利水消肿的常用药组。佐以白术健脾燥湿，合茯苓益脾以运化水湿；《素问·灵兰秘典论》曰："膀胱者，州都之官，津液藏焉，气化则能出矣。"膀胱的气化有赖于肾阳之蒸腾，故又佐以桂枝温阳化气，兼解表邪。原书要求服后"多饮暖水"，意即以助发汗，既使表邪从汗而解，又通过汗出而开宣肺气，利于水湿下行。

配伍特点：发汗利水同施，表里同治，重在祛湿治里；渗湿化气兼顾，标本同治，重在利水治标。

【运用】

1.辨证要点 本方为治水湿内停证之基础方。以小便不利，舌苔白，脉浮或缓为辨证要点。

2.新药研制提要 本方属利水渗湿之剂，用治水肿甚者，新药研制加桑白皮、大腹皮、车前子等以增强行水消肿之力。因气行则津行，亦可酌加陈皮、枳实理气以行水。

3.现代制剂 研制的剂型有片剂、胶囊剂、丸剂、纳米制剂。

【药理研究】 ①利尿：其利尿作用与参与调节水通道蛋白 mRNA 转录水平及蛋白表达有一定的联系。②对肾功能的影响：对钠、钾、钙、镁电解质有促进排泄作用，并可在肾功能不全时维持血浆电解质平衡，降低血清尿素氮、肌酐、β_2 微球蛋白含量。③降血压：其降压机制可能与其利尿、扩血管作用有关。此外，本方尚有保肝降脂、降低颅压、抗应激性溃疡、抑菌等作用。

【附方】见表17-6。

表17-6　五苓散附方

方名	组成	功效	主治
茵陈五苓散《金匮要略》	茵陈、泽泻、茯苓、猪苓、白术、桂枝	利湿退黄	湿热黄疸，湿重于热，小便不利者
春泽汤《世医得效方》	泽泻、茯苓、猪苓、白术、人参	益气健脾利水渗湿	脾虚失运，水湿内停证。水肿，泄泻，小便不利，神疲乏力，口渴
胃苓汤《世医得效方》	泽泻、茯苓、猪苓、白术、桂枝、苍术、厚朴、陈皮、甘草、紫苏、乌梅、生姜、大枣	祛湿和胃行气利水	脾胃伤冷，水谷不分，泄泻如水，以及水肿，腹胀，小便不利者

【研制方举例】清肺排毒汤（《新型冠状病毒肺炎诊疗方案》试行第七版）　组成：麻黄、炙甘草、杏仁、生石膏（先煎）、桂枝、泽泻、猪苓、白术、茯苓、柴胡、黄芩、姜半夏、生姜、紫菀、冬花、射干、细辛、山药、枳实、陈皮、藿香。功效：清肺平喘，散寒止咳，祛湿排毒。主治：寒湿疫毒之新型冠状病毒肺炎。症见发热，或恶寒，头身疼痛，或身重肢倦，或干咳，咽痛，胸闷喘逆，或食欲不振、呕恶、泄泻，或尿少、水肿，苔白厚腻。

按：清肺排毒汤来源于中医经典方剂组合，由麻杏石甘汤、射干麻黄汤、小柴胡汤、五苓散合方加减化裁而成。本方主治基于临床观察，其症涉及较广，如恶寒、发热、头身疼痛、身重肢倦等，乃寒湿袭表，郁遏卫阳，经脉不通之征；干咳、咽痛、胸闷或喘逆，为肺系不利，肺失宣降之征；食欲不振、呕恶、泄泻、苔白厚腻，为湿阻中焦，脾失运化之征；尿少、水肿，是水湿内停之候。其病机为寒湿外困，肺卫不畅，脾失运化，痰湿内停，郁而化热。方以射干麻黄汤伍藿香散寒解表，化湿和中，芳香辟秽；麻杏石甘汤合射干、紫菀、冬花、细辛、半夏、黄芩则宣降肺气，止咳平喘之力尤著，兼能清解肺热；小柴胡汤和解退热；五苓散化气利水，为湿与热邪寻下行之路；枳实、陈皮利膈宽胸，行气化痰，寓气行则津行之意；山药益气养阴，补益肺脾。诸药合用，共奏清肺平喘，散寒止咳，祛湿排毒之功。

防己黄芪汤
《金匮要略》

【组成】防己一两（12g）　黄芪去芦，一两一分（15g）　甘草炒，半两（6g）　白术七钱半（9g）

【用法】上锉麻豆大，每抄五钱匕（15g），生姜四片，大枣一枚，水盏半，煎八分，去滓，温服，良久再服。服后当如虫行皮中，从腰下如冰，后坐被上，又以一被绕腰以下，温令微汗，瘥。

【功效】益气祛风，健脾利水。

【主治】表虚之风水或风湿。汗出恶风，身重或肿，或肢节疼痛，小便不利，舌淡苔白，脉浮。

【证析】本方证病机为肺脾气虚，表卫不固，风湿之邪伤于肌表，水湿之邪郁于肌腠所致。肺脾气虚，卫气亦亏，卫外失固，则汗出恶风；风湿或水湿郁于肌腠、肌肉，客于关节、筋骨，则身体沉重、肢节疼痛，或水肿；水湿内停，蓄而不行，则小便不利；舌淡苔白，脉浮，为正虚湿停，邪气在表之象。风湿在表，法当解表，但表虚之体，发汗则反伤表，故治宜益气固表与祛风行水并施。

【方解】方中防己祛风利水，除湿止痛；黄芪益气固表，行水消肿，二药相合，祛风除湿而不伤正，益气固表而不恋邪，共为君药。白术补气健脾以资黄芪益气固表之力，燥湿化浊以助防己祛湿行水之功，为臣药。甘草健脾和中，兼可调和诸药，是为佐使。煎时加生姜以助防己祛风湿，加大枣以助黄芪、白术益气健脾，姜、枣相合、调和脾胃。

配伍特点：祛风除湿与益气固表并用，邪正兼顾。

【运用】

1. 辨证要点 本方为治风湿、风水属表虚证之常用方。以汗出恶风，小便不利，苔白脉浮为辨证要点。

2. 新药研制提要 本方属益气祛风利水之剂。研制新药时，若为风水而设，加茯苓、猪苓以增利水消肿之功；为风湿而制，加威灵仙、苍术、独活以增祛风除湿之功。

3. 现代制剂 研制的剂型有颗粒剂、胶囊剂。

【药理研究】①免疫调节：可显著提高 T 细胞的转化率及白细胞介素 –1 与白细胞介素 –2 的活性。②抗炎：对关节内外组织炎症具有普遍的抗炎作用，并可改善组织微循环、促进关节软骨细胞修复。③改善肾功能：对肥胖性高血压大鼠肾脏具有保护作用，减少阿霉素肾病大鼠尿蛋白量，并能防治肾间质纤维化。

第四节 温化寒湿剂

适应证 适用于阳虚痰饮及阳虚水停证。前者症见胸胁支满，心悸，短气，舌苔白滑，脉弦滑；后者症见畏寒肢冷，小便不利，四肢沉重疼痛，水肿，舌淡苔白滑或白腻，脉沉等。

组方思路 本类方剂常由以下药物构成：①除湿药，如淡渗利水之茯苓、泽泻、革薢，芳化苦燥之草果、厚朴、半夏等。②温阳祛寒药，如干姜、附子、益智仁、桂枝等，振奋阳气，消除水湿停滞之根本原因。③行气药，如木香、陈皮、槟榔等，是治湿宜调气之故。④益气健脾药，如白术、黄芪、党参等，使脾气健运，水湿得行。

代表方 苓桂术甘汤、真武汤、革薢分清饮。

苓桂术甘汤
《金匮要略》

【组成】茯苓四两（12g） 桂枝三两（9g） 白术三两（9g） 甘草炙，二两（6g）

【用法】上四味，以水六升，煮取三升，分温三服。

【功效】温阳化饮，健脾利湿。

【主治】中阳不足之痰饮。胸胁支满，目眩心悸，短气而咳，舌苔白滑，脉弦滑。

【证析】本方证病机为中阳不足，脾失健运，水湿内停。脾阳不足，健运失职，则湿滞而为痰为饮，痰饮随气升降，停于胸胁，则胸胁支满；阻滞中焦，清阳不升，则头晕目眩；饮邪凌心犯肺，则心悸、短气而咳；舌苔白滑，脉沉滑，皆为痰饮内停之征。仲景云："病痰饮者，当以温药和之。""夫短气有微饮者，当从小便去之。"治当温阳化饮，健脾利湿。

【方解】方中茯苓既利湿化饮，又健脾助运，消已停之饮，绝生痰之源，故重用为君。臣以桂枝温阳化气以行水，苓、桂相伍为温化渗利之常用组合。佐以白术健脾燥湿，苓、术相配为健脾祛湿的常用药对。炙甘草合桂枝辛甘化阳，以助温补中阳；合白术益气健脾，以培土制水；兼能调和诸药，为佐使药。四药相合，共奏温阳化饮、健脾利湿之功。

配伍特点：温而不燥，利而不峻，标本兼顾。

【类方比较】苓桂术甘汤与五苓散中皆有桂枝、白术、茯苓，均有温阳健脾利湿之功。五苓散以泽泻为君，配伍茯苓、猪苓直达下焦，以利水渗湿为主，主治膀胱气化不利，水湿内停之水肿、小便不利、舌苔白等症；苓桂术甘汤以茯苓为君，配伍桂枝温阳化饮，四药皆入中焦脾胃，主治中阳不足之痰饮，症见胸胁支满、头眩、心下悸等症。

【运用】

1. 辨证要点 本方为治中阳不足痰饮病之代表方、基础方。以胸胁支满，目眩心悸，舌苔白滑为辨证要点。

2. 新药研制提要 本方是温阳化饮的基础方。研制新药时，如为咳喘痰多而制，加半夏、陈皮、苦杏仁、桔梗以燥湿化痰，止咳平喘；为肢肿尿少而制，加泽泻、猪苓利水消肿；为肝风挟痰饮上犯之眩晕而制，加天麻、半夏以息风化痰。

3. 现代制剂 研制的剂型有丸剂。

【药理研究】①抗心肌缺血：对心肌缺血模型有较好的保护作用，其机制与抑制交感神经兴奋有关。②正性肌力作用：对心衰模型具有明显的正性肌力作用。③抗心律失常：对氯仿所致小鼠室颤具有明显的抑制作用。④调控脂质代谢和胰岛素抵抗：可调节脂联素、胰岛素和瘦素水平。⑤调控机体水液代谢：可调节水通道蛋白。此外，本方还具有抗炎、镇静、利尿等作用。

【研制方举例】苓桂咳喘宁胶囊（《国家药品标准》）组成：桂枝、白术、茯苓、陈皮、苦杏仁、桔梗、半夏、龙骨、牡蛎、生姜、大枣、甘草。功效：温肺化饮，止咳平喘。主治：痰湿阻肺之咳嗽痰多，喘息胸闷，气短。

按：苓桂咳喘宁胶囊系苓桂术甘汤加味而成。该方主治痰湿阻肺之咳嗽痰多，故以苓桂术甘汤温化痰饮，健脾利湿；配半夏、陈皮燥湿化痰，兼以行气；苦杏仁、桔梗宣降肺气，止咳平喘；龙骨、牡蛎收敛以防耗散肺气；姜、枣益脾和胃。诸药合用，为温肺化饮与止咳平喘兼顾，标本同治之研制方。

真武汤
《伤寒论》

【组成】茯苓三两（9g） 芍药三两（9g） 白术二两（6g） 生姜切，三两（9g） 附子炮，去皮，破八片，一枚（9g）

【用法】上五味，以水八升，煮取三升，去滓，温服七合，日三服。

【功效】温阳利水。

【主治】脾肾阳虚，水气内停证。畏寒肢冷，小便不利，四肢沉重疼痛，或头目眩晕，心悸，或浮肿，腹痛下利，或咳喘呕逆，舌质淡胖，边有齿痕，舌苔白滑，脉沉细。

【证析】本方治疗脾肾阳虚，水湿泛溢证。盖主水在肾，制水在脾。今因肾阳亏虚，气化失司，脾阳不足，运化失调，以致水湿内停。脾肾阳虚，形失所温，则畏寒肢冷；水湿泛溢肌肤，则肢体浮肿、四肢沉重疼痛；气化不及，水蓄不行，则小便不利；水气上泛，凌心犯肺，则心悸、咳喘；水湿中阻，内侵脾胃，气机失调，则腹痛、下利、呕逆；舌质淡胖，边有齿痕，舌苔白滑，脉沉细，是阳虚水停之征。治疗当以温阳利水为法。

【方解】方以大辛大热之附子为君，温肾助阳以化气行水，兼暖脾土以温运水湿。臣以茯苓健脾利水；生姜合附子温里祛寒，合茯苓宣散水气。佐以白术健脾燥湿。白芍亦为佐药，其意有三：一者利小便以行水气,《神农本草经》谓其能"利小便",《名医别录》言其"去水气,利膀胱";二者益阴缓急而止痛;三者可防附子燥热伤阴。诸药合用,温脾肾以助阳气,利小便以祛水邪。

配伍特点:温肾暖脾之中兼利水、散水、燥湿,标本同治,重在温肾;温阳佐以益阴,温阳而不伤阴,益阴而不留邪。

【运用】

1. 辨证要点　本方为治阳虚水泛之基础方。以小便不利,肢体沉重或浮肿,舌质淡胖,苔白,脉沉为辨证要点。

2. 新药研制提要　本方重在治本,研制新药可据病证之侧重加减组方,以标本并图。若治水肿甚,合五苓散利水消肿;治水饮犯肺而咳甚者,加干姜、细辛、五味子温肺化饮止咳;治脾肾阳衰而泄泻重者,去芍药,加干姜、益智仁温中止泻。

3. 现代制剂　研制的剂型有丸剂。

【药理研究】①改善肾功能:能显著促进肾阳虚大鼠体重增加,纠正物质代谢紊乱,其机制与提高血清三碘甲状腺原氨酸、四碘甲状腺原氨酸含量,兴奋下丘脑－垂体－肾上腺皮质轴,促进 Na^+、K^+ 的排泄,改善肾小球滤过膜的通透性有关。②强心及改善心功能:能直接加强心肌收缩力,扩张外周血管,减轻前后负荷,并可改善神经内分泌功能,抑制肾素－血管紧张素－醛固酮系统和炎症因子级联反应,改善心肌重构。③抗衰老:可对抗自由基的氧化作用,促进自由基消除,减少脂质过氧化物的形成,减少全身性耗氧,提高机体应激能力,有利于延缓机体的衰老。④利尿:可调节水通道蛋白,调节渗透压,平衡水液代谢。

【附方】见表17-7。

表 17–7　真武汤附方

方名	组成	功效	主治
附子汤 (《伤寒论》)	附子、人参、白术、茯苓、芍药	温经助阳 祛寒化湿	寒湿内侵,身体骨节疼痛,恶寒肢冷,苔白滑,脉沉微
实脾散 (《重订严氏济生方》)	附子、干姜、白术、茯苓、厚朴、草果、木瓜、木香、槟榔、甘草、生姜、大枣	温阳健脾 行气利水	脾肾阳虚,水停气滞之阴水。身半以下肿甚,手足不温,口中不渴,胸腹胀满,大便溏薄,舌苔白腻,脉沉弦而迟

【研制方举例】肾炎温阳片(《国家药品标准》)　组成:黄芪、人参、党参、茯苓、盐制附子、肉桂、木香、香加皮、葶苈子、白术、大黄。功效:温肾健脾,行气利水。主治:脾肾阳虚,水湿泛溢之慢性肾炎,症见全身浮肿,畏寒肢冷,纳差便溏,脘腹胀闷。

按:肾炎温阳片仿实脾散之法而制。该方主治脾肾阳虚,水湿泛溢证。故以附子、肉桂温肾化气以行水;黄芪、生晒参、党参、白术健脾益气以运湿;配茯苓、五加皮、葶苈子、大黄利水通腑以消肿,使水湿从前后二阴分消;木香既行气消胀,又助利水之力。诸药合用,为一首温阳与补气同用,利水与泻下并投之研制方。

萆薢分清饮(原名萆薢分清散)
《杨氏家藏方》

【组成】益智仁　川萆薢　石菖蒲　乌药各等分(各9g)

【用法】上为细末，每服三钱，水一盏半，入盐一捻，同煎至七分，食前温服。

【功效】温肾利湿，分清化浊。

【主治】下焦虚寒之膏淋、白浊。小便频数，浑浊如米泔，凝如脂膏，舌淡苔白，脉沉。

【证析】本证因下焦虚寒，湿浊不化所致。肾主封藏，司膀胱开阖，下焦虚寒，气化不利，肾失封藏，膀胱失约，故小便频数，尿浊如米泔，或如脂膏。舌淡苔白、脉沉，为下焦虚寒之象。法当温肾利湿，分清化浊。

【方解】方中萆薢味苦性平，利湿化浊，乃治白浊之要药，为君药。石菖蒲辛香苦温，化浊祛湿以助萆薢之力，兼可祛膀胱虚寒，为臣药。君臣相伍，以祛湿化浊为主。益智仁温肾暖脾，缩泉止遗；乌药温肾散寒，行气止痛，能除膀胱冷气，治小便频数，为佐药。入盐煎服，取其咸以入肾，引药直达下焦，用以为使。诸药同用，共奏温肾利湿，分清化浊之功。

配伍特点：利湿化浊以治其标，温暖下元以顾其本。

【运用】

1.辨证要点 本方为下焦虚寒淋浊的常用方。以小便浑浊频数，舌淡苔白，脉沉为辨证要点。

2.新药研制提要 下焦虚寒日久常波及中焦，研发新药时，若兼虚寒腹痛者，可加肉桂、小茴香以温中祛寒；久病气虚者，可加黄芪、白术以益气祛湿。

3.使用注意 湿热白浊则非本方所宜。

第五节 祛风胜湿剂

适应证 适用于风寒湿痹。症见头痛身重，腰膝疼痛，肢节屈伸不利，苔白，脉浮或脉细弱。

组方思路 本类方剂常由以下药物构成：①祛风湿药，如羌活、独活、防风、秦艽等，以祛邪外出。②活血药，如川芎、当归、牛膝等，取"治风先治血，血行风自灭"之意。③兼顾相关病变的药，如风湿久留，伤及气血，配补益气血之人参、黄芪、地黄、白芍等；风湿久痹，损及肝肾而致肝肾亏虚，筋骨失养，配补肝肾、强筋骨之杜仲、桑寄生等。

代表方 羌活胜湿汤、独活寄生汤。

羌活胜湿汤
《脾胃论》

【组成】羌活 独活各一钱（6g） 藁本 防风 甘草炙，各五分（3g） 蔓荆子三分（2g） 川芎二分（1.5g）

【用法】上㕮咀，都作一服，水二盏，煎至一盏，去滓，食后温服。

【功效】祛风胜湿止痛。

【主治】风湿在表之痹证。肩背痛不可回顾，头痛身重，或腰脊疼痛，难以转侧，苔白，脉浮。

【证析】本方证多系汗出当风，或久居湿地，风湿之邪侵袭肌表所致。风湿客于肌表，阻于经脉，气血运行不利，则头痛身重，或腰脊疼痛、难以转侧；苔白，脉浮为风湿在表之佐证。治以祛风胜湿为法。

【方解】方中羌活、独活祛风除湿，通利关节，共为君药，其中羌活善祛上部风湿，独活善祛下部风湿，两药相合，能散周身风湿以通痹。臣以防风、藁本祛风胜湿，且善止头痛。佐以川芎活血行气，合蔓荆子祛风止痛。使以炙甘草调和诸药。综合本方，集众多辛苦温散药于一方，但用量尤轻，意在微汗，使肌表之风湿随汗尽去。

【类方比较】九味羌活汤和羌活胜湿汤均用羌活、防风、川芎和甘草，皆可祛风胜湿，止头身痛。但九味羌活汤配伍细辛、白芷、苍术及地黄、黄芩，发汗解表力强，兼能清热，主治风寒湿邪在表而里有蕴热之证，以恶寒发热为主，兼见口苦微渴。羌活胜湿汤则配伍独活、藁本、蔓荆子，以祛一身上下之风湿见长，而解表之力逊，主治风湿在表之痹证，以头身重痛为主，表证不著。

【运用】

1. 辨证要点　本方为治风湿在表之痹证的常用方剂。以头身重痛或腰脊疼痛，苔白，脉浮为辨证要点。

2. 新药研制提要　本方属祛风胜湿止痛之剂，研发新药时，可据痹证成因之偏风、寒、湿、热加味组方。若为风邪较重，肢体疼痛，游走不定而制，重用防风，并加秦艽以祛风止痛；为湿邪较重，肢体酸楚甚而制，可加苍术、木瓜以祛湿通络；为兼寒邪，肢体关节疼痛或冷痛明显而制，加肉桂、制川乌、细辛以温里祛寒；为邪郁化热，关节疼痛，局部灼热而制，加黄芩、黄柏、知母等以清里热。

3. 现代制剂　研制的剂型有丸剂。

独活寄生汤
《备急千金要方》

【组成】独活三两（9g）　桑寄生　杜仲　牛膝　细辛　秦艽　茯苓　肉桂心　防风　川芎　人参　甘草　当归　芍药　干地黄各二两（6g）

【用法】上咬咀，以水一斗，煮取三升，分三服，温身勿冷也。

【功效】祛风湿，止痹痛，益肝肾，补气血。

【主治】痹证日久，肝肾两虚，气血不足证。腰膝疼痛，肢节屈伸不利，或麻木不仁，畏寒喜温，心悸气短，舌淡苔白，脉细弱。

【证析】本方所治之痹证，或为肝肾两虚，气血不足之体，招致风寒湿邪侵袭，邪气稽留所致；或由感受风寒湿邪而患痹证，日久不愈，累及肝肾，耗伤气血而致。风寒湿邪客于肢体关节，气血运行不畅，则腰膝疼痛，久则肢节屈伸不利；寒邪偏重，易伤阳气，则畏寒喜温；肝肾不足，气血亏损，则肢体麻木不仁、心悸气短、舌淡苔白、脉细弱。治宜祛散风寒湿邪，补益肝肾气血。

【方解】方中重用独活为君，祛下焦与筋骨间的风寒湿邪。细辛搜筋骨风寒湿邪，通络止痛；秦艽祛风湿，舒筋络；桂心温经散寒，通利血脉；防风祛风散寒，胜湿止痛，同为臣药。君臣相伍，以祛风寒湿邪。佐以桑寄生、杜仲、牛膝补益肝肾而强壮筋骨；当归、川芎、地黄、白芍养血行血，寓"治风先治血，血行风自灭"之意；人参、茯苓、甘草健脾益气。十药相配，以补肝肾气血。甘草调和诸药，兼使药之用。

配伍特点：祛风寒湿邪为主，辅以补肝肾、益气血之品，邪正兼顾，祛邪不伤正，扶正不留邪。

【运用】

1. 辨证要点　本方为治久痹属肝肾两虚，气血不足证的常用方。以腰膝冷痛，肢节屈伸不利，心悸气短，脉细弱为辨证要点。

2. 新药研制提要　研制新药，若为久痹疼痛较剧而设，宜加制川乌、制草乌、金钱白花蛇、地龙、红花等以搜风通络，活血止痛。

3. 现代制剂　研制的剂型有丸剂、合剂、颗粒剂。

4. 使用注意　痹证属湿热实证者忌用。

【药理研究】①抗炎、镇痛：可显著抑制毛细血管通透性，对模型动物关节炎具有明显抑制作用，且能提高痛阈值。能抑制肿瘤坏死因子 – α、白细胞介素及超敏 C 反应蛋白的表达，从而抑制炎症因子对关节软骨的破坏。②免疫调节：能明显增加大鼠胸腺、脾脏的重量，并可提高单核 – 巨噬细胞的吞噬能力。③抗氧化：可提高抗氧化类物质的表达，减少氧自由基破坏软骨细胞。

【附方】见表 17-8。

表 17-8　独活寄生汤附方

方名	组成	功效	主治
天麻丸 （《丹溪心法》）	天麻、羌活、独活、杜仲、牛膝、萆薢、附子、当归、生地黄、玄参	祛风除湿 通络止痛 补益肝肾	风湿瘀阻、肝肾不足所致的痹病。肢体拘挛，手足麻木，腰腿酸痛
尪痹颗粒 （《中国药典》 2020 版）	生地黄、熟地黄、续断、附子、独活、骨碎补、桂枝、淫羊藿、防风、威灵仙、皂角刺、羊骨、白芍、狗脊、知母、伸筋草、红花	补肝肾 强筋骨 祛风湿 通经络	肝肾不足、风湿阻络所致的尪痹。肌肉、关节疼痛，局部肿大，僵硬畸形，屈伸不利，腰膝酸软，畏寒乏力

思考题

1. 藿香正气散的组方配伍有何特点？

2. 三仁汤主治何证？其组方配伍有何特点？

3. 大黄在芍药汤、凉膈散、复元活血汤、茵陈蒿汤、八正散中的配伍意义是什么？

4. 黄芪在防己黄芪汤、玉屏风散、补中益气汤、补阳还五汤中的配伍意义是什么？

5. 五苓散、真武汤、实脾散均可治疗水肿，如何区别使用？

6. 桂枝在五苓散、当归四逆汤、桃核承气汤、桂枝茯苓丸、桂枝汤中的配伍意义是什么？

7. 白芍在真武汤、桂枝汤、小青龙汤、温经汤中的配伍意义是什么？

8. 羌活胜湿汤与九味羌活汤在功效、主治方面有何区别？

9. 独活寄生汤的组方配伍有何特点？

10. 从祛湿剂的新药研制提要及研制方举例中，你可以得到哪些启示？

第十八章

祛痰剂

扫一扫，查阅本章数字资源，含PPT、音视频、图片等

　　凡以消除痰涎作用为主，用于治疗痰证的方剂，称为祛痰剂。其治法属"八法"中的"消法"。

　　痰既是病理产物，又是致病因素，其引起的病变范围广泛，内而脏腑经络，外而体表四肢。由于痰的见证不一，治法也随之而异。就其性质而言，可分湿痰、热痰、燥痰、寒痰、风痰等，因此，本章方剂相应分为燥湿化痰、清热化痰、润燥化痰、温化寒痰、治风化痰五类。

　　"人之气道贵乎顺，顺则津液流通，决无痰饮之患"（《济生方》）。痰随气而升降，气滞则痰聚，气顺则痰消，故祛痰剂中常伍行气药。此外，痰的成因较多，但主要与脾肾密切相关，"五脏之病，虽俱能生痰，然无不由乎脾肾"（《景岳全书》），故祛痰剂亦多配健脾祛湿药，或酌配益肾之品，以求标本同治。

　　使用祛痰剂须注意以下事项：一是辨明痰证的性质，选择适宜方剂。二是辨清病情的标本缓急，有咳血倾向或痰黏难咯者，不宜使用温燥之剂，以免引起咳血；表邪未解或痰多者，慎用甘润之品，以防壅滞留邪。

第一节　燥湿化痰剂

　　适应证　适用于湿痰证。症见痰多色白易咯，胸脘痞闷，呕恶眩晕，肢体困倦，舌苔白滑或腻，脉缓或弦滑。

　　组方思路　本类方剂常由以下药物构成：①燥湿化痰药，如半夏、南星、白前等，以消除已生之痰。②行气药，如陈皮、枳实、佛手等，此即朱震亨之"善治痰者，不治痰而治气，气顺则一身之津液亦随气而顺矣"（《丹溪心法》）。③健脾祛湿药，如白术、茯苓等。盖脾主运化水湿，若失其健运，则易湿聚成痰，配此是治生痰之源。④宣降肺气药，如杏仁、桔梗等。肺为贮痰之器，湿痰蕴肺，肺失宣降，每呈咳喘之症，肺复宣肃，则咳喘易平。

　　代表方　二陈汤。

二陈汤
《太平惠民和剂局方》

　　【组成】半夏汤洗七次　橘红各五两（150g）　白茯苓三两（90g）　甘草炙，一两半（45g）

　　【用法】上药㕮咀，每服四钱（12g），用水一盏，生姜七片，乌梅一个，同煎六分，去滓，热服，不拘时候。

【功效】燥湿化痰，理气和中。

【主治】湿痰证。咳嗽痰多，色白易咯，恶心呕吐，胸膈痞闷，肢体困重，或头眩心悸，舌苔白腻，脉滑。

【证析】湿痰证多系脾失健运，湿聚成痰而致。湿痰渍肺，肺失宣降，则咳嗽痰多、色白易咳出；痰阻气机，则胸膈痞闷；痰湿犯胃，胃失和降，故恶心呕吐；留注肌肉，则肢体困重；湿痰凝聚，阻遏清阳，则头晕目眩；痰湿凌心，则为心悸；舌苔白腻，脉滑为湿痰之征。治宜燥湿化痰，理气和中。

【方解】方中半夏辛温性燥，尤善燥湿化痰，且能降逆和胃，散结消痞，《本草从新》言其为"治湿痰之主药"，故为君药。橘红行气降逆，燥湿化痰，为臣药。君臣相配，不仅化痰之力尤彰，更寓治痰先理气，气顺则痰消之意，故为燥湿化痰的常用药对。佐用茯苓渗湿健脾，使湿去脾运，痰无由生；生姜助半夏、橘红降逆和胃，并制半夏之毒；复用少许乌梅收敛肺气，合半夏、橘红，则散中有收，使痰去而肺气不伤，均为佐药。炙甘草调和诸药，为使药。方中半夏、橘红以陈久入药为佳，故方名"二陈"。

配伍特点：化痰理气祛已生之痰，健脾渗湿绝生痰之源，标本兼顾，治标为主；散中寓收，散不伤正。

【运用】

1. 辨证要点　本方是治湿痰的基础方。以咳嗽痰多，色白易咳，苔白腻，脉滑为辨证要点。

2. 新药研制提要　本方既为治湿痰的基础方，又为治痰证的基础方，后世众多祛痰之剂皆由此方衍化而来，研制新药可据痰证之病性加味组方。如治热痰，加黄芩、瓜蒌、浙贝母以清热化痰；治寒痰，加干姜、细辛以温化寒痰；治风痰，可加天麻、僵蚕以化痰息风；治食痰，可加莱菔子、麦芽以消食化痰；治郁痰，加香附、青皮、郁金以解郁化痰。

3. 现代制剂　研制的剂型有丸剂（含浓缩丸）、颗粒剂、合剂。

4. 使用注意　本方药性偏温燥，对阴虚燥咳、痰中带血或肺痨咯血者，不宜应用。

【药理研究】①镇咳化痰：可抑制氨水的致咳作用，增加小鼠呼吸道酚红的排泌。②降血脂：能显著降低血中胆固醇、甘油三酯的含量，升高血清中一氧化氮的浓度，降低内皮素的含量。此外，本方尚有一定的抗炎、抗肿瘤、降血糖、保肝、促进免疫、抗衰老等作用。

【附方】见表18-1。

表 18-1　二陈汤附方

方名	组成	功效	主治
导痰汤 （《传信适用方》）	半夏、橘红、茯苓、生姜、枳实、天南星	燥湿祛痰 行气开郁	痰厥证。头目眩晕，头痛呕逆，或胸膈痞塞，胁肋胀满，喘急痰嗽
理中化痰丸 （《明医杂著》）	人参、白术、干姜、炙甘草、茯苓、半夏	温中健脾 化痰祛湿	脾胃虚寒，痰饮内停证。呕吐食少，或大便不实，咳唾痰涎，苔白滑，脉沉弦
金水六君煎 （《景岳全书》）	陈皮、半夏、茯苓、炙甘草、生姜、熟地、当归	滋养肺肾 祛湿化痰	肺肾阴虚，湿痰内盛证。咳嗽呕恶，喘急痰多，痰带咸味，或咽干口燥等

第二节　清热化痰剂

适应证　适用于热痰证。症见咳嗽，痰黄黏稠难咯出，口苦，眩晕，惊痫，瘰疬，舌质红，苔黄腻，脉滑数等。

组方思路 本类方剂常由以下药物构成：①清热化痰药，如瓜蒌、胆南星、浙贝母、竹茹等。②清热药，如黄芩、黄连、栀子、知母之类。热痰之成，多由邪热内蕴，灼津成痰，或痰郁化热，痰与热互结，配伍清热药以消除致痰之因。③兼顾痰证病变特点药，如行气之枳实、陈皮，健脾祛湿之白术、茯苓，宣降肺气之苦杏仁、桔梗等。④软坚散结药，如牡蛎、海藻、昆布等，因痰随气行，易阻经络、肌腠而发为瘰疬、痰核。

代表方 温胆汤、清气化痰丸、礞石滚痰丸、消瘰丸。

温胆汤
《三因极一病证方论》

【组成】半夏汤洗七次　竹茹　枳实麸炒，去瓤，各二两（60g）　陈皮三两（90g）　甘草炙，一两（30g）　茯苓一两半（45g）

【用法】上锉为散。每服四大钱（12g），水一盏半，姜五片，枣一枚，煎七分，去滓，食前服。

【功效】理气化痰，清胆和胃。

【主治】胆胃不和，痰热内扰证。胆怯易惊，心烦不眠，口苦，呕恶呃逆，或眩晕，或癫痫，苔腻微黄，脉弦滑。

【证析】胆属木而主升发，失其常则木郁不达，疏泄不利，胃气因之不和而生痰，痰气互阻，郁而化热，遂成胆胃不和，痰热内扰之证。痰热上扰心神，则心烦不眠、惊悸不宁；蒙蔽清窍，则眩晕，甚至发为癫痫；痰热中阻，胃失和降，则呕吐、呃逆、口苦；舌苔腻而黄，脉象滑数，为痰热之象。治宜化痰理气，清胆和胃。

【方解】方中半夏燥湿化痰，和胃降逆，为君药。竹茹清胆和胃，清热化痰，除烦止呕，为臣药。君臣相配，调胆胃，清痰热之功备。陈皮、枳实行气消痰，和胃降逆；茯苓健脾渗湿，宁心安神；生姜、大枣益脾和胃，且生姜兼制半夏毒性，均为佐药。炙甘草和中调药，为佐使药。诸药合用，可使痰热得清，胆胃得和，诸症可解。

温胆汤最早见于《外台秘要》引《集验方》。方中生姜四两，半夏二两，橘皮三两，竹茹二两，枳实二枚，甘草一两，治"大病后，虚烦不得眠，此胆寒故也"。全方药性以温为主，后世多以此化裁。其中，《三因极一病证方论》之温胆汤为后世所喜用，其在原方基础上加茯苓一两半，大枣一枚，生姜由四两减为五片，则全方温性减而凉性增，然仍沿用"温胆"之名。

配伍特点：痰热共治，气津兼顾，胆胃并调，相得益彰。

【类方比较】温胆汤与朱砂安神丸均能清热安神，用治热扰心神之失眠。温胆汤以半夏为君药，配伍竹茹、陈皮等，功能清胆和胃，理气化痰，主治胆胃不和，痰热内扰所致失眠，伴见呕恶或胸闷、苔腻微黄、脉弦滑等症；朱砂安神丸以朱砂为君药，配伍黄连、当归等，功能重镇安神，清心养血，主治心火亢盛，阴血不足而致失眠，伴见心烦、舌红、脉细数等症。

【运用】

1. 辨证要点　本方为治胆胃不和，痰热内扰，热邪较轻之证的常用方。以呕恶，口苦，心烦不眠，苔腻而微黄，脉弦滑为辨证要点。

2. 新药研制提要　可据痰与热之程度及病证侧重加味，以构成证症契合之剂。研制新药时，若为热邪偏重而设，加黄芩、黄连以助清热；为痰浊较重而设，加天南星、石菖蒲以协祛痰；兼治失眠惊悸者，加远志、五味子、生龙骨、琥珀安神镇惊；兼治眩晕者，加代赭石、天麻、钩藤平肝息风。

3. 现代制剂　研制的剂型有片剂、丸剂、颗粒剂。

【药理研究】①镇静、催眠：可明显减少小鼠的自主活动次数，并可协同戊巴比妥钠延长小鼠睡眠时间、提高小鼠戊巴比妥钠阈下剂量时的入睡率，其机制可能与影响脑内单胺类神经递质含量有关。②降糖、降脂：可降低糖耐量受损大鼠餐后2h血糖；能通过减少腹腔脂肪的堆积、促进脂质的利用，减轻肥胖SD大鼠体脂量及腹腔脂肪湿重。此外，本方还有抗神经退行性疾病作用。

【研制方举例】安神温胆丸（《中国卫生部药品标准》）组成：制半夏、竹茹、枳实、陈皮、茯苓、炒酸枣仁、制远志、五味子、熟地黄、人参、朱砂、甘草、大枣。功效：安神定志，和胃化痰。主治：心胆气虚，痰热内扰之心胆虚怯，触事易惊，惊悸不安，心烦不寐。

按：安神温胆丸由温胆汤加味组成。该方主治诸症系心胆气虚，痰热内扰引起，故以人参、熟地黄、酸枣仁、五味子、大枣补气养血，益心安神以治其虚；温胆汤合朱砂、远志清热化痰，镇惊安神以泻其实。诸药合用，为补泻同施，标本兼治之剂。

清气化痰丸
《医方考》

【组成】陈皮去白　杏仁去皮尖　枳实麸炒　黄芩酒炒　瓜蒌仁去油　茯苓各一两（30g）　胆南星　制半夏各一两半（45g）

【用法】姜汁为丸。每服二至三钱，温开水送下。

【功效】清热化痰，理气止咳。

【主治】痰热咳嗽。咳嗽气喘，咯痰黄稠，胸膈痞闷，甚则气急呕恶，烦躁不宁，舌质红，苔黄腻，脉滑数。

【证析】本方证因痰阻气滞，气郁化火，痰热互结所致。痰热蕴肺，宣肃失常，则咳嗽痰黄、黏稠难咳；痰热内结，气机阻滞，则胸膈痞满，甚则气逆于上，故气急呕恶；痰热扰神，则烦躁；舌质红，苔黄腻，脉滑数，乃痰热之象。治宜清热化痰，理气止咳。

【方解】方中胆南星功善清热化痰，为君药。瓜蒌仁清热化痰；半夏燥湿化痰，降逆止呕；黄芩清泻肺火，共助君药清肺化痰结之力，为臣药。陈皮、枳实行气消痰，和胃降逆；脾为生痰之源，肺为贮痰之器，故用茯苓渗湿健脾，杏仁降利肺气，同为佐药。姜汁为丸，既助祛痰降逆之力，又制半夏之毒。

配伍特点：清热与化痰并重，清化之中佐以行气、肃肺之品，使热清火降，气顺痰消。

【运用】

1. 辨证要点　本方为治痰热咳嗽的常用方。以咳嗽痰黄，黏稠量多，胸闷，舌质红，苔黄腻，脉滑数为辨证要点。

2. 新药研制提要　可据证加味组方。研制新药时，如针对肺热较盛者，加桑白皮、石膏、鱼腥草以清泻肺热；针对肺热兼腑实之大便秘结者，加大黄以泻热通便；针对痰热盛而伤阴者，加天花粉、麦冬清热生津；针对咳喘甚者，加麻黄、紫苏子宣肺降气，止咳平喘。

3. 现代制剂　研制的剂型有浓缩丸。

【附方】见表18-2。

表 18-2 清气化痰丸附方

方名	组成	功效	主治
清肺化痰丸 （《中国药典》2020 版）	酒黄芩、苦杏仁、瓜蒌子、砂炒胆南星、砂炒法半夏、陈皮、茯苓、麸炒枳壳、密麻黄、桔梗、白苏子、川贝母、炒莱菔子、蜜款冬花、甘草	降气化痰 止咳平喘	痰热壅盛，肺气不畅之咳嗽，痰多气喘
清肺抑火丸 （《中国药典》2020 版）	黄芩、栀子、知母、浙贝母、黄柏、苦参、天花粉、桔梗、大黄、前胡	清肺止咳 化痰通便	痰热阻肺之咳嗽，痰黄黏稠，口干咽痛，大便干燥
急支糖浆 （《中国药典》2020 版）	鱼腥草、金荞麦、四季青、麻黄、紫菀、前胡、枳壳、甘草	清热化痰 宣肺止咳	外感风热之发热，恶寒，胸膈满闷，咳嗽咽痛；急性支气管炎、慢性支气管炎急性发作见上述证候者
橘红丸 （《中国药典》2020 版）	化橘红、陈皮、制半夏、茯苓、款冬花、甘草、瓜蒌皮、紫菀、麦冬、浙贝母、桔梗、地黄、石膏、苦杏仁、炒紫苏子	清肺 化痰 止咳	痰热阻肺之咳嗽痰多，色黄黏稠，胸闷口干

【研制方举例】止咳橘红口服液（《中国药典》2020 版） 组成：化橘红、陈皮、法半夏、茯苓、款冬花、甘草、瓜蒌皮、紫菀、麦冬、知母、桔梗、地黄、石膏、苦杏仁（去皮炒）、炒紫苏子。功效：清肺，止咳，化痰。主治：痰热阻肺所致的咳嗽痰多，胸满气短，咽干，喉痒。

按：止咳橘红口服液仿清气化痰丸之法而组成。该方主治痰热阻肺，兼阴伤之咳嗽，故以二陈汤合化橘红、瓜蒌皮、石膏、知母清热化痰，理气宽胸；杏仁、紫苏子、桔梗、款冬花、紫菀宣降肺气，祛痰止咳；麦冬、地黄养阴生津，顾及痰热伤阴之患。诸药合用，为一首清化结合，痰气并治，润燥相济的研制方。

滚痰丸（又名礞石滚痰丸）
《泰定养生主论》，录自《玉机微义》

【组成】大黄酒蒸　片黄芩酒洗净，各八两份（各240g）　礞石一两，捶碎，同焰硝一两，投入小砂罐内盖之，铁线缚定，盐泥固济，晒干，火煅红，候冷取出（30g）　沉香半两（15g）

【用法】上为细末，水丸梧桐子大。每服四五十丸（6～9g），量虚实加减服，清茶、温水送下，临卧食后服。

【功效】泻火逐痰。

【主治】实热老痰证。癫狂昏迷，或惊悸怔忡，或不寐怪梦，或咳喘痰稠，或胸脘痞闷，或眩晕耳鸣，或绕项结核，或口眼蠕动，或骨节猝痛，大便秘结，苔黄厚腻，脉滑数有力。

【证析】本方主治实热老痰，久积不去所致多种怪证。若痰热上蒙清窍，则发为癫狂、昏迷；扰乱心神，则为惊悸怔忡、不寐怪梦；内壅于肺，则咳喘痰稠；阻塞气机，则胸脘痞闷；痰火上扰清窍，则发为眩晕、耳鸣；痰热留于经络关节，则为口眼蠕动、绕项结核，或骨节猝痛；痰火搏结，腑气不通，故大便秘结；苔黄厚腻、脉滑数有力，皆为实火顽痰佐证。法当泻火逐痰。

【方解】方中礞石禀燥悍重坠之性，下气消痰，与火硝同煅后攻逐下行之力尤强，能攻逐陈积伏匿之顽痰，并能平肝镇惊而治惊痫，为君药。然痰火胶结伏匿于内，若非峻下之品终难涤除，故臣以苦寒之大黄，荡涤实热以开痰火下行之路。佐以黄芩苦寒泻火，消除痰火之源；沉香降逆下气，亦即治痰必先顺气之法。方中大黄、黄芩用量独重，一清上热之火，一开下行之路，有正本清源之意。四药配伍，药简效宏，使实热老痰、顽痰从肠腑而出，体现通腑逐邪的制方思路，正如吴谦在《医宗金鉴·删补名医方论》中所云："二黄得礞石、沉香，则能迅扫直攻老痰巢穴，浊腻之垢而不少留，滚痰之所由名也。"

【运用】

1. 辨证要点　本方为治实热老痰证之常用方。以癫狂惊悸，大便干燥，苔黄厚腻，脉滑数有力为辨证要点。

2. 新药研制提要　治痰之剂，多遣渗湿之品导痰浊外出，然对于实热老痰胶固难解，非一般祛痰药与渗湿药所能除，当遣峻猛之品泻火通腑，以开痰火下行之路，本方配伍原理，值得借鉴。

3. 使用注意　本方因药力峻猛，体虚之人及孕妇均不可轻用，以免损伤正气。

消瘰丸
《医学心悟》

【组成】元参蒸　牡蛎煅，醋研　贝母（浙贝母）去心，蒸，各四两（120g）

【用法】共为末，炼蜜为丸，每服三钱（9g），开水下，日二服。

【功效】清热化痰，软坚散结。

【主治】痰火郁结之瘰疬。颈项、腋下结块，或形如串珠，日久不愈，舌红咽干，脉弦滑或弦细数。

【证析】本方主治瘰疬，多因肝气郁结，肝郁化火，灼津为痰，痰火互结，聚于颈项、腋下所致。舌红，咽干，脉弦滑或弦细数是痰火兼阴伤之征。法当清热化痰，软坚散结为主，佐以养阴。

【方解】方中浙贝母苦寒，清热化痰，开郁散结，为治痰火瘰疬之要药，用为君药。玄参咸寒质润，既泻火解毒，又软坚散结，且兼滋阴；牡蛎咸平微寒，化痰软坚以散结，共为臣药。三药合用，清热化痰治其本，软坚散结治其标，标本同治，能使热清痰化，瘰疬自消，故名"消瘰"。

【运用】

1. 辨证要点　本方为治痰火郁结之瘰疬的基础方。以颈项结块，或呈串珠，咽干舌红，脉弦滑为辨证要点。

2. 新药研制提要　本方是消瘰散结的基础方。瘰疬形成，除与痰火郁结有关外，尚涉及气血运行不利。故研制新药时，可酌加清热之蒲公英、连翘、金银花，化痰软坚之半夏、海藻、昆布，行气之陈皮、青皮，活血之川芎、莪术、三棱等，使其配伍更趋全面。

3. 现代制剂　研制的剂型有颗粒剂、胶囊剂。

【附方】见表18-3。

表18-3　消瘰丸附方

方名	组成	功效	主治
海藻玉壶汤 （《医宗金鉴》）	海藻、贝母、昆布、海带、半夏、青皮、陈皮、川芎、当归、连翘、独活、甘草节	化痰软坚 消散瘿瘤	气滞痰凝证。石瘿，坚硬如石，推之不移，皮色不变
乳康片 （《中国卫生部药品标准》）	牡蛎、玄参、浙贝母、乳香、没药、莪术、三棱、丹参、炒鸡内金、黄芪、白术、瓜蒌、海藻、天冬、夏枯草	疏肝活血 化痰软坚 补气健脾	肝郁气滞，痰瘀互结之乳腺增生。乳房肿痛，扪及肿块质硬，舌暗边有瘀点

第三节　润燥化痰剂

适应证　适用于燥痰证。症见咳嗽，甚或呛咳，咯痰不爽，或痰黏成块，或痰中带血，胸闷胸痛，咽喉干燥，舌干少津，苔干，脉数等。

组方思路　本类方剂常由以下药物构成：①润肺化痰药：如川贝母、瓜蒌等。燥痰多因燥热袭肺，灼津成痰而致。故治疗不宜用温燥之品，否则更伤肺津；亦不宜用滋腻之药，以免胶腻滞痰；惟遣用清润祛痰之品，始为契合。②生津润燥药：如天花粉、麦冬等。燥痰黏滞难咯，配伍凉润之品以助润燥之力，"增水行舟"，使肺燥得润而痰自化，清肃有权而咳逆自止。③兼顾痰证病变特点药：如行气药、健脾祛湿药、宣降肺气药等，乃祛痰剂配伍之通则。

代表方　贝母瓜蒌散。

贝母瓜蒌散
《医学心悟》

【组成】贝母（川贝母）一钱五分（4.5g）　瓜蒌一钱（3g）　花粉　茯苓　橘红　桔梗各八分（2.5g）

【用法】水煎服。

【功效】润肺清热，化痰理气。

【主治】燥痰咳嗽。咳嗽少痰，涩而难出，咽喉干燥涩痛，甚则咳呛气急，声嘶，舌质红，苔白或黄而干，脉数。

【证析】燥痰因燥热伤肺，灼津成痰而致。肺为娇脏，喜清肃濡润。燥痰蕴肺，阻于气道，肺失清肃，则咳痰不利、痰少而黏、涩而难出，甚呛咳气急；燥热伤津，肺系干涩，则咽喉干燥涩痛；舌质红，苔干，脉数，均为肺有燥热之象。治宜润肺清热，化痰理气。

【方解】方中川贝母味甘而性微寒，主入肺经，功擅清热润肺，化痰止咳，为君药。臣以瓜蒌清化热痰，润燥止咳，并利气宽胸，与贝母相须为用，是为润肺清热化痰的常用组合。天花粉"能生津止咳，故能润肺，化肺中燥痰，宁肺止嗽"（《医学衷中参西录》），与川贝母参合，则润肺止咳之力尤强。橘红行气化痰，茯苓健脾渗湿，桔梗宣利肺气、化痰止咳，四药均为佐药。合而成方，则肺得清润而燥痰自化，宣降有权而咳逆自平。

配伍特点：清润宣化并用，肺脾同调，而以润肺化痰为主，且润肺而不滞痰，化痰而不伤津。

【运用】

1.辨证要点　本方为治燥痰咳嗽的常用方。以咯痰难出，咽喉干燥，苔干少津为辨证要点。

2.新药研制提要　本方清热润燥与止咳平喘之功略逊，研制新药时，可酌加玄参、知母、芦根及桑白皮、苦杏仁以助润燥止咳之力。此外，燥痰咳嗽易并见痰中带血，可去橘红，加沙参、白茅根、仙鹤草以滋阴凉血止血。

3.现代制剂　研制的剂型有丸剂、合剂、颗粒剂、胶囊剂。

4.使用注意　肺肾阴虚，虚火上炎之咳嗽，慎用本方。

【附方】见表18-4。

表 18-4 贝母瓜蒌散附方

方名	组成	功效	主治
二母宁嗽丸 （《中国药典》2020版）	川贝母、知母、石膏、炒栀子、黄芩、蜜桑白皮、炒瓜蒌子、茯苓、陈皮、枳实、蒸五味子、炙甘草	清肺润燥 化痰止咳	燥热蕴肺证。痰黄而黏，不易咳出，胸闷气促，久咳不止，声哑喉痛
小儿止嗽糖浆 （《中国药典》2020版）	桔梗、天花粉、川贝母、瓜蒌子、玄参、麦冬、胆南星、杏仁水、焦槟榔、竹茹、桑白皮、甘草、炒紫苏子、知母、紫苏叶油	润肺清热 止嗽化痰	肺热阴伤证。发热，咳嗽黄痰，口干舌燥，腹满便秘

【研制方举例】蜜炼川贝枇杷膏（《中国卫生部药品标准》）组成：川贝母、枇杷叶、北沙参、桔梗、水半夏、陈皮、五味子、款冬花、苦杏仁水、薄荷脑。功效：清热润肺，理气化痰，止咳平喘。主治：肺燥咳嗽。症见干咳，咽喉疼痛，鼻唇干燥，痰黏而不易咳出。

按：蜜炼川贝枇杷膏师贝母瓜蒌散之法而研制。该方主治肺燥咳嗽，故以川贝母合薄荷、北沙参以协清燥润肺之力；合款冬花、枇杷叶、桔梗、苦杏仁、水半夏以助宣降肺气，化痰止咳之功；五味子敛肺止咳，并防辛散药物耗散肺气。诸药合用，为润燥相济，宣降结合，散收并用，标本同治之研制方。

第四节　温化寒痰剂

适应证　适用于寒痰证。咳嗽痰多，痰白清稀，胸闷喘促，口淡，舌苔白滑，脉沉滑或弦滑。

组方思路　本类方剂常由以下药物构成：①温化寒痰或寒饮药，如芥子、紫苏子、细辛、干姜、半夏之类。痰之与饮异名同类，稠浊者为痰，清稀者为饮。一般而言，阳气亏虚，不能温化水湿，易聚湿为饮。②温里药，如干姜、附子、肉桂之类，以振奋阳气，温运水湿，消除寒痰、寒饮形成之根本原因。③兼顾痰证病变特点药，如行气药、健脾祛湿药、宣降肺气药等。

代表方　苓甘五味姜辛汤。

苓甘五味姜辛汤
《金匮要略》

【组成】茯苓四两（12g）　甘草三两（9g）　干姜三两（9g）　细辛三两（3g）　五味子半升（5g）

【用法】上五味，以水八升，煮取三升，去滓，温服半升，日三服。

【功效】温肺化饮。

【主治】寒饮咳嗽。咳痰量多，清稀色白，或喜唾涎沫，胸满不舒，舌苔白滑，脉弦滑。

【证析】本方所治之寒饮，或因脾阳不足，脾不运湿，聚湿为饮；或肺气虚寒，肺不布津，津凝为饮。寒饮停肺，肺失宣降，则咳嗽痰多、清稀色白易唾；饮阻气机，则胸膈痞满；舌苔白滑，脉弦滑为寒饮之象。治宜温肺化饮。

【方解】方中干姜既温肺祛寒以化饮，又温运脾阳以化湿，标本兼顾，为君药。细辛合干姜则散寒化饮之力著；茯苓合干姜，则温补脾阳，运湿渗湿之功彰，二者同为臣药。佐以五味子敛肺止咳，与干姜、细辛相伍，一温一散一敛，使散不伤正，敛不留邪，为仲景温肺化饮的常用组合。甘草健脾和中，调和药性，为佐使药。五药合用，使寒饮得去，宣降复常，则喘咳自平。

配伍特点：温散并行，开合相济；肺脾同治，标本兼顾。

【运用】

1.辨证要点　本方为治寒饮咳嗽的常用方。以咳嗽痰多，质稀色白，舌苔白滑，脉弦滑为辨证要点。

2.新药研制提要　本方偏重于治本，研制新药时，若咳喘痰多甚者，可酌加苦杏仁、紫苏子、半夏、厚朴、陈皮、款冬花等降肺气，化痰饮，畅气机，止咳喘。

3.现代制剂　研制的剂型有丸剂、颗粒剂。

【附方】见表18-5。

表18-5　苓甘五味姜辛汤附方

方名	组成	功效	主治
三子养亲汤《韩氏医通》	紫苏子、白芥子、莱菔子	温肺化痰降气消食	寒痰食滞，肺气上逆证。咳嗽气喘，痰多胸痞，食少难消，舌苔白腻，脉滑
痰饮丸（《中国药典》2020版）	干姜、淡附片、肉桂、苍术、麸炒白术、炙甘草、炒白芥子、炒紫苏子、炒莱菔子	温补脾肾助阳化饮	脾肾阳虚，痰饮阻肺证。咳嗽气喘，咯吐白痰，畏寒肢冷，腰酸背冷，腹胀食少

第五节　治风化痰剂

适应证　适用于风痰证。风痰为病有内外之别，外风夹痰证以咳嗽咽痒、痰多，伴有恶寒发热等为特征；内风夹痰证以眩晕，头痛，苔白腻等为特征。

组方思路　本类方剂常由以下药物构成：①化痰药，如半夏、天南星、百部、白前等，以燥湿化痰或降逆化痰。②治风药，兼外感风邪者，配荆芥、紫苏叶等以疏风解表；兼肝风内动者，伍天麻、钩藤、全蝎、僵蚕等以平息肝风。③兼顾痰证病变特点药，如行气、健脾、宣降肺气等类药。

代表方　止嗽散、半夏白术天麻汤。

止嗽散
《医学心悟》

【组成】桔梗炒　荆芥　紫菀蒸　百部蒸　白前蒸，各二斤（1000g）　甘草炒，十二两（360g）陈皮水洗，去白，一斤（500g）

【用法】上为末。每服三钱（9g），食后、临卧服开水调下。初感风寒，生姜汤调下。

【功效】宣利肺气，疏风止咳。

【主治】风邪犯肺证。咳嗽咽痒，咯痰不爽，或微恶风发热，舌苔薄白，脉浮缓。

【证析】本方为外感风邪咳嗽，或因治不如法，解表不彻而咳嗽不止者而设。风邪犯肺，肺失清肃，虽经发散，但因解表不彻而其邪未尽，故仍见咽痒咳嗽、咯痰不爽，此时外邪十去八九，故微恶风发热。治宜宣利肺气，疏风止咳。

【方解】方中紫菀、百部为君，止咳化痰，对于新久咳嗽皆能使用。桔梗善于开宣肺气，白前长于降气化痰，二药合用，一宣一降，以复肺气宣肃之常，是宣降肺气之常用药组，共为臣药。荆芥疏风解表，陈皮理气化痰，均为佐药。甘草调和诸药，合桔梗以利咽止咳，兼为佐使之药。诸药合用，外邪得散，肺气得宣，则咳痰、咽痒得瘥。诚如《医学心悟》所谓："本方温润和平，不寒不热，既无攻击过当之虞，大有启门驱贼之势。是以客邪易散，肺气安宁。"

配伍特点：温而不燥，润而不腻，散寒不助热，解表不伤正。

【运用】

1. 辨证要点　本方为治表邪未尽，肺气失宣而致咳嗽的常用方。以咳嗽咽痒，微恶风发热，苔薄白为辨证要点。

2. 新药研制提要　本方长于宣肺止咳以治标，风寒、风热均可致肺气失宣而咳，研发新药宜据病因之异加味，以标本同治。如属风寒者，加防风、苏叶等以散寒解表；属风热者，加薄荷、桑叶等以疏散风热。

3. 现代制剂　研制的剂型有口服液。

4. 使用注意　外感初起以表证为主者，不宜使用本方。

【附方】见表18-6。

表18-6　止嗽散附方

方名	组成	功效	主治
止咳宁嗽胶囊 （《中国卫生部药品标准》）	荆芥、制紫菀、制白前、百部、桔梗、陈皮、防风、蜜炙麻黄、苦杏仁、蜜炙款冬花、前胡	疏风散寒 宣肺解表 镇咳祛痰	风寒束表，肺失宣降证。咳嗽，呕吐，咽喉肿痛
川贝枇杷露 （《中国药典》2015版）	百部、薄荷脑、川贝母、桔梗、枇杷叶、前胡、桑白皮	止嗽祛痰	风热郁肺证。咳嗽，痰多或燥咳

半夏白术天麻汤
《医学心悟》

【组成】半夏一钱五分（4.5g）　天麻　茯苓　橘红各一钱（3g）　白术三钱（9g）　甘草五分（1.5g）

【用法】生姜一片，大枣二枚，水煎服。

【功效】化痰息风，健脾祛湿。

【主治】风痰上扰证。眩晕头痛，胸膈痞满，痰多呕恶，舌苔白腻，脉弦滑。

【证析】本方所治眩晕、头痛乃因脾虚生痰，湿痰壅遏，引动肝风，风痰上扰清窍而致。痰湿内阻，气机郁滞，则胸膈痞闷；痰湿中阻，胃失和降，则恶心呕吐；舌苔白腻，脉弦滑亦为痰湿兼肝风之征象。是证脾虚生痰，肝风内动。治宜化痰息风，健脾祛湿。

【方解】方中半夏功善燥湿化痰，且能降逆止呕；天麻长于平肝息风而止眩晕。两药相配，化痰息风而止眩之力尤强，共为君药。臣以白术、茯苓健脾祛湿，以治生痰之源。佐以橘红行气燥湿，和胃降逆，俾气顺则痰消。使以甘草和中而调和诸药。煎加姜、枣以调和脾胃，生姜兼制半夏之毒。诸药相合，风息痰消，眩晕自愈。

配伍特点：风痰并治，肝脾同调，标本兼顾，但以化痰息风治标为主。

【运用】

1. 辨证要点　本方为治风痰上扰证的常用方。以眩晕，胸闷，苔白腻，脉弦滑为辨证要点。

2. 新药研制提要 本方息风祛痰之功平和，研制新药时，若为眩晕较甚而设，可加僵蚕、胆南星、泽泻以加强平肝息风、利湿化痰之效。

3. 现代制剂 研制的剂型有丸剂、颗粒剂、片剂。

4. 使用注意 阴虚肝亢、气血不足之眩晕头痛者，不宜使用本方。

【药理研究】①保护血管、降血压：能有效清除氧自由基，防止血管内皮细胞脂质过氧化，改善血管内皮功能，降低血压。②降血脂：能降低高脂模型血清甘油三酯、低密度脂蛋白含量。此外，本方尚有调节免疫、抗炎、抗氧化应激等作用。

【附方】见表18-7。

表 18-7 半夏白术天麻汤附方

方名	组成	功效	主治
半夏天麻丸 （《中国药典》2020版）	法半夏、天麻、炒白术、茯苓、陈皮、炙黄芪、人参、麸炒六神曲、炒麦芽、黄柏、苍术（米泔炙）、泽泻	健脾祛湿 化痰息风	脾虚痰盛，风痰上扰证。头晕目眩，胸脘痞闷，恶心食少，脉虚
眩晕宁片 （《中国卫生部药品标准》）	制半夏、茯苓、陈皮、白术、泽泻、甘草、菊花、牛膝、女贞子、旱莲草	健脾利湿 滋肾平肝	痰湿中阻，肝肾不足证。头晕，头痛，呕恶，耳鸣，失眠，胸闷

思考题

1. 祛痰剂为何常配伍行气药、健脾渗湿药及宣降肺气药？

2. 为什么说二陈汤可治各种痰证？

3. 清气化痰丸与定喘汤均治痰热蕴肺证，二方在组成、功效及主治证候方面有何区别？

4. 礞石滚痰丸为何配伍大黄？

5. 温胆汤主治何证？为何配伍苦寒之竹茹？

6. 半夏白术天麻汤由何方加减而成？主治何证？其配伍有何特点？

7. 从祛痰剂的新药研制提要及研制方举例中，你可以得到哪些启示？

第十九章

消食剂

扫一扫，查阅本章数字资源，含PPT、音视频、图片等

凡以消食运脾，化积导滞等作用为主，用于治疗食积证的方剂，称为消食剂。其治法属于"八法"中的"消法"。

消法应用范围比较广泛。《医学心悟》谓："消者，去其壅也，脏腑、经络、肌肉之间，本无此物，而忽有之，必为消散，乃得其平。"因此，凡由气、血、痰、湿、食、虫等壅滞而成的积滞痞块，均可用之。本章主要论述食积内停的治法与方剂，其他可分别参阅理气、活血祛瘀、祛湿、祛痰等章节。

食积证的形成多因饮食不节，暴饮暴食所致；亦有因脾胃虚弱，饮食难消而成。故本章方剂分为消食化滞和健脾消食两类。

使用消食剂须注意以下两点：一是辨清证之兼夹，病之缓急。食积内停多兼气血郁滞、痰湿凝聚，亦常有寒热错杂、虚实夹杂等证，因此，须随证变化灵活配伍。二是消食剂作用虽较和缓，但仍属攻削克伐之品，不宜长期使用，以免耗损正气，对纯虚无实之证应禁用。

第一节　消食化滞剂

适应证　适用于食积内停证。症见脘腹痞闷，嗳腐吞酸，恶食呕逆，腹痛泄泻等。

组方思路　本类方剂常由以下药物构成：①消食药：如神曲、麦芽、莱菔子、山楂等，以化已停之积。②行气药：如陈皮、木香、枳实等，针对食积内停，阻滞气机。③祛湿药：如半夏、茯苓、泽泻等，针对食滞脾胃，运化失常，湿浊内生。④清热药：如连翘、黄连等，针对食积日久，易于化热。

代表方　保和丸、枳实导滞丸。

保和丸
《丹溪心法》

【组成】　山楂六两（180g）　神曲二两（60g）　半夏　茯苓各三两（90g）　陈皮　连翘　莱菔子各一两（30g）

【用法】　上为末，炊饼为丸，如梧桐子大。每服七八十丸（6～9g），食远白汤下。

【功效】　消食和胃。

【主治】　食滞胃脘证。脘腹痞满胀痛，嗳腐吞酸，恶食呕逆，或大便泄泻，舌苔厚腻，脉滑。

【证析】　本证因饮食不节，暴饮暴食所致。《素问·痹论》云："饮食自倍，肠胃乃伤。"若饮

食不节，过食酒肉油腻等物，脾胃运化不及，停滞而为食积。食积内停，气机不畅，则脘腹痞满胀痛；脾胃升降失职，浊阴不降，清气不升，则嗳腐吞酸、恶食呕逆、大便泄泻；舌苔厚腻，脉滑为食积佐证。治宜消食化滞，理气和胃。

【方解】方中重用山楂为君，消一切饮食积滞，长于消肉食油腻之积。神曲消食和胃，长于化酒食陈腐之积；莱菔子下气消食除胀，长于消谷面之积，同用为臣。半夏、陈皮行气燥湿，和胃止呕；茯苓健脾渗湿，和中止泻；连翘清热散结，共为佐药。炊饼为丸，寓于麦芽之意，以助消食化积。诸药配伍，使食积得化，胃气得和，湿去热清，诸症自除。

配伍特点：消食、理气、祛湿、清热并举，但以消食为主。

【运用】

1. 辨证要点　本方为治食滞胃脘证的常用方。以脘腹痞满胀痛，嗳腐吞酸，恶食呕逆，苔厚腻，脉滑为辨证要点。

2. 新药研制提要　食积最易阻滞气机，本方行气之力平和，故研制新药时，宜加行气之厚朴、枳实以增强消导行滞之功。此外，亦可加白术、山药等以健脾助运。

3. 现代制剂　研制的剂型主要有丸剂（水泛丸、浓缩丸）、片剂。

4. 使用注意　本方属攻伐之剂，不宜久服。

【药理研究】①助消化：可提高胃蛋白酶活性，增加胰液分泌，提高胰蛋白酶的浓度和分泌量。②调节胃肠功能：可促进胃排空和小肠推进。③利胆：可促进胆汁分泌及排泄。此外，本方尚有保护胃黏膜、调节肠菌群、制酸、止呕等作用。

【附方】见表19-1。

表19-1　保和丸附方

方名	组成	功效	主治
开胃山楂丸 （《中国药典》2020版）	山楂、炒六神曲、槟榔、山药、炒白扁豆、炒鸡内金、麸炒枳壳、炒麦芽、砂仁	行气健脾 消食导滞	饮食积滞证。脘腹胀满，食后疼痛
沉香化气丸 （《中国药典》2020版）	沉香、木香、广藿香、醋香附、砂仁、陈皮、醋莪术、炒六神曲、炒麦芽、甘草	理气疏肝 消积和胃	肝胃气滞，兼食积证。脘腹胀痛，胸膈痞满，不思饮食，嗳气泛酸

【研制方举例】加味保和丸（《中国卫生部药品标准》）　组成：陈皮、麸炒白术、麸炒枳壳、枳实、姜炙厚朴、麸炒六神曲、炒麦芽、炒山楂、醋炙香附、茯苓、法半夏。功效：健胃理气，消食和中。主治：食积气滞之饮食不消，胸膈满闷，嗳气呕恶。

按：加味保和丸系保和丸去连翘、莱菔子，加枳实、枳壳、香附、麦芽、厚朴、白术而成。该方主治食积而气滞较重者，故以保和丸加麦芽消食和胃；加枳实、枳壳、香附、厚朴以助行气除满之功；白术健脾燥湿，以助脾之运化功能。

枳实导滞丸
《内外伤辨惑论》

【组成】大黄一两（30g）　枳实麸炒，去瓤　神曲炒，各五钱（15g）　茯苓去皮　黄芩去腐　黄连拣净　白术各三钱（9g）　泽泻二钱（6g）

【用法】上为细末，汤浸蒸饼为丸，如梧桐子大，每服五十至七十丸（6～9g），温水送下。食远，量虚实加减服之。

【功用】消导化积，清热利湿。

【主治】湿热食积证。脘腹胀痛，下痢泄泻，或大便秘结，小便短赤，舌苔黄腻，脉沉有力。

【证析】本方证因湿热食滞，内阻胃肠所致。湿热饮食积滞内停，气机壅塞，故脘腹胀满疼痛；食积不消，湿热不化，大肠传导失常，故下痢或腹泻；腑气不畅，则为大便秘结；小便短赤，苔黄腻，脉沉有力，是湿热食积之征。治宜消积导滞，清热利湿。

【方解】方中君以大黄攻积泻热，使食积湿热从大便而下。臣以枳实行气消积，除脘腹之胀满。佐以黄连、黄芩清热燥湿；茯苓、泽泻甘淡渗湿，导湿热从小便而去；白术健脾燥湿，使攻积而不伤正；神曲消食化积，使食消则脾胃和。诸药相伍，积去食消，湿去热清，诸症自解。此方用于湿热食积之下痢、泄泻，亦属"通因通用"之法。

配伍特点：消、下、清、利并用，以消、下为主；剂之以丸，峻药缓用。

【运用】

1. 辨证要点　本方为治湿热食积，内阻胃肠证的常用方。以脘腹胀满，大便失常，苔黄腻，脉沉有力为辨证要点。

2. 新药研制提要　本方行气之功稍逊，研制新药时，针对积滞重证而脘腹痞满胀痛甚者，可加木香、槟榔等以助行气导滞之功。

3. 现代制剂　研制的剂型主要有丸剂（水丸，浓缩丸）。

4. 使用注意　泄泻无积滞及孕妇均不宜使用。

【附方】见表19-2。

表19-2　枳实导滞丸附方

方名	组成	功效	主治
一捻金 （《中国药典》2015版）	大黄、炒牵牛子、槟榔、人参、朱砂	消食导滞 祛痰通便	食积痰滞证。停食停乳，腹胀便秘，痰盛喘咳
小儿化食丸 （《中国药典》2020版）	焦山楂、焦六神曲、焦麦芽、焦槟榔、制三棱、大黄、醋莪术、焦牵牛子	消食化滞 泻火通便	胃热停食证。脘腹胀满，恶心呕吐，烦躁，口渴，大便干燥

第二节　健脾消食剂

适应证　适用于脾胃气虚，食积内停之证。症见脘腹痞满，不思饮食，面黄体瘦，倦怠乏力，大便溏薄等。

组方思路　本类方剂在消食化滞剂配伍的基础上，针对脾胃气虚，增入益气健脾之品，如人参、白术、茯苓、山药等，以构成消补并行之剂。

代表方　健脾丸。

健脾丸

《证治准绳》

【组成】白术炒，二两半（75g）　木香另研　黄连酒炒　甘草各七钱半（22g）　白茯苓去皮，二两（60g）　人参一两五钱（45g）　神曲炒　陈皮　砂仁　麦芽炒　山楂取肉　山药　肉豆蔻面裹煨熟，纸包槌去油，各一两（30g）

【用法】上为细末，蒸饼为丸，如绿豆大，每服五十丸（6g）。空心服，一日二次，陈米汤下。

【功效】健脾和胃，消食止泻。

【主治】脾虚食积证。食少难消，脘腹痞满，大便溏薄，倦怠乏力，苔腻微黄，脉虚弱。

【证析】本方证因脾胃气虚，运化失常，食积停滞所致。脾虚胃弱，受纳运化无力，则食少难消、大便溏薄；气血生化不足，则倦怠乏力、脉象虚弱；食积气滞，生湿化热，故脘腹痞满、苔腻微黄。是证属虚实夹杂，若只消积而不培本，既使积滞暂去犹有再积之虞；若只培本而不消积，不仅积滞难去，且有助邪而增胀满之忧，唯健脾与消食并图，才是两全之策。

【方解】方中人参、白术、茯苓益气健脾，复中焦健运之职，共为君药。山楂、神曲、麦芽消食和胃，除已停之积；木香、砂仁、陈皮行气开胃，醒脾化湿，且使全方补而不滞，同为臣药。山药、肉豆蔻补脾固肠止泻，黄连清热燥湿，俱为佐药。甘草补中和药，是为佐使。诸药合用，使脾胃健运则无停食之患，且食消则脾自健，故名"健脾丸"。

配伍特点：消补兼施，补重于消，消不伤正，补不滞邪。

【类方比较】健脾丸与参苓白术散均用四君子汤及山药、砂仁而功能益气健脾止泻，用治脾虚泄泻。然前方配伍山楂、神曲、麦芽等，兼能消食化滞，宜用于脾虚食积，生湿化热之食少难消，脘腹痞满，大便溏薄，苔腻微黄，脉虚弱者；后方配伍莲子肉、白扁豆、薏苡仁等，则健脾祛湿之力较著，适用于脾虚湿滞之肠鸣泄泻，脘腹痞闷，四肢乏力，舌苔白腻，脉虚缓者。

健脾丸与保和丸均为消食和胃之剂，用治食积证。然健脾丸以四君子汤与山楂、神曲、麦芽、砂仁等配伍，属消补兼施之剂，宜于虚实夹杂之脾虚食积证；保和丸以山楂为君，配伍莱菔子、神曲、半夏等，功专消食化积，主治一切食积内停证。

【运用】

1. 辨证要点　本方为治脾虚食滞的常用方。以食少难消，脘腹痞满，大便溏薄，倦怠乏力，苔腻微黄，脉虚弱为辨证要点。

2. 新药研制提要　本方属消补之剂。研制新药时，若治湿甚而腹泻者，加苍术、草豆蔻、泽泻化湿渗湿以止泻；若治食积因脾阳不足而致，去黄连，加干姜温中祛寒。

3. 现代制剂　研制的剂型主要有丸剂（水丸、浓缩丸）、颗粒剂。

【药理研究】①促进消化及止泻：增强胃蛋白酶活性，促进胃肠消化，抑制胃肠运动，具有明显的止泻作用。②抗癌：增强巨噬细胞的吞噬功能，能显著抑制肝癌细胞的生长。

【附方】见表19-3。

表19-3　健脾丸附方

方名	组成	功效	主治
葛花解酲汤 （《内外伤辨惑论》）	木香、人参、白茯苓、猪苓、橘皮、白术、干生姜、神曲、泽泻、青皮、缩砂仁、白豆蔻仁、葛花	分消酒湿 理气健脾	酒积伤脾证。眩晕呕吐，胸膈痞闷，食少体倦，小便不利，大便泄泻，舌苔腻，脉滑
健脾消食丸 （《中国卫生部药品标准》）	炒白术、炒枳实、木香、草豆蔻、醋炙鸡内金、焦槟榔、荸荠粉	健脾 消食 化积	脾虚食滞证。脘腹胀满，食欲不振，面黄肌瘦，大便不调

【研制方举例】健胃消食片（《中国药典》2020版）　组成：炒麦芽、山楂、太子参、陈皮、山药。功效：健胃消食。主治：脾虚食积之不思饮食，消化不良，嗳腐酸臭，脘腹胀满。

按：健胃消食片师健脾丸之法而制。该方主治脾胃气虚所致的食积，方中太子参、山药补脾健胃，麦芽、山楂消食和胃，陈皮行气燥湿。合用则消补并行，以消为主。

思考题

1. 连翘在保和丸、银翘散、凉膈散中的配伍意义是什么？

2. 保和丸和枳实导滞丸均为消食剂，二方的配伍有何不同？应如何区别使用？

3. 保和丸和健脾丸均为消食剂，二方的配伍有何不同？应如何区别使用？

4. 健脾丸与参苓白术散均有健脾止泻的功效，临床如何区别运用？

附　录

扫一扫，查阅本章数字资源，含PPT、音视频、图片等

一、解表剂

1. 辛温解表剂

麻黄汤

麻黄汤中臣桂枝，杏仁甘草四般施，
发汗解表宣肺气，伤寒表实无汗宜。

桂枝汤

桂枝芍药等量伍，姜枣甘草微火煮，
解肌发表调营卫，中风表虚自汗出。

九味羌活汤

九味羌活防风苍，辛芷芎草芩地黄，
发汗祛湿兼清热，分经论治变通良。

小青龙汤

解表蠲饮小青龙，麻桂姜辛夏草从，
芍药五味敛气阴，外寒内饮最有功。

香薷散

三物香薷豆朴先，散寒化湿功效兼，
若益银翘豆易花，新加香薷祛暑煎。

败毒散

人参败毒草苓芎，羌独柴前枳桔共，
薄荷少许姜三片，气虚感寒有奇功。

2. 辛凉解表剂

银翘散

银翘散主上焦疴，竹叶荆蒡豉薄荷，
甘桔芦根凉解法，清疏风热煮勿过。

桑菊饮

桑菊饮中桔杏翘，芦根甘草薄荷饶，
清疏肺卫轻宣剂，风温咳嗽服之消。

麻黄杏仁甘草石膏汤

仲景麻杏甘石汤，辛凉宣肺清热良，

邪热壅肺咳喘急，有汗无汗均可尝。

柴葛解肌汤

陶氏柴葛解肌汤，邪在三阳热势张，
芩芍桔草姜枣芷，羌膏解表清热良。

加减葳蕤汤

加减葳蕤用白薇，豆豉葱白桔梗随，
草枣薄荷八味共，滋阴发汗功可慰。

二、泻下剂

1. 寒下剂

大承气汤

大承气汤大黄硝，枳实厚朴先煮好，
峻下热结急存阴，阳明腑实重证疗。

大黄牡丹汤

金匮大黄牡丹汤，桃仁芒硝瓜子襄，
肠痈初起腹按痛，尚未成脓服之消。

2. 温下剂

大黄附子汤

金匮大黄附子汤，细辛散寒止痛良，
温下治法代表方，寒积里实服之康。

温脾汤

温脾附子有大黄，干姜人参与甘草，
攻下寒积温脾阳，阳虚寒积腹痛疗。

3. 润下剂

麻子仁丸

麻子仁丸脾约治，杏芍大黄枳朴蜜，
润肠泻热又行气，胃热肠燥便秘施。

济川煎

济川苁蓉归牛膝，枳壳升麻泽泻齐，
温肾益精润通便，肾虚精亏便秘宜。

4. 逐水剂

十枣汤

十枣非君非汤剂，芫花甘遂合大戟，
攻逐水饮力峻猛，悬饮水肿实证宜。

三、和解剂

1. 和解少阳剂

小柴胡汤

小柴胡汤和解功，半夏人参甘草从，
更加黄芩生姜枣，少阳为病此方宗。

大柴胡汤

大柴胡汤用大黄，枳芩夏芍枣生姜，
少阳阳明同合病，和解攻里效无双。

蒿芩清胆汤

蒿芩清胆夏竹茹，碧玉赤苓枳陈辅，
清胆利湿又和胃，少阳湿热痰浊除。

2. 调和肝脾剂

四逆散

阳郁厥逆四逆散，等分柴芍枳实甘，
透邪解郁理肝脾，肝郁脾滞力能堪。

逍遥散

逍遥散用当归芍，柴苓术草加姜薄，
肝郁血虚脾气弱，调和肝脾功效卓。

3. 调和寒热剂

半夏泻心汤

半夏泻心配芩连，干姜人参草枣全，
辛开苦降除痞满，寒热错杂痞证蠲。

四、清热剂

1. 清气分热剂

白虎汤

白虎膏知粳米甘，清热生津止渴烦，
气分热盛四大证，益气生津人参添。

竹叶石膏汤

竹叶石膏参麦冬，半夏粳米甘草从，
清补气津又和胃，余热耗伤气津用。

2. 清营凉血剂

清营汤

清营汤治热传营，身热燥渴眠不宁，
犀地银翘玄连竹，丹麦清热更护阴。

犀角地黄汤

犀角地黄芍药丹，清热凉血散瘀专，
热入血分服之安，蓄血伤络吐衄斑。

3. 清热解毒剂

黄连解毒汤

黄连解毒柏栀芩，三焦火盛是主因，
烦狂火热兼谵妄，吐衄发斑皆可平。

凉膈散

凉膈硝黄栀子翘，黄芩甘草薄荷饶，
再加竹叶调蜂蜜，上中郁热服之消。

仙方活命饮

仙方活命君银花，归芍乳没陈皂甲，
防芷贝粉甘酒煎，阳证痈疡内消法。

4. 清脏腑热剂

导赤散

导赤木通生地黄，草梢煎加竹叶尝，
清心利水又养阴，心经火热移小肠。

泻白散

泻白桑皮地骨皮，粳米甘草扶肺气，
清泻肺热平和剂，热伏肺中喘咳医。

龙胆泻肝汤

龙胆栀芩酒拌炒，木通泽泻车柴草，
当归生地益阴血，肝胆实火湿热消。

左金丸

左金茱连六一丸，肝经火郁吐吞酸，
再加芍药名戊己，热泻热痢服之安。

清胃散

清胃散中升麻连，当归生地丹皮全，
或加石膏泻胃火，能消牙痛与牙宣。

葛根黄芩黄连汤

葛根芩连甘草伍，用时先将葛根煮，
内清肠胃外解表，协热下利喘汗除。

白头翁汤

白头翁治热毒痢，黄连黄柏佐秦皮，
清热解毒并凉血，赤多白少脓血医。

芍药汤

芍药汤内用槟黄，芩连归桂草木香，
重在调气兼行血，里急便脓自然康。

5. 清热祛暑剂

六一散

滑石甘草六一散，清暑利湿功用专，
辰砂黛薄依次加，益元碧玉鸡苏裁。

清暑益气汤

王氏清暑益气汤，暑热气津已两伤，
洋参麦斛粳米草，翠衣荷连知竹尝。

6. 清虚热剂

青蒿鳖甲汤

青蒿鳖甲地知丹，热自阴来仔细看，
夜热早凉无汗出，养阴透热服之安。

清骨散

清骨散君银柴胡，胡连秦艽鳖甲辅，
地骨青蒿知母草，骨蒸劳热一并除。

五、温里剂

1. 温中祛寒剂

理中丸

理中干姜参术草，温中健脾治虚寒，
中阳不足痛呕利，丸汤两用腹中暖。

小建中汤

小建中汤君饴糖，方含桂枝加芍汤，
温中补虚和缓急，虚劳里急腹痛康。

2. 回阳救逆剂

四逆汤

四逆汤中附草姜，阳衰寒厥急煎尝，
腹痛吐泻脉沉细，急投此方可回阳。

3. 温经散寒剂

当归四逆汤

当归四逆用桂芍，细辛通草甘大枣，
养血温经通脉剂，血虚寒厥服之效。

阳和汤

阳和熟地鹿角胶，姜炭肉桂麻芥草，
温阳补血散寒滞，阳虚寒凝阴疽疗。

六、补益剂

1. 补气剂

四君子汤

四君子汤中和义，人参苓术甘草比，
益气健脾基础剂，脾胃气虚治相宜。

参苓白术散

参苓白术扁豆草，莲子山药砂苡仁，

桔梗上浮兼保肺，枣汤调服益脾神。

补中益气汤

补中益气芪参术，炙草升柴归陈助，
清阳下陷能升举，气虚发热甘温除。

生脉散

生脉麦味与人参，保肺清心治暑淫，
气少汗多兼口渴，病危脉绝急煎斟。

玉屏风散

玉屏组合少而精，芪术防风鼎足形，
再加大枣煎汤下，固卫敛汗效特灵。

2. 补血剂

四物汤

四物熟地归芍芎，补血调血此方宗，
营血虚滞诸多证，加减运用贵变通。

当归补血汤

当归补血东垣笺，黄芪一两归二钱，
血虚发热口烦渴，脉大而虚此方煎。

归脾汤

归脾汤用术参芪，归草茯苓远志齐，
酸枣木香龙眼肉，煎加姜枣益心脾。

3. 气血双补剂

八珍汤

气血双补八珍汤，四君四物合成方，
煎加姜枣调营卫，气血亏虚服之康。

炙甘草汤

炙甘草参枣地胶，麻仁麦桂姜酒熬，
益气养血温通脉，结代心悸肺痿疗。

4. 补阴剂

六味地黄丸

六味地黄山药黄，泽泻苓丹三泻侣，
三阴并补重滋肾，肾阴不足效可居。

左归丸

左归丸内山药地，萸肉枸杞与牛膝，
菟丝龟鹿二胶合，壮水之主方第一。

一贯煎

一贯煎中生地黄，沙参归杞麦冬襄，
少佐川楝疏肝气，阴虚胁痛此方良。

百合固金汤

百合固金二地黄，玄参贝母桔草藏，
麦冬芍药当归配，喘咳痰血肺家伤。

益胃汤

益胃汤能养胃阴，冰糖玉竹与沙参，
麦冬生地同煎服，温病须虑热伤津。

5. 补阳剂

肾气丸

肾气丸主肾阳虚，干地山药及山萸，
少量桂附泽苓丹，水中生火在温煦。

右归丸

右归丸中地附桂，山药茱萸菟丝归，
杜仲鹿胶枸杞子，益火之源此方魁。

七、固涩剂

1. 固表止汗剂

牡蛎散

牡蛎散内用黄芪，麻黄根与小麦齐，
益气固表又敛阴，体虚自汗盗汗宜。

2. 敛肺止咳剂

九仙散

九仙罂粟乌梅味，参胶桑皮款桔贝，
敛肺止咳益气阴，久咳肺虚效堪谓。

3. 涩肠固脱剂

真人养脏汤

真人养脏木香诃，当归肉蔻与粟壳，
术芍参桂甘草共，脱肛久痢服之瘥。

四神丸

四神骨脂与吴萸，肉蔻五味四般齐，
大枣生姜同煎合，五更肾泄最相宜。

4. 涩精止遗剂

金锁固精丸

金锁固精芡莲须，龙骨牡蛎与蒺藜，
莲粉糊丸盐汤下，补肾涩精止滑遗。

桑螵蛸散

桑螵蛸散龙龟甲，参归茯神菖远合，
调补心肾又涩精，心肾两虚尿频佳。

5. 固崩止带剂

固冲汤

固冲芪术山萸芍，龙牡倍棕茜海蛸，
益气健脾固摄血，脾虚冲脉不固疗。

固经丸

固经丸用龟板君，黄柏椿皮香附群，

黄芩芍药酒丸服，漏下崩中色殷黑。

完带汤

完带汤中用白术，山药人参白芍辅，
苍术车前黑芥穗，陈皮甘草与柴胡。

八、安神剂

1. 重镇安神剂

朱砂安神丸

朱砂安神东垣方，归连甘草合地黄，
怔忡不寐心烦乱，养阴清热可复康。

2. 滋养安神剂

天王补心丹

补心地归二冬仁，远茯味砂桔三参，
竹叶煎汤清内热，滋阴养血安心神。

酸枣仁汤

酸枣仁汤治失眠，川芎知草茯苓煎，
养血除烦清内热，安然入睡梦乡甜。

九、开窍剂

1. 凉开剂

安宫牛黄丸

安宫牛黄开窍方，芩连栀郁朱雄黄，
犀角珍珠冰麝箔，热闭心包功用良。

紫雪

紫雪犀羚朱朴硝，硝石金寒滑磁膏，
丁沉木麝升玄草，热陷痉厥服之消。

至宝丹

至宝朱珀麝息香，雄玳犀角与牛黄，
金银两箔兼龙脑，开窍清热解毒良。

2. 温开剂

苏合香丸

苏合香丸麝息香，木丁熏陆荜檀襄，
犀朱术沉诃香附，再加龙脑温开方。

十、理气剂

1. 行气剂

越鞠丸

行气解郁越鞠丸，香附芎苍栀曲研，
气血痰火湿食郁，随证易君并加减。

金铃子散

金铃延胡等分研，黄酒调服或水煎，
疏肝泄热行气血，肝郁化火诸痛蠲。

天台乌药散
天台乌药木茴香，青姜巴豆制楝榔，
行气疏肝散寒痛，寒滞疝痛酒调尝。

枳实薤白桂枝汤
枳实薤白桂枝汤，厚蒌合治胸痹方，
胸阳不振痰气结，通阳散结下气强。

半夏厚朴汤
半夏厚朴与紫苏，茯苓生姜共煎服，
痰凝气聚成梅核，降逆开郁气自舒。

2. 降气剂

苏子降气汤
苏子降气祛痰方，夏朴前苏甘枣姜，
肉桂纳气归调血，上实下虚痰喘康。

定喘汤
定喘白果与麻黄，款冬半夏白皮桑，
苏子黄芩甘草杏，宣肺平喘效力彰。

旋覆代赭汤
旋覆代赭重用姜，半夏人参甘枣尝，
降逆化痰益胃气，胃虚痰阻痞噫康。

十一、理血剂

1. 活血祛瘀剂

桃核承气汤
桃核承气硝黄草，少佐桂枝温通妙，
下焦蓄血小腹胀，泻热破瘀微利效。

温经汤
温经汤用茱桂芎，归芍丹皮姜夏冬，
参草益脾胶养血，调经重在暖胞宫。

血府逐瘀汤
血府当归生地桃，红花枳壳草赤芍，
柴胡芎桔牛膝等，血化下行不作劳。

复元活血汤
复元活血酒军柴，桃红归甲蒌根甘，
祛瘀疏肝又通络，损伤瘀痛加酒煎。

失笑散
失笑灵脂蒲黄同，等量为散醯醋冲，
瘀滞心腹时作痛，祛瘀止痛有奇功。

补阳还五汤
补阳还五赤芍芎，归尾通经佐地龙，
四两黄芪为主药，血中瘀滞用桃红。

桂枝茯苓丸
金匮桂枝茯苓丸，桃仁芍药与牡丹，
等分为末蜜丸服，缓消癥块胎可安。

2. 止血剂

十灰散
十灰散用十般灰，柏茅茜荷丹棕煨，
二蓟栀黄各炒黑，上部出血势能摧。

咳血方
咳血方中诃子收，瓜蒌海粉山栀投，
青黛姜汁蜜为丸，咳嗽痰血服之瘳。

小蓟饮子
小蓟生地藕蒲黄，滑竹通栀归草襄，
凉血止血利通淋，下焦瘀热血淋康。

槐花散
槐花侧柏荆枳壳，等分为末米饮调，
清肠止血又疏风，血热肠风脏毒疗。

黄土汤
黄土汤中芩地黄，术附阿胶甘草尝，
温阳健脾能摄血，便血崩漏服之康。

十二、治风剂

1. 疏散外风剂

川芎茶调散
川芎茶调有荆防，辛芷薄荷甘草羌，
目昏鼻塞风攻上，偏正头痛悉能康。

小活络丹
小活络祛风湿寒，化痰活血三者兼，
二乌南星乳没龙，寒湿痰瘀痹痛蠲。

消风散
消风散中有荆防，蝉蜕胡麻苦参苍，
知膏蒡通归地草，风疹湿疹服之康。

2. 平息内风剂

羚角钩藤汤
羚角钩藤菊花桑，地芍贝茹茯草襄，
凉肝息风又养阴，肝热生风急煎尝。

镇肝熄风汤
镇肝熄风芍天冬，玄参龟板赭茵从，
龙牡麦芽膝草楝，肝阳上亢能奏功。

天麻钩藤饮

天麻钩藤益母桑，栀芩清热决潜阳，
杜仲牛膝益肾损，茯神夜交安眠良。

大定风珠

大定风珠鸡子黄，麦地胶芍草麻襄，
三甲并同五味子，滋阴息风是妙方。

十三、治燥剂

1. 轻宣外燥剂

杏苏散

杏苏散内夏陈前，枳桔苓草姜枣研，
轻宣温润治凉燥，咳止痰化病自痊。

清燥救肺汤

清燥救肺参草杷，石膏胶杏麦胡麻，
经霜收下冬桑叶，清燥润肺效堪夸。

2. 滋阴润燥剂

麦门冬汤

麦门冬汤用人参，枣草粳米半夏存，
肺痿咳逆因虚火，清养肺胃此方珍。

养阴清肺汤

养阴清肺是妙方，玄参草芍冬地黄，
薄荷贝母丹皮入，时疫白喉急煎尝。

十四、祛湿剂

1. 燥湿和胃剂

平胃散

平胃散内君苍术，厚朴陈草姜枣煮，
燥湿运脾又和胃，湿滞脾胃胀满除。

藿香正气散

藿香正气腹皮苏，甘桔陈苓朴白术，
夏曲白芷加姜枣，风寒暑湿并能除。

2. 清热祛湿剂

三仁汤

三仁杏蔻薏苡仁，朴夏通草滑竹存，
宣畅气机清湿热，湿重热轻在气分。

茵陈蒿汤

茵陈蒿汤大黄栀，湿热阳黄此方施，
便难尿赤腹胀满，功在清热与利湿。

八正散

八正木通与车前，萹蓄大黄栀滑研，

草梢瞿麦灯心草，湿热诸淋宜服煎。

二妙散

二妙散中苍柏煎，若云三妙牛膝添，
四妙再加薏苡仁，湿热下注痿痹痊。

3. 利水渗湿剂

五苓散

五苓散治太阳腑，白术泽泻猪苓茯，
桂枝化气兼解表，小便通利水饮逐。

防己黄芪汤

金匮防己黄芪汤，白术甘草加枣姜，
益气祛风行水良，表虚风水风湿康。

4. 温化寒湿剂

苓桂术甘汤

苓桂术甘仲景剂，温阳化饮又健脾，
中阳不足饮停胃，胸胁支满悸眩施。

真武汤

真武附苓术芍姜，温阳利水壮肾阳，
脾肾阳虚水气停，腹痛悸眩瞤惕康。

萆薢分清饮

萆薢分清石菖蒲，乌药益智盐煎服，
或加茯苓与甘草，通心固肾浊精驱。

5. 祛风胜湿剂

羌活胜湿汤

羌活胜湿独防风，蔓荆藁本草川芎，
祛风胜湿通经络，善治周身风湿痛。

独活寄生汤

独活寄生芁防辛，归芎地芍桂苓均，
杜仲牛膝人参草，顽痹风寒湿是因。

十五、祛痰剂

1. 燥湿化痰剂

二陈汤

二陈汤用半夏陈，苓草梅姜一并存，
理气祛痰兼燥湿，湿痰为患此方珍。

2. 清热化痰剂

温胆汤

温胆汤中苓半草，枳竹陈皮加姜枣，
心烦不眠证多端，此系胆虚痰热扰。

清气化痰丸

清气化痰胆星蒌，夏芩杏陈枳实投，

茯苓姜汁糊丸服，气顺火清痰热瘳。

消瘰丸

消瘰牡蛎贝玄参，散结消痰并滋阴，
肝肾素亏痰火盛，临证加减细酌斟。

3. 润燥化痰剂

贝母瓜蒌散

贝母瓜蒌臣花粉，橘红茯苓加桔梗，
肺燥有痰咳难出，润肺化痰此方珍。

4. 温化寒痰剂

苓甘五味姜辛汤

苓甘五味姜辛汤，温肺化饮常用方，
痰多色白质清稀，寒痰水饮咳嗽康。

5. 治风化痰剂

止嗽散

止嗽散内用桔梗，紫菀荆芥百部陈，
白前甘草共为末，姜汤调服止嗽频。

半夏白术天麻汤

半夏白术天麻汤，苓草橘红枣生姜，
眩晕头痛风痰盛，痰化风息复正常。

十六、消食剂

1. 消食化滞剂

保和丸

保和山楂莱菔曲，夏陈茯苓连翘齐，
炊饼为丸白汤下，消食和胃食积去。

枳实导滞丸

枳实导滞首大黄，芩连曲术茯苓襄，
泽泻蒸饼糊丸服，湿热积滞力能攘。

2. 健脾消食剂

健脾丸

健脾参术苓草陈，肉蔻香连合砂仁，
楂肉山药曲麦炒，消补兼施不伤正。

中药处方格式及书写规范

第一条 为规范中药处方管理，提高中药处方质量，根据《中华人民共和国药品管理法》《麻醉药品和精神药品管理条例》《处方管理办法》等国家有关法律法规，制定本规范。

第二条 本规范适用于与中药处方开具相关的中医医疗机构及其人员。

第三条 中药处方包括中药饮片处方、中成药（含医疗机构中药制剂，下同）处方，饮片与中成药应当分别单独开具处方。

第四条 国家中医药管理局负责全国中药处方书写相关工作的监督管理。

第五条 县级以上地方中医药管理部门负责本行政区域内中药处方书写相关工作的监督管理。

第六条 医疗机构药事管理委员会负责本医疗机构内中药处方书写的有关管理工作。

第七条 医师开具中药处方时，应当以中医药理论为指导，体现辨证论治和配伍原则，并遵循安全、有效、经济的原则。

第八条 中药处方应当包含以下内容：

（一）一般项目，包括医疗机构名称、费别、患者姓名、性别、年龄、门诊或住院病历号、科别或病区和床位号等。可添列特殊要求的项目。

（二）中医诊断，包括病名和证型（病名不明确的可不写病名），应填写清晰、完整，并与病历记载相一致。

（三）药品名称、数量、用量、用法，中成药还应当标明剂型、规格。

（四）医师签名和/或加盖专用签章、处方日期。

（五）药品金额，审核、调配、核对、发药药师签名和/或加盖专用签章。

第九条 中药饮片处方的书写，应当遵循以下要求：

（一）应当体现"君、臣、佐、使"的特点要求；

（二）名称应当按《中华人民共和国药典》规定准确使用，《中华人民共和国药典》没有规定的，应当按照本省（区、市）或本单位中药饮片处方用名与调剂给付的规定书写；

（三）剂量使用法定剂量单位，用阿拉伯数字书写，原则上应当以克（g）为单位，"g"（单位名称）紧随数值后；

（四）调剂、煎煮的特殊要求注明在药品右上方，并加括号，如打碎、先煎、后下等；

（五）对饮片的产地、炮制有特殊要求的，应当在药品名称之前写明；

（六）根据整张处方中中药味多少选择每行排列的药味数，并原则上要求横排及上下排列整齐；

（七）中药饮片用法用量应当符合《中华人民共和国药典》规定，无配伍禁忌，有配伍禁忌和超剂量使用时，应当在药品上方再次签名；

（八）中药饮片剂数应当以"剂"为单位；

（九）处方用法用量紧随剂数之后，包括每日剂量、采用剂型（水煎煮、酒泡、打粉、制丸、装胶囊等）、每剂分几次服用、用药方法（内服、外用等）、服用要求（温服、凉服、顿服、慢服、饭前服、饭后服、空腹服等）等内容，例如："每日 1 剂，水煎 400mL，分早晚两次空腹温服"；

（十）按毒麻药品管理的中药饮片的使用应当严格遵守有关法律、法规和规章的规定。

第十条 中成药处方的书写，应当遵循以下要求：

（一）按照中医诊断（包括病名和证型）结果，辨证或辨证辨病结合选用适宜的中成药；

（二）中成药名称应当使用经药品监督管理部门批准并公布的药品通用名称，院内中药制剂名称应当使用经省级药品监督管理部门批准的名称；

（三）用法用量应当按照药品说明书规定的常规用法用量使用，特殊情况需要超剂量使用时，应当注明原因并再次签名；

（四）片剂、丸剂、胶囊剂、颗粒剂分别以片、丸、粒、袋为单位，软膏及乳膏剂以支、盒为单位，溶液制剂、注射剂以支、瓶为单位，应当注明剂量；

（五）每张处方不得超过 5 种药品，每一种药品应当分行顶格书写，药性峻烈的或含毒性成分的药物应当避免重复使用，功能相同或基本相同的中成药不宜叠加使用；

（六）中药注射剂应单独开具处方。

第十一条 民族药处方格式及书写要求参照本规范执行。

第十二条 本规范由国家中医药管理局负责解释。

中药饮片处方举例

×××中医院

门 诊 处 方

普

费别：公费✓ 自费　　　　　　　NO：000001

科室：脑病科　　　　　　　　　2009 年 11 月 25 日

姓名	于××	性别	男/女✓	年龄	63 周岁
		门诊病历号		2669883	

单位或家庭住址	朝阳区六里屯 15 号
临床诊断及证型	中风　气虚血瘀型

RP：

黄芪 20g　当归尾 15g　赤芍 10g　川芎 10g

地龙 10g　桃　仁 10g　红花 10g

5 剂　每日 1 剂　水煎 400mL

分早晚两次空腹温服

医　师	王××	药品金额及收讫章	37.5 元

审核	刘××	调配	李××	核对	张××	发药	赵××

注：1. 本处方 2 日内有效

　2. 取药时请您当面核对药品名称、规格、数量

　3. 延长处方用量时间原因：慢性病　老年病　外地　其他

中成药处方举例

×××中医院

门 诊 处 方　

费别：公费　~~自费~~　　　　　　NO：000001

科室：肺病科　　　　　2010年3月25日

姓名	张××	性别	男/~~女~~	年龄	35周岁
		门诊病历号		2675458	

单位或家庭住址	北京市东城区幸福三村18号
临床诊断及证型	感冒　风热证

RP：

　　银翘片　　　18片×2袋

　　　2片　3次/日　口服

医　师	周××	药品金额及收讫章	1.8元

审核	吴××	调配	何××	核对	孙××	发药	郑××

注：1. 本处方2日内有效

　　2. 取药时请您当面核对药品名称、规格、数量

　　3. 延长处方用量时间原因：慢性病　老年病　外地　其他

医疗机构处方审核规范

第一章 总则

第一条 为规范医疗机构处方审核工作，促进合理用药，保障患者用药安全，根据《中华人民共和国药品管理法》《医疗机构药事管理规定》《处方管理办法》《医院处方点评管理规范（试行）》等有关法律法规、规章制度，制定本规范。

第二条 处方审核是指药学专业技术人员运用专业知识与实践技能，根据相关法律法规、规章制度与技术规范等，对医师在诊疗活动中为患者开具的处方，进行合法性、规范性和适宜性审核，并作出是否同意调配发药决定的药学技术服务。

审核的处方包括纸质处方、电子处方和医疗机构病区用药医嘱单。

第三条 二级以上医院、妇幼保健院和专科疾病防治机构应当按照本规范执行，其他医疗机构参照执行。

第二章 基本要求

第四条 所有处方均应当经审核通过后方可进入划价收费和调配环节，未经审核通过的处方不得收费和调配。

第五条 从事处方审核的药学专业技术人员（以下简称药师）应当满足以下条件：

（一）取得药师及以上药学专业技术职务任职资格。

（二）具有 3 年及以上门急诊或病区处方调剂工作经验，接受过处方审核相应岗位的专业知识培训并考核合格。

第六条 药师是处方审核工作的第一责任人。药师应当对处方各项内容进行逐一审核。医疗机构可以通过相关信息系统辅助药师开展处方审核。对信息系统筛选出的不合理处方及信息系统不能审核的部分，应当由药师进行人工审核。

第七条 经药师审核后，认为存在用药不适宜时，应当告知处方医师，建议其修改或者重新开具处方；药师发现不合理用药，处方医师不同意修改时，药师应当作好记录并纳入处方点评；药师发现严重不合理用药或者用药错误时，应当拒绝调配，及时告知处方医师并记录，按照有关规定报告。

第八条 医疗机构应当积极推进处方审核信息化，通过信息系统为处方审核提供必要的信息，如电子处方，以及医学相关检查、检验学资料、现病史、既往史、用药史、过敏史等电子病历信息。信息系统内置审方规则应当由医疗机构制定或经医疗机构审核确认，并有明确的临床用药依据来源。

第九条　医疗机构应当制定信息系统相关的安全保密制度，防止药品、患者用药等信息泄露，做好相应的信息系统故障应急预案。

第三章　审核依据和流程

第十条　处方审核常用临床用药依据：国家药品管理相关法律法规和规范性文件，临床诊疗规范、指南，临床路径，药品说明书，国家处方集等。

第十一条　医疗机构可以结合实际，由药事管理与药物治疗学委员会充分考虑患者用药安全性、有效性、经济性、依从性等综合因素，参考专业学（协）会及临床专家认可的临床规范、指南等，制订适合本机构的临床用药规范、指南，为处方审核提供依据。

第十二条　处方审核流程：

（一）药师接收待审核处方，对处方进行合法性、规范性、适宜性审核。

（二）若经审核判定为合理处方，药师在纸质处方上手写签名（或加盖专用印章）、在电子处方上进行电子签名，处方经药师签名后进入收费和调配环节。

（三）若经审核判定为不合理处方，由药师负责联系处方医师，请其确认或重新开具处方，并再次进入处方审核流程。

第四章　审核内容

第十三条　合法性审核。

（一）处方开具人是否根据《执业医师法》取得医师资格，并执业注册。

（二）处方开具时，处方医师是否根据《处方管理办法》在执业地点取得处方权。

（三）麻醉药品、第一类精神药品、医疗用毒性药品、放射性药品、抗菌药物等药品处方，是否由具有相应处方权的医师开具。

第十四条　规范性审核。

（一）处方是否符合规定的标准和格式，处方医师签名或加盖的专用签章有无备案，电子处方是否有处方医师的电子签名。

（二）处方前记、正文和后记是否符合《处方管理办法》等有关规定，文字是否正确、清晰、完整。

（三）条目是否规范。

1. 年龄应当为实足年龄，新生儿、婴幼儿应当写日、月龄，必要时要注明体重；

2. 中药饮片、中药注射剂要单独开具处方；

3. 开具西药、中成药处方，每一种药品应当另起一行，每张处方不得超过5种药品；

4. 药品名称应当使用经药品监督管理部门批准并公布的药品通用名称、新活性化合物的专利药品名称和复方制剂药品名称，或使用由原卫生部公布的药品习惯名称；医院制剂应当使用药品监督管理部门正式批准的名称；

5. 药品剂量、规格、用法、用量准确清楚，符合《处方管理办法》规定，不得使用"遵医嘱""自用"等含糊不清字句；

6. 普通药品处方量及处方效期符合《处方管理办法》的规定，抗菌药物、麻醉药品、精神药品、医疗用毒性药品、放射药品、易制毒化学品等的使用符合相关管理规定；

7. 中药饮片、中成药的处方书写应当符合《中药处方格式及书写规范》。

第十五条 适宜性审核。

（一）西药及中成药处方，应当审核以下项目：

1. 处方用药与诊断是否相符；

2. 规定必须做皮试的药品，是否注明过敏试验及结果的判定；

3. 处方剂量、用法是否正确，单次处方总量是否符合规定；

4. 选用剂型与给药途径是否适宜；

5. 是否有重复给药和相互作用情况，包括西药、中成药、中成药与西药、中成药与中药饮片之间是否存在重复给药和有临床意义的相互作用；

6. 是否存在配伍禁忌；

7. 是否有用药禁忌：儿童、老年人、孕妇及哺乳期妇女、脏器功能不全患者用药是否有禁忌使用的药物，患者用药是否有食物及药物过敏史禁忌证、诊断禁忌证、疾病史禁忌证与性别禁忌证；

8. 溶媒的选择、用法用量是否适宜，静脉输注的药品给药速度是否适宜；

9. 是否存在其他用药不适宜情况。

（二）中药饮片处方，应当审核以下项目：

1. 中药饮片处方用药与中医诊断（病名和证型）是否相符；

2. 饮片的名称、炮制品选用是否正确，煎法、用法、脚注等是否完整、准确；

3. 毒麻贵细饮片是否按规定开方；

4. 特殊人群如儿童、老年人、孕妇及哺乳期妇女、脏器功能不全患者用药是否有禁忌使用的药物；

5. 是否存在其他用药不适宜情况。

第五章　审核质量管理

第十六条 处方审核质量管理以自我监测评价为主，以行政部门干预评价为辅。

医疗机构应当在医院药事管理与药物治疗学委员会（组）和医疗质量管理委员会领导下设立处方审核质量管理小组或指定专（兼）职人员，定期对机构内处方审核质量开展监测与评价，包括对信息系统审核的处方进行抽查，发现问题及时改进。

县级以上卫生健康行政部门（含中医药主管部门）可以组织或委托第三方对其核发《医疗机构执业许可证》的医疗机构处方审核质量进行检查评价。

第十七条 开展处方审核应当满足以下必备条件：

（一）配备适宜的处方审核人员；

（二）处方审核人员符合本规范第五条要求；

（三）具备处方审核场所；

（四）配备相应的处方审核工具，鼓励医疗机构建立处方审核信息系统；

（五）制订本机构的处方审核规范与制度。

第十八条 建立并实施处方审核全过程质量管理机制。

（一）审核过程追溯机制：医疗机构应当保证处方审核的全过程可以追溯，特别是针对关键流程的处理应当保存相应的记录。

（二）审核反馈机制：建立不合理处方的反馈机制，并有相应的记录。

（三）审核质量改进机制：针对处方审核，建立质量改进机制，并有相应的措施与记录。

第十九条 建立处方审核质量监测指标体系，对处方审核的数量、质量、效率和效果等进行评价。至少包括处方审核率、处方干预率、处方合理率等。

第六章 培训

第二十条 医疗机构应当组织对从事处方审核的药师进行定期培训和考核。培训内容应当包括：

（一）相关法律、法规、政策，职业道德，工作制度和岗位职责，本岗位的特殊要求及操作规程等；

（二）药学基本理论、基本知识和基本技能；从事中药处方审核的药师，还应当培训中医药基本理论、基本知识和基本技能；

（三）其他培训，如参与临床药物治疗、查房、会诊、疑难危重病例、死亡病例讨论以及临床疾病诊疗知识培训，参加院内、外举办的相关会议、学术论坛及培训班等。

第二十一条 负责处方审核的药师应当接受继续教育，不断更新、补充、拓展知识和能力，提高处方审核水平。

第七章 附则

第二十二条 不合理处方包括不规范处方、用药不适宜处方及超常处方。

第二十三条 本规范自印发之日起施行。

全国中医药行业高等教育"十四五"规划教材

全国高等中医药院校规划教材（第十一版）

教材目录（第一批）

注：凡标☆号者为"核心示范教材"。

（一）中医学类专业

序号	书　名	主　编		主编所在单位	
1	中国医学史	郭宏伟	徐江雁	黑龙江中医药大学	河南中医药大学
2	医古文	王育林	李亚军	北京中医药大学	陕西中医药大学
3	大学语文	黄作阵		北京中医药大学	
4	中医基础理论☆	郑洪新	杨　柱	辽宁中医药大学	贵州中医药大学
5	中医诊断学☆	李灿东	方朝义	福建中医药大学	河北中医学院
6	中药学☆	钟赣生	杨柏灿	北京中医药大学	上海中医药大学
7	方剂学☆	李　冀	左铮云	黑龙江中医药大学	江西中医药大学
8	内经选读☆	翟双庆	黎敬波	北京中医药大学	广州中医药大学
9	伤寒论选读☆	王庆国	周春祥	北京中医药大学	南京中医药大学
10	金匮要略☆	范永升	姜德友	浙江中医药大学	黑龙江中医药大学
11	温病学☆	谷晓红	马　健	北京中医药大学	南京中医药大学
12	中医内科学☆	吴勉华	石　岩	南京中医药大学	辽宁中医药大学
13	中医外科学☆	陈红风		上海中医药大学	
14	中医妇科学☆	冯晓玲	张婷婷	黑龙江中医药大学	上海中医药大学
15	中医儿科学☆	赵　霞	李新民	南京中医药大学	天津中医药大学
16	中医骨伤科学☆	黄桂成	王拥军	南京中医药大学	上海中医药大学
17	中医眼科学	彭清华		湖南中医药大学	
18	中医耳鼻咽喉科学	刘　蓬		广州中医药大学	
19	中医急诊学☆	刘清泉	方邦江	首都医科大学	上海中医药大学
20	中医各家学说☆	尚　力	戴　铭	上海中医药大学	广西中医药大学
21	针灸学☆	梁繁荣	王　华	成都中医药大学	湖北中医药大学
22	推拿学☆	房　敏	王金贵	上海中医药大学	天津中医药大学
23	中医养生学	马烈光	章德林	成都中医药大学	江西中医药大学
24	中医药膳学	谢梦洲	朱天民	湖南中医药大学	成都中医药大学
25	中医食疗学	施洪飞	方　泓	南京中医药大学	上海中医药大学
26	中医气功学	章文春	魏玉龙	江西中医药大学	北京中医药大学
27	细胞生物学	赵宗江	高碧珍	北京中医药大学	福建中医药大学

序号	书名	主编		主编所在单位	
28	人体解剖学	邵水金		上海中医药大学	
29	组织学与胚胎学	周忠光	汪涛	黑龙江中医药大学	天津中医药大学
30	生物化学	唐炳华		北京中医药大学	
31	生理学	赵铁建	朱大诚	广西中医药大学	江西中医药大学
32	病理学	刘春英	高维娟	辽宁中医药大学	河北中医学院
33	免疫学基础与病原生物学	袁嘉丽	刘永琦	云南中医药大学	甘肃中医药大学
34	预防医学	史周华		山东中医药大学	
35	药理学	张硕峰	方晓艳	北京中医药大学	河南中医药大学
36	诊断学	詹华奎		成都中医药大学	
37	医学影像学	侯键	许茂盛	成都中医药大学	浙江中医药大学
38	内科学	潘涛	戴爱国	南京中医药大学	湖南中医药大学
39	外科学	谢建兴		广州中医药大学	
40	中西医文献检索	林丹红	孙玲	福建中医药大学	湖北中医药大学
41	中医疫病学	张伯礼	吕文亮	天津中医药大学	湖北中医药大学
42	中医文化学	张其成	臧守虎	北京中医药大学	山东中医药大学

（二）针灸推拿学专业

序号	书名	主编		主编所在单位	
43	局部解剖学	姜国华	李义凯	黑龙江中医药大学	南方医科大学
44	经络腧穴学☆	沈雪勇	刘存志	上海中医药大学	北京中医药大学
45	刺法灸法学☆	王富春	岳增辉	长春中医药大学	湖南中医药大学
46	针灸治疗学☆	高树中	冀来喜	山东中医药大学	山西中医药大学
47	各家针灸学说	高希言	王威	河南中医药大学	辽宁中医药大学
48	针灸医籍选读	常小荣	张建斌	湖南中医药大学	南京中医药大学
49	实验针灸学	郭义		天津中医药大学	
50	推拿手法学☆	周运峰		河南中医药大学	
51	推拿功法学☆	吕立江		浙江中医药大学	
52	推拿治疗学☆	井夫杰	杨永刚	山东中医药大学	长春中医药大学
53	小儿推拿学	刘明军	邰先桃	长春中医药大学	云南中医药大学

（三）中西医临床医学专业

序号	书名	主编		主编所在单位	
54	中外医学史	王振国	徐建云	山东中医药大学	南京中医药大学
55	中西医结合内科学	陈志强	杨文明	河北中医学院	安徽中医药大学
56	中西医结合外科学	何清湖		湖南中医药大学	
57	中西医结合妇产科学	杜惠兰		河北中医学院	
58	中西医结合儿科学	王雪峰	郑健	辽宁中医药大学	福建中医药大学
59	中西医结合骨伤科学	詹红生	刘军	上海中医药大学	广州中医药大学
60	中西医结合眼科学	段俊国	毕宏生	成都中医药大学	山东中医药大学
61	中西医结合耳鼻咽喉科学	张勤修	陈文勇	成都中医药大学	广州中医药大学
62	中西医结合口腔科学	谭劲		湖南中医药大学	

（四）中药学类专业

序号	书　名	主　编		主编所在单位	
63	中医学基础	陈　晶	程海波	黑龙江中医药大学	南京中医药大学
64	高等数学	李秀昌	邵建华	长春中医药大学	上海中医药大学
65	中医药统计学	何　雁		江西中医药大学	
66	物理学	章新友	侯俊玲	江西中医药大学	北京中医药大学
67	无机化学	杨怀霞	吴培云	河南中医药大学	安徽中医药大学
68	有机化学	林　辉		广州中医药大学	
69	分析化学（上）（化学分析）	张　凌		江西中医药大学	
70	分析化学（下）（仪器分析）	王淑美		广东药科大学	
71	物理化学	刘　雄	王颖莉	甘肃中医药大学	山西中医药大学
72	临床中药学☆	周祯祥	唐德才	湖北中医药大学	南京中医药大学
73	方剂学	贾　波	许二平	成都中医药大学	河南中医药大学
74	中药药剂学☆	杨　明		江西中医药大学	
75	中药鉴定学☆	康廷国	闫永红	辽宁中医药大学	北京中医药大学
76	中药药理学☆	彭　成		成都中医药大学	
77	中药拉丁语	李　峰	马　琳	山东中医药大学	天津中医药大学
78	药用植物学☆	刘春生	谷　巍	北京中医药大学	南京中医药大学
79	中药炮制学☆	钟凌云		江西中医药大学	
80	中药分析学☆	梁生旺	张　彤	广东药科大学	上海中医药大学
81	中药化学☆	匡海学	冯卫生	黑龙江中医药大学	河南中医药大学
82	中药制药工程原理与设备	周长征		山东中医药大学	
83	药事管理学☆	刘红宁		江西中医药大学	
84	本草典籍选读	彭代银	陈仁寿	安徽中医药大学	南京中医药大学
85	中药制药分离工程	朱卫丰		江西中医药大学	
86	中药制药设备与车间设计	李　正		天津中医药大学	
87	药用植物栽培学	张永清		山东中医药大学	
88	中药资源学	马云桐		成都中医药大学	
89	中药产品与开发	孟宪生		辽宁中医药大学	
90	中药加工与炮制学	王秋红		广东药科大学	
91	人体形态学	武煜明	游言文	云南中医药大学	河南中医药大学
92	生理学基础	于远望		陕西中医药大学	
93	病理学基础	王　谦		北京中医药大学	

（五）护理学专业

序号	书　名	主　编		主编所在单位	
94	中医护理学基础	徐桂华	胡　慧	南京中医药大学	湖北中医药大学
95	护理学导论	穆　欣	马小琴	黑龙江中医药大学	浙江中医药大学
96	护理学基础	杨巧菊		河南中医药大学	
97	护理专业英语	刘红霞	刘　娅	北京中医药大学	湖北中医药大学
98	护理美学	余雨枫		成都中医药大学	
99	健康评估	阚丽君	张玉芳	黑龙江中医药大学	山东中医药大学

序号	书名	主编		主编所在单位	
100	护理心理学	郝玉芳		北京中医药大学	
101	护理伦理学	崔瑞兰		山东中医药大学	
102	内科护理学	陈燕	孙志岭	湖南中医药大学	南京中医药大学
103	外科护理学	陆静波	蔡恩丽	上海中医药大学	云南中医药大学
104	妇产科护理学	冯进	王丽芹	湖南中医药大学	黑龙江中医药大学
105	儿科护理学	肖洪玲	陈偶英	安徽中医药大学	湖南中医药大学
106	五官科护理学	喻京生		湖南中医药大学	
107	老年护理学	王燕	高静	天津中医药大学	成都中医药大学
108	急救护理学	吕静	卢根娣	长春中医药大学	上海中医药大学
109	康复护理学	陈锦秀	汤继芹	福建中医药大学	山东中医药大学
110	社区护理学	沈翠珍	王诗源	浙江中医药大学	山东中医药大学
111	中医临床护理学	裘秀月	刘建军	浙江中医药大学	江西中医药大学
112	护理管理学	全小明	柏亚妹	广州中医药大学	南京中医药大学
113	医学营养学	聂宏	李艳玲	黑龙江中医药大学	天津中医药大学

（六）公共课

序号	书名	主编		主编所在单位	
114	中医学概论	储全根	胡志希	安徽中医药大学	湖南中医药大学
115	传统体育	吴志坤	邵玉萍	上海中医药大学	湖北中医药大学
116	科研思路与方法	刘涛	商洪才	南京中医药大学	北京中医药大学

（七）中医骨伤科学专业

序号	书名	主编		主编所在单位	
117	中医骨伤科学基础	李楠	李刚	福建中医药大学	山东中医药大学
118	骨伤解剖学	侯德才	姜国华	辽宁中医药大学	黑龙江中医药大学
119	骨伤影像学	栾金红	郭会利	黑龙江中医药大学	河南中医药大学洛阳平乐正骨学院
120	中医正骨学	冷向阳	马勇	长春中医药大学	南京中医药大学
121	中医筋伤学	周红海	于栋	广西中医药大学	北京中医药大学
122	中医骨病学	徐展望	郑福增	山东中医药大学	河南中医药大学
123	创伤急救学	毕荣修	李无阴	山东中医药大学	河南中医药大学洛阳平乐正骨学院
124	骨伤手术学	童培建	曾意荣	浙江中医药大学	广州中医药大学

（八）中医养生学专业

序号	书名	主编		主编所在单位	
125	中医养生文献学	蒋力生	王平	江西中医药大学	湖北中医药大学
126	中医治未病学概论	陈涤平		南京中医药大学	